Das Dao der Balance Akupunktur

Johannes Hickelsberger

Das Dao der Balance Akupunktur

Grundlagen und spezielle Behandlungstechniken

2. Auflage

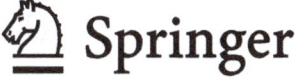 Springer

Johannes Hickelsberger
Langenzersdorf, Österreich

ISBN 978-3-662-72349-4   ISBN 978-3-662-72350-0 (eBook)
https://doi.org/10.1007/978-3-662-72350-0

Die Deutsche Nationalbibliothek verzeichnet diese Publikation in der Deutschen Nationalbibliografie; detaillierte bibliografische Daten sind im Internet über https://portal.dnb.de abrufbar.

Planung/Lektorat: Renate Eichhorn
Springer ist ein Imprint der eingetragenen Gesellschaft Springer-Verlag GmbH, DE und ist ein Teil von Springer Nature.
Die Anschrift der Gesellschaft ist: Heidelberger Platz 3, 14197 Berlin, Germany

Vorwort

Die Akupunktur ist eine der ältesten Heilmethoden der Menschheit. Ihre Anfänge liegen im historischen Dunkel, die erste schriftliche Erwähnung stammt aus dem 2. vorchristlichen Jahrhundert (*Sima Qian,* ca. 145–90 v. Chr., Historiker der *Han-*Zeit). In der langen Zeit ihres Bestehens war diese Methode vielfältigen Veränderungen unterworfen, wobei eine Reihe hervorragender Ärzte für Weiterentwicklung gesorgt hat. Es ist mir ein Anliegen, über zwei dieser „Meister-Akupunkturärzte" der jüngeren und jüngsten Vergangenheit zu berichten.

Den einen – **Master** *Tung* (1916–1975) – war es mir leider nicht vergönnt, persönlich kennenzulernen. Seine Errungenschaften kenne ich nur indirekt, aus Büchern und Kursen, u. a. bei einem seiner letzten Schüler, Dr. *Chuan-Min Wang.*

Den anderen – **Dr. Richard** *Tan* – möchte ich als meinen eigentlichen Lehrer in Sachen Akupunktur bezeichnen, obwohl ich keiner seiner persönlichen Schüler war. Leider ist auch er allzu früh verstorben (2016). Ich hatte aber das Glück, viele seiner Lehrveranstaltungen, Kurse, Seminare zu besuchen. Nach jahrelanger Anwendung seiner Strategien bei einer Vielzahl von Patienten bin ich von der enormen Effektivität der „Methode *Tan"* überzeugt. Ich bin ihm dankbar dafür, dass er mir den Weg gewiesen hat, den ich zu gehen habe.

Die in diesem Buch geschilderten Strategien der Balanceakupunktur beruhen auf der Arbeit von **Master** *Tung* und **Dr. Richard** *Tan.* Ausgehend von einer gemeinsamen Grundlage – den im Universum allerorts und zu jeder Zeit präsenten und auch in der klassischen Medizinliteratur Chinas beschriebenen Prinzipien der Balance – hat jeder der beiden seine eigene Entwicklung genommen und Besonderheiten hervorgebracht.

Die Aufgabe dieses Buches ist es, einige Strategien der beiden genannten Persönlichkeiten zu beschreiben und, angereichert mit meinen eigenen Erfahrungen, weiterzugeben.

Es werden prinzipiell nur Behandlungsbeispiele geschildert, die ich persönlich in meiner Tätigkeit als Akupunkturarzt wiederholt durchgeführt habe.

Besonders interessante und lehrreiche Fälle werden ausführlich geschildert. Ich habe darauf verzichtet, die Dauer der einzelnen Sitzungen, die Frequenz der Behandlungen sowie den Therapieerfolg bei jedem Beispiel anzuführen. Dies deshalb, weil diese Größen individuell unterschiedlich und somit dem Individuum und der gegebenen Behandlungssituation entsprechend zu variieren sind. Generell jedoch gilt: Akute Situationen erfordern eine höhere Behandlungsfrequenz (3–4 Sitzungen pro Woche), chronische Erkrankungen werden seltener (einmal pro Woche oder jede 2. Woche) behandelt. Bei Patienten mit akutem Beschwerdebild sind oft 2 oder 3 Sitzungen ausreichend. Chronische Erkrankungen erfordern einen Behandlungszeitraum von mehreren Wochen bis Monaten.

Die durchschnittliche Behandlungszeit pro Sitzung beträgt 45 min.

Die Effektivität einer Akupunkturbehandlung nach den Regeln der Balanceakupunktur ist grundsätzlich hervorragend. Es sind verblüffende Behandlungserfolge zu verzeichnen, oft innerhalb von wenigen Minuten. Dennoch sind uns

Grenzen gesetzt. Akupunktur hilft dann, wenn sie richtig gemacht wird und wenn sie helfen kann. Sie kann nicht helfen – selbst nicht bei korrekter Durchführung – wenn sich unser Patient nicht an gewisse Vorgaben hält (z. B. körperliche Schonung bei bestimmten muskuloskelettalen Beschwerden) oder wenn anatomische Verhältnisse oder auch psychogene Blockademechanismen den Therapieerfolg unmöglich machen. So werden wir etwa bei radikulären Schmerzen, verursacht durch Bandscheibenvorfall, zwar zu einer gewissen Linderung der Beschwerden beitragen können, ein dauerhafter Erfolg kann jedoch ausbleiben. Auch bei einer Reihe von akuten inneren Erkrankungen müssen wir überlegen, ob nicht die Konsultation eines Chirurgen vorzuziehen wäre. Eine akute Appendizitis etwa erfordert ein chirurgisches Eingreifen, wohingegen eine schmerzhafte, durch ein Steinleiden verursachte Nierenkolik durchaus erfolgreich mit Akupunktur behandelt werden kann. Um hier die richtige Entscheidung treffen zu können, muss auch eine fundierte westlich orientierte medizinische Ausbildung gefordert werden. Wir sollten diese westliche Medizin nicht ablehnen, sondern das Wissen und die Erfahrung sowohl der westlichen als auch der östlichen Medizin zum Besten unserer Patienten nutzen.

Wien   Johannes Hickelsberger
im Winter 2018

Vorwort des Autors zur 2. Auflage

Aus Sicht der klassischen chinesischen Medizin kann jede Krankheit, ob körperlich oder seelisch, als Ungleichgewicht zwischen den beiden grundlegenden energetischen Kräften *Yin* und *Yang* betrachtet werden. Der von einer Krankheit betroffene Mensch befindet sich in einem Zustand des Ungleichgewichts. Die therapeutische Maßnahme besteht darin, dieses Ungleichgewicht auszugleichen. Die klassische chinesische Medizin nutzt verschiedene Methoden, um dieses Ziel zu erreichen. Dieses Buch befasst sich mit einer speziellen Methode der Akupunktur, der sogenannten Balance-Akupunktur. Die verschiedenen Strategien der Balance-Akupunktur, die alle hochwirksam sind, basieren auf grundlegenden Naturgesetzen, die sich in den Kategorien von *Yin* und *Yang* und dem Ungleichgewicht zwischen ihnen zeigen und zu Krankheiten führen.

Es macht keinen Sinn, nach dem Ursprung oder gar dem Erfinder der Balance-Akupunktur zu fragen. Balance ist ein Prinzip, das der Natur in ihrer Gesamtheit innewohnt. Jedes Lebewesen, jede Gemeinschaft von Lebewesen, jedes Naturphänomen, jede Entwicklung innerhalb von Pflanzen-, Tier- und Menschengemeinschaften, alles im Himmel, auf der Erde und zwischen Himmel und Erde, alles im Universum unterliegt den Prinzipien und Regeln von Balance und Wandel.

Balance und Wandel haben ihren Niederschlag in der chinesischen Medizin und Philosophie gefunden – die beiden Disziplinen sind nicht streng voneinander zu trennen. Die Balance spiegelt sich im Gleichgewicht zwischen den Begriffen *Yin* und *Yang* wider, die Veränderung im Konzept der fünf Wandlungsphasen *WuXing*. Beide Konzepte durchdringen sich gegenseitig und haben ihren literarischen Ausdruck in einem der großen Weisheitsbücher der Menschheit gefunden, dem *YiJing*. Unter beiden – Philosophen und Heilkundigen – gab es, gibt es und wird es auch in Zukunft herausragende Persönlichkeiten geben, welche die Prinzipien der Balance und des Wandels nicht nur erkannt, sondern auch angewendet haben. Auf dem Gebiet der Akupunktur ist Dr. Richard *Tan* einer der letzten großen Meister der jüngeren Vergangenheit. Obwohl ich nie zu seinen persönlichen Schülern gehörte, möchte ich ihn als meinen wichtigsten Lehrer betrachten. In erster Linie ist es ihm zu verdanken, dass die Prinzipien von Balance und Wandel zusammengefasst, lehrbar und in der therapeutischen Praxis anwendbar gemacht wurden.

Die nun vorliegende 2. Auflage des Buches „Das Dao der Balance Akupunktur" ergab sich durch meine fortgesetzte intensive Beschäftigung mit dem Thema, wodurch ich zunehmend mehr Erfahrung gesammelt und noch tieferen Einblick in die verschiedenen Strategien der Balance Akupunktur gewonnen habe. Die Überarbeitung des Buches geschah im Bestreben, das Thema klarer, konsistenter und leichter verständlich zu machen, um dem von Richard *Tan* skizzierten Weg zu folgen.

Die Gliederung des Buches wurde im Wesentlichen beibehalten, das Kapitel über psychoemotionale Dysbalancen wurde weggelassen, da in den Kapiteln, welche die globale Balance zum Thema haben, immer wieder und in ausreichendem Maße darauf eingegangen wird.

Abschließend möchte ich Richard *Tan,* der uns leider viel zu früh verlassen hat, meinen tief empfundenen Dank aussprechen. Ohne seine Bemühungen, sein tiefes Verständnis der Prinzipien von Balance und Wandel, und seine Fähigkeit, diese auf humorvolle und doch ernsthafte Weise zu vermitteln, hätte ich keinen tiefen Einblick in das Thema gewinnen können. Dieses Buch ist ihm gewidmet. Möge es andere Therapeuten dazu inspirieren, zum Wohle ihrer Patienten zu arbeiten.

Ich möchte auch allen Patienten danken, die ich behandelt habe und die mir in Zukunft ihr Vertrauen schenken werden. Ohne dieses Vertrauen wäre es mir nicht möglich, Erfahrungen in der praktischen Anwendung meines Wissens zu sammeln und weitergeben zu können.

Wien
im Winter 2025

Johannes Hickelsberger

Inhaltsverzeichnis

Über den Autor

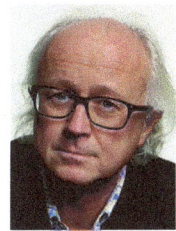

Dr. med. Johannes Hickelsberger
ist seit 30 Jahren in allgemeinmedizinischer Praxis tätig, mit den Schwerpunkten Akutpunktur und TCM. Seine Ausbildung bezüglich Akupunktur und TCM erhielt er bei verschiedenen Akupunktur- und TCM-Gesellschaften, insbesondere bei der größten österreichischen Gesellschaft OGKA. Hier ist er auch als Referent mit Unterrichtstätigkeit für Körper- und Ohraku-punktur sowie TCM-Kräutertherapie tätig. Zu erwähnen sind auch Studienaufenthalte an Akupunktur- und TCM-Kliniken in China, namentlich Nanjing und Chengdu. Ein Meilenstein in seiner Entwicklung ist der Kontakt zu einer hervorragenden Persönlichkeit der klassischen chinesischen Medizin, Dr. Richard Tan. Durch diese Begegnung wurde auch der Grundstein gelegt für ein intensives Studium der klassischen chinesischen Medizinliteratur. Es ist ihm ein besonderes Anliegen, eine Synthese zwischen den Systemen der modernen westlichen und der klassischen chinesischen Medizin zu finden.

Theorie

Inhaltsverzeichnis

Grundlagen und zu klärende Begriffe

Inhaltsverzeichnis

1

1.1 Die Begriffe *Dao* und Balance

In der chinesischen Geschichte gibt es eine Periode, die als die **„Zeit von Frühling und Herbst"** (*Chunqiu*-Zeit, 722–481 v. Chr.) bezeichnet wird. Dieser Name klingt sehr poetisch und legt nahe, es habe sich hier um eine ruhige, ausgeglichene und romantische Periode gehandelt. Diese Annahme ist jedoch weit gefehlt: in Wahrheit handelt es sich um eine der grausamsten, brutalsten und blutigsten Perioden der chinesischen Geschichte.

Dieselben Attribute gelten auch für die darauffolgende historische Periode Chinas, die **„Zeit der Streitenden Reiche"** (*Zhanguo*-Zeit, 453–221 v. Chr.) – zusammengenommen ein halbes Jahrtausend, dominiert von Feuer und Schwert, ununterbrochenem Krieg, extremer persönlicher und politischer Unsicherheit, Folter, Unterdrückung, staatlicher Willkür, Naturkatastrophen, Missernten, Hungersnöten und wiederholten Epidemien.

Das damalige China – den Namen „China" hatte es damals noch nicht gegeben – war alles andere als ein einheitliches staatliches Gebilde. Es war die Zeit des Niedergangs der *Zhou*-Dynastie. Ihre Könige hatten de facto die Macht eingebüßt. Geblieben war ihnen lediglich eine nominelle Oberhoheit über eine Vielzahl von kleineren und größeren einzelstaatlichen Gebilden, die sich in ständig wechselnden Koalitionen gegenseitig bekriegten.

Es war eine Zeit des staatlichen und moralischen Verfalls. Je größer die Not wurde, umso größer wurde auch das Verlangen, diese Not zu beenden. Je mehr alles aus dem Ruder lief, desto größer wurde der Wunsch, wieder zu erträglichen Verhältnissen, zu einer ausgeglichenen Balance der politischen Kräfte und der Beziehungen der Menschen untereinander – im Staat wie in der Familie – zurückzufinden.

Diese Bestrebungen kondensierten in den Bemühungen zweier Männer, die zu den Begründern der beiden großen philosophischen Richtungen Chinas werden sollten:

- **LaoZi** der Eine (6. Jh. v. Chr., Vaterfigur des Daoismus; *Zi* am Ende des Namens bedeutet „Meister") und
- **KongZ**i der Andere (551–479 v. Chr., heute bekannt unter dem Namen Konfuzius; die nach ihm benannte Philosophie ist der Konfuzianismus).

Es sollen hier nicht die Unterschiede zwischen den von diesen Männern begründeten Philosophien, dem Daoismus und dem Konfuzianismus, diskutiert werden. Vielmehr sei auf das gemeinsame Ziel der beiden hingewiesen. Dieses bestand in der Beendigung von Unsicherheit und Schrecken, sowie Etablierung von Frieden und Sicherheit. Anders formuliert: Chaos beenden und Balance etablieren.

> Das Bemühen um Balance und Ausgeglichenheit ist bis in unsere Zeit ein hervorstechendes Merkmal der chinesischen Kultur geblieben und auch eine Konstante in der chinesischen Medizin.

Eine Erkrankung sowohl des Körpers als auch der Seele wird als Dysbalance angesehen. Im Falle einer solchen gilt es nun, durch therapeutisches Handeln wieder einen stabilen Zustand, d. h. ausbalancierte Verhältnisse, zu erreichen.

Wie aber ist dieses Ziel zu erreichen? Welcher Weg muss eingeschlagen werden? Die Antwort lautet: „Folge dem *Dao*".

Dao ist nicht nur der zentrale, sondern auch der namensgebende Begriff des Daoismus. Es ließe sich lange über diesen Begriff nachdenken, diskutieren und versuchen, ihn zu erklären. An dieser Stelle sollte es jedoch genügen, ihn mit „Weg" zu übersetzen, und zwar ist damit der **richtige** Weg und die **richtige** Methode gemeint, der bzw. die gewählt werden müssen, um zum erklärten Ziel zu kommen: der Wiederherstellung von Balance in Körper und Geist. Werkzeug zur Erlangung des Ziels ist die Akupunkturnadel.

1.2 Makrokosmos – Mikrokosmos

Ein Charakteristikum der chinesischen Philosophie und Medizin ist das Denken in den Kategorien von Makrokosmos und Mikrokosmos. Alles, was im Großen (Makrokosmos, Universum) vor sich geht, findet seine Entsprechung im Kleinen (Mikrokosmos, Erde, Mensch).

Dieses Denken in den Kategorien von Makrokosmos und Mikrokosmos ist auch die Grundlage für die Vorstellung von Mikrosystemen. So kann z. B. ein Abbild des gesamten Körpers (Makrosystem) auf das Ohr (Mikrosystem) projiziert werden. Das ist die Grundlage der Ohrakupunktur. Analoges gilt für diverse andere Mikrosysteme wie Bauchdeckenakupunktur, Mundakupunktur, YNSA (Yamamoto Neue Schädelakupunktur).

Das allen diesen Mikrosystemen gemeinsame Grundprinzip ist darin zu sehen, dass es für jedes symptomatische Areal am Körper ein oder mehrere Areale gibt, welche das symptomatische Areal balancieren, ausgleichen, gesund machen, therapieren.

Bezogen auf eine Therapie mit Akupunktur ist dieser Satz folgendermaßen zu konkretisieren.

> Für jeden symptomatischen Meridian gibt es andere Meridiane, die den symptomatischen Meridian ausgleichen oder balancieren. Für jedes symptomatische Areal gibt es andere Areale, die das symptomatische Areal ausgleichen oder balancieren.

Das Wissen über diese Balancemechanismen ist Tausende von Jahren alt und seit jeher ein wesentlicher Faktor in der chinesischen Medizin.

Allen großen Akupunkturärzten – wie *Master Tung* und *Dr. Tan,* um nur einige besonders herausragende der jüngeren und jüngsten Vergangenheit zu nennen – waren und sind diese naturgegebenen Mechanismen der Balance bekannt.

1

1.3 *Yin* und *Yang* und 5 Elemente

Die **Yin-Yang-Theorie** ist sehr alt. *Yin* und *Yang* sind zwei Pole. Ein genauer Zeitpunkt, an dem begonnen wurde, sich über diese beiden Pole Gedanken zu machen, kann nicht angegeben werden. Erste Hinweise finden sich in den Orakel-Inschriften der *Shang*-Zeit (1600–1100 v. Chr.).

Eine typische Frage, die an das Orakel gestellt wurde, ist die Folgende:
1. Innerhalb der nächsten 10 Tage wird kein Unglück geschehen.
2. Innerhalb der nächsten 10 Tage wird es zu einer Katastrophe kommen (Hertzer 2006, S. 115).

Das sind zwei gleichzeitig formulierte, sich widersprechende Aussagen. Vom Orakel wurde nun erwartet, sich für eine Aussage zu entscheiden.

Diese beiden sich widersprechenden Aussagen spiegeln eine Polarität wider.

> Man war sich also schon zur Zeit der *Shang* darüber bewusst, dass nichts im Universum rein weiß oder rein schwarz ist. Allerdings wird entweder das Weiße oder das Schwarze überwiegen. Ohne dass hier *Yin* oder *Yang* beim Namen genannt werden, ist dennoch das Bewusstsein über die grundlegende Polarität der *Yin-Yang*-Vorstellung vorhanden.

Das früheste schriftliche Zeugnis, in welchem *Yin* und *Yang,* wenn auch nicht beim Namen genannt, aber doch mit Symbolen dargestellt werden, ist das **YiJing,** das „*Buch der Wandlungen*". Die Urfassung dieses Buches geht zurück auf *WenWang* (König *Wen*), den Gründungsvater der *Zhou*-Dynastie (ca. 1122–256 v. Chr.). Er hat die Trigramme zu Hexagrammen kombiniert, mit der maximal möglichen Anzahl von 64 Hexagrammen. Zusammen mit kurzen aphorismenartigen Sprüchen, den sogenannten „Urteilen", bilden diese die Urfassung, die erste ursprüngliche Fassung des *YiJing.*

Chinesische Philosophie und chinesische Medizin sind voneinander nicht streng zu trennen. Beide basieren auf zwei Grundprinzipien,
- dem Dualitätsprinzip von *Yin* und *Yang* und
- der Theorie der 5 Elemente.

Das zweite Prinzip – die **Theorie der 5 Elemente** (Feuer, Erde, Metall, Wasser, Holz) – trat erst einige Jahrhunderte, nachdem die Theorie von *Yin* und *Yang* bereits entwickelt war, in Erscheinung und erreichte ihren Höhepunkt in der „Naturalismusschule" (Hauptvertreter war *Zou Yan,* 350 – 200 vor Chr.). Diese Elemente sind nicht zu verstehen als in sich abgeschlossene, ruhende, stabile Entitäten ohne jede Bewegung. Vielmehr stehen sie miteinander in Verbindung und pflegen eine intensive Kommunikation, wobei es auch zum Übergang oder zur Wandlung eines Elements in ein anderes Element kommt. Um diese Interaktionen zwischen den 5 Elementen zum Ausdruck zu bringen, wird auch von den 5 Wandlungsphasen *(WuXing)* gesprochen. Die Interaktionen zwischen den Elementen erfolgen nicht regellos, sondern entlang von bestimmten Wegen (*Sheng*-Zyklus, *Ke*-Zyklus).

1.4 Meridiane

Die Bezeichnung „Meridian" ist keineswegs ein Begriff, der im chinesischen Verständnis der Leitbahntheorie wurzelt. Vielmehr handelt es sich um einen Begriff, der im 17. Jh. von dem niederländischen Arzt **Wilhelm ten Rhyne** geprägt wurde. Dieser war tätig als Arzt in Diensten der Ostindien-Kompanie. In Japan stieß sein Interesse auf eine bestimmte Art von Zeichnungen. Es handelte sich dabei um Darstellungen des menschlichen Körpers mit Punkten, welche miteinander verbunden waren durch Linien, die in longitudinaler Richtung über Körperstamm, Kopf und Extremitäten zogen. Später erkannte der in China tätige Diplomat und Arzt **George Soulié der Morant** (1878–1955) die Ähnlichkeit dieser Linien mit den am Globus zum Zwecke der Orientierung und Vermessung gezeichneten Längengrade und wählte für die auf die menschliche Figur gezeichneten Linien ebenfalls den Begriff „Meridian".

An dieser Stelle sei *Richard Tan,* der verehrte Lehrer des Verfassers, zitiert:

» Meridiane sind vom Menschen erdachte Linien, geschaffen mit dem Ziel, sich an der Oberfläche des Körpers orientieren zu können.

In der alten chinesischen Medizinliteratur ist der Begriff „Meridian" nicht existent. Hier wird von *Mai* (*JingMai* und *LuoMai*) gesprochen, was mit „Gefäß" oder „Puls" zu übersetzen ist. Vieles deutet darauf hin, dass man in früher Zeit darunter Blutgefäße verstanden hat. Im westlichen Kulturkreis ist diese Sicht allerdings nicht beliebt, führt sie doch zu einer gewissen Entzauberung und Entmystifizierung des Meridianbegriffs. Dieses ist bedauernswerterweise offensichtlich nicht gefragt. Es sei jedoch darauf hingewiesen, dass Generationen von Wissenschaftlern versucht haben und immer noch versuchen, das anatomische Substrat eines Meridians zu finden – bis zum heutigen Tage ohne Erfolg.

Anmerkung Da das vorliegende Buch kein Lehrbuch ist, welches sich mit den Grundlagen der Akupunktur beschäftigt, sei darauf verzichtet, den Verlauf der Meridiane und die darauf liegenden Punkte zu beschreiben. Dies wird als bekannt vorausgesetzt. Darüber hinaus soll an dem im westlichen Kulturkreis gebräuchlichen Begriff des Meridians festgehalten werden, denn er ist zur Konvention geworden, und das Wissen über die Meridianverläufe wird benötigt, um sich im Sinne des obigen Zitats von *Richard Tan* am Körper orientieren zu können.

1.5 *BaGua, Yao,* Trigramme, Hexagramme

Die Übersetzung von *BaGua* lautet „8 Zeichen". Jedes dieser 8 Zeichen ist ein Strichcode, bestehend aus jeweils 3 Linien (3 *Yao*), einem „Trigramm". Jede einzelne Linie *(Yao)* eines Trigramms ist entweder eine durchgezogene *Yang*-Linie oder eine unterbrochene *Yin*-Linie.

Ursprünglich hatte es nur 2 *Gua* gegeben, die *Yang*-Linie und die *Yin*-Linie (◘ Abb. 1.1).

Es ist gut vorstellbar, dass diese beiden Zeichen z. B. zu Orakelzwecken verwendet wurden. Die durchgehende Linie mag „Ja", die unterbrochene „Nein" bedeutet haben. Es ließen sich damit auch schon einfache Phänomene und Vorgänge, wie sie in der Natur vorkommen, beschreiben, etwa polare Phänomene wie Tag–Nacht, hell–dunkel, heiß–kalt, Mann–Frau etc.

Der Wunsch nach einer detaillierteren Differenzierung führte dann dazu, dass man die Linien kombinierte. Die ersten Kombinationen waren solche aus 2 Linien. Dadurch ergaben sich 4 *Gua* mit jeweils 2 Linien: 2 *Yang-Gua* und 2 *Yin-Gua*, die 4 Bilder *SiXiang*. (◘ Abb. 1.2).

Die zusätzliche Erweiterung um eine Linie führte dann zu den 8 Zeichen, den *BaGua* (◘ Abb. 1.3).

Damit konnte die Natur schon sehr differenziert beschrieben werden. Jedem Zeichen wurde eine Erscheinung, wie sie in der Natur vorkommt, zugeordnet.

Der Ursprung dieser *BaGua* verliert sich im historischen Dunkel. Sie dürften aber schon ca. 2000 v. Chr. bekannt gewesen sein.

Die Legende bringt sie in Zusammenhang mit *FuXi*. Dieser ist einer der mythischen Ur-Kaiser. Obwohl er mit einiger Wahrscheinlichkeit tatsächlich nie gelebt hat, gibt es Vorschläge bezüglich seiner Lebensdaten. So hat der britische Sinologe **James Legge** (1815–1897) das Jahr 3322 v. Chr. als sein Geburtsjahr errechnet. Andere Berechnungen machen *FuXi* um einige Jahrhunderte jünger.

Yang
陽

Yin
陰

◘ **Abb. 1.1**   *Yang*-Linie und *Yin*-Linie

Tai Yang   **Shao Yang**   **Shao Yin**   **Tai Yin**

太陽   少陽   少陰   太陰

◘ **Abb. 1.2**   *SiXiang,* die 4 Bilder

Himmel	See	Feuer	Donner	Wind	Wasser	Berg	Erde
qian	dui	li	zhen	xun	kan	gen	kun
乾	兌	離	震	巽	坎	艮	坤

◘ **Abb. 1.3**   *BaGua,* die 8 Trigramme

Diese errechneten oder vermuteten Lebensdaten von *FuXi* geben einen brauchbaren Hinweis auf das mögliche Alter der Trigramme.

FuXi soll die Trigramme auf dem Rücken eines mythischen Tieres entdeckt haben. Von dieser Legende gibt es unterschiedliche Versionen:

Einmal ist es eine Schildkröte, die aus den Fluten des Gelben Flusses auftaucht. Auf ihrem Panzer habe *FuXi* durchgezogene und unterbrochene Linien gesehen und als die 8 Trigramme gedeutet.

Eine andere Version spricht von einem Drachenpferd, das den Fluten des Gelben Flusses entsteigt und auf dessen Rücken sich eine Jadeplatte befindet. Darauf habe *FuXi* eine Anordnung von dunklen und hellen Punkten erkannt, diese abgemalt und so die „Karte vom Gelben Fluss" gezeichnet. Darüber hinaus habe er die Anordnung der Punkte als die *BaGua,* die 8 Zeichen, interpretiert.

FuXi ist nicht nur der „Erfinder" der Trigramme, sondern er hat sie auch kreisförmig angeordnet (▣ Abb. 1.4).

Diesem *FuXi-BaGua*-Kreis wurden später die Meridiane zugeordnet.

Die kreisförmige Anordnung der *BaGua* mit dieser ersten Meridianzuordnung – später wurden die Meridiane anders auf die *BaGua* verteilt – ist bekannt unter der Bezeichnung „*FuXi-BaGua*-Kreis vom Frühen Himmel mit Meridianzuordnung" (▣ Abb. 1.5).

Es steckt hier die Absicht dahinter, eine unwandelbare, ewig gültige, kosmologische Ordnung zum Ausdruck zu bringen. Jeweils gegenüber liegende Trigramme bilden eine Achse. An den Enden dieser Achsen stehen jeweils 2 Trigramme bzw. Naturerscheinungen, welche sich gegenseitig ergänzen bzw. mit einander in Balance

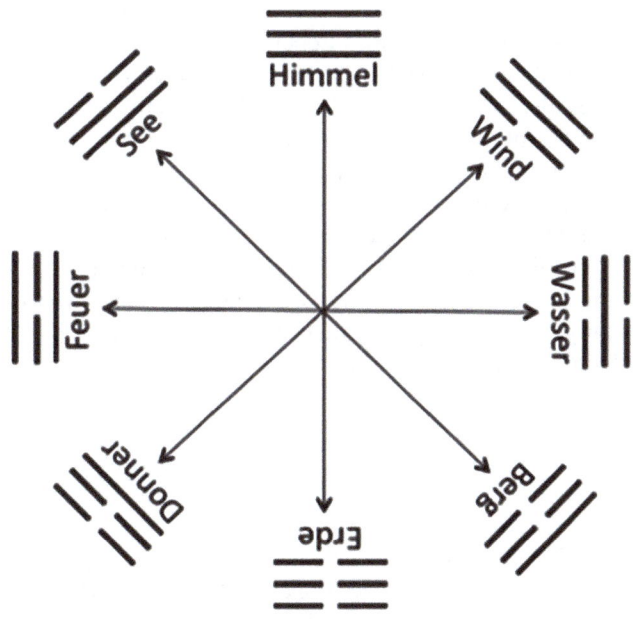

▣ **Abb. 1.4**   Kreisförmige Anordnung der *BaGua* nach *FuXi,* „Früher Himmel"

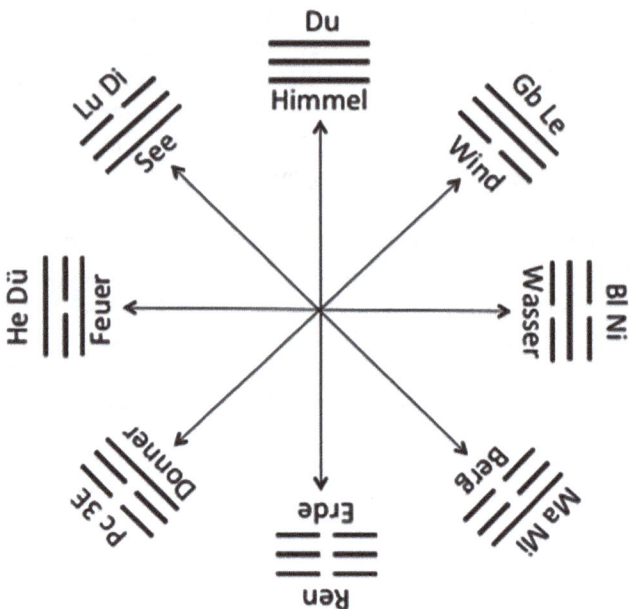

■ **Abb. 1.5**   Kreisförmige Anordnung der *BaGua* nach *FuXi,* „Früher Himmel", mit Meridianzuordnung

stehen. Die beiden Hauptachsen sind die vertikale Achse zwischen Himmel und Erde, sowie die horizontale Achse zwischen Wasser und Feuer. Entlang der Achse zwischen Wasser und Feuer verläuft das Leben des Menschen. Er kommt aus dem Wasser und bewegt sich während seines Lebens in Richtung des Feuers, in welchem er nach Aufbrauch seiner materiellen Substanz (Essenz *Jing*) verglüht. Während des Lebens wird es also immer heißer. Dies ist kongruent mit der Vorstellung des *Yin*-Mangel Feuers. Auf seiner Reise durch das Leben bewegt sich der Mensch ständig zwischen Himmel und Erde, den Exponenten der vertikalen Achse.

Die *BaGua* werden hier von innen nach außen gelesen. Die innerste Linie ist also die unterste Linie des *Gua*. Es balancieren sich hier nicht nur gegenüberliegende *Gua,* sondern auch die einzelnen *Yao* (Linien) der einander gegenüberliegenden *Gua*. Darüber hinaus balancieren sich auch gegenüberliegende Meridiane. Die Botschaft, die hier mitgeteilt wird, lautet: Die Lösung des Problems liegt auf der gegenüberliegenden Seite. Hierin liegt die Grundlage für das Balancesystem 1.

❯ Balancesystem 1: Es balancieren sich Meridiane mit dem gleichen chinesischen Namen, die „korrespondierenden Meridiane", oben-unten korrespondierenden Meridiane.

Zur Zeit der *Song*-Dynastie (960–1279 n. Chr.) hat der *FuXi-BaGua*-Kreis insofern eine Änderung erfahren, als die Meridiane anders auf die *BaGua* verteilt wurden. Dies ist der „*FuXi-BaGua*-Kreis vom Frühen Himmel mit später Meridianzuordnung" (■ Abb. 1.6).

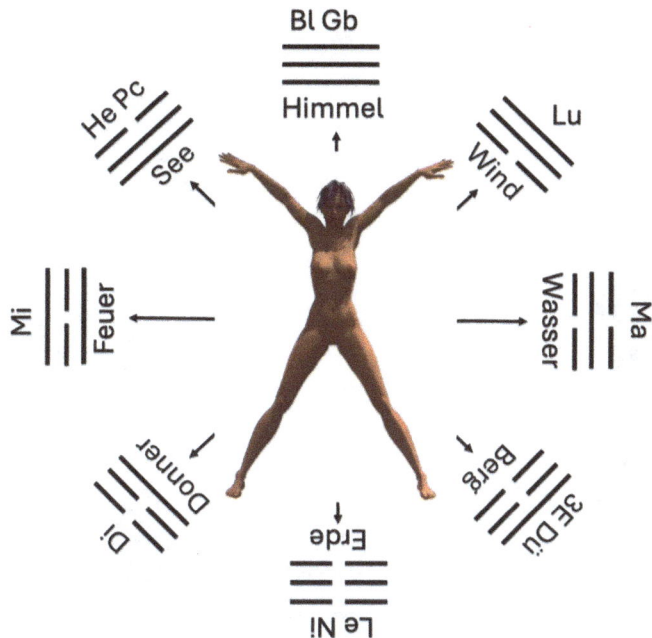

Abb. 1.6 Kreisförmige Anordnung der *BaGua* nach *FuXi*, „Früher Himmel", mit später (*Song*-Zeit) Meridianzuordnung

Dabei wurden zwei Kriterien berücksichtigt:

- 1. Kriterium: *Yang*-Meridiane nur auf *Yang-Gua*, *Yin*-Meridiane nur auf *Yin-Gua*.
- 2. Kriterium: Der Körper des Menschen wird auf den *FuXi-BaGua*-Kreis abgebildet.

Diese Anordnung der Meridiane bildet die Grundlage für das Balancesystem 3:

- Die beiden längsten *Yang*-Meridiane (Bl, Gb) repräsentieren den Kopf.
- Die beiden längsten *Yin*-Meridiane (Le, Ni) stehen für die untere Extremität.
- Die Meridiane der oberen Extremität sind den Bewegungen der oberen Extremität nachempfunden.
- Die Meridiane der Mitte (Mi, Ma) finden sich in der Mitte.

Auch bei dieser Meridiananordnung balancieren sich gegenüberliegende Meridiane.

> Balancesystem 3: Es balancieren sich innen-außen-gekoppelte Meridiane.

Etwa 2000 Jahre nach *FuXi* hat ein Mann, der mit einiger Wahrscheinlichkeit tatsächlich gelebt hat, die 8 Trigramme *(BaGua)* wiederum kreisförmig angeordnet, allerdings in anderer Reihenfolge. Dieser Mann ist *WenWang* (König *Wen*), der

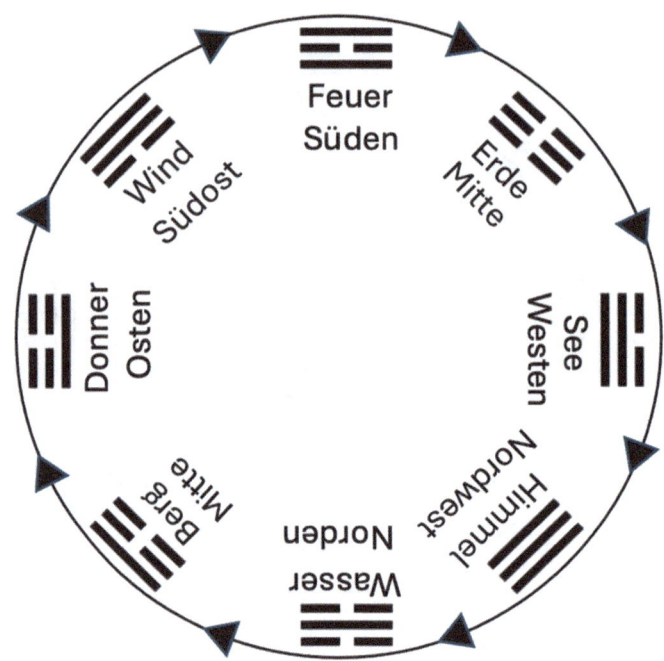

▪ **Abb. 1.7**   *BaGua*-Kreis nach *WenWang*, „Später Himmel"

Gründervater der *Zhou*-Dynastie. Seine Darstellung ist bekannt unter dem Namen „*BaGua*-Kreis vom Späten Himmel" (▪ Abb. 1.7).

In diesem „*BaGua*-Kreis vom Späten Himmel" verläuft die vertikale Achse nicht – wie im „*BaGua*-Kreis vom Frühen Himmel" – zwischen Himmel und Erde, sondern zwischen Feuer und Wasser. Die Anordnung der Trigramme ist hier zu verstehen als Zyklus (Tageszyklus, Monatszyklus, Jahreszyklus, Lebenszyklus). Durch Hinzunahme der Himmelsrichtungen ergibt sich die Vorstellung des Menschen in einem Raum-Zeit-Gefüge. Der interessierte Leser sei hier hingewiesen auf *YiJing*, Besprechung der Zeichen *(ShuoGua)*, ▶ Kap. 2.

WenWang ist darüber hinaus die Kombination der Trigramme zur maximal möglichen Anzahl von 64, den 64 Hexagrammen, zu verdanken. Jedes dieser Hexagramme hat er mit einem kurzen aphorismenartigen Spruch versehen (Urteil, Bedeutung) und damit die Urfassung des *YiJing (Buch der Wandlungen)* geschaffen.

Im *BaGua*-Kreis nach *WenWang* sind die *Gua* nicht so schön ausbalanciert wie im *BaGua*-Kreis nach *FuXi*. Die einzigen beiden *Gua,* die sich hier gegenüberliegen und ausbalancieren, sind das Feuer-*Gua* und das Wasser-*Gua*. Man kann aber eine Linie ziehen. Über dieser Linie finden sich nur *Yin-Gua*, darunter nur *Yang-Gua*.

Im *BaGua*-Kreis nach *WenWang* sind den *Gua* neben den Naturerscheinungen und den Himmelsrichtungen auch die Elemente zugeordnet.

> Hier gilt es, umzudenken: Anders als im westlichen Kulturkreis findet sich Süden oben, Norden unten, Westen rechts und Osten links. Osten ist deshalb links, weil der Osten dem Holz zugeordnet ist. Der Osten Chinas ist grüner, baumreicher, reich an Gemüse. Der Westen Chinas ist trockener und steiniger. Hier findet sich in tieferen Bodenschichten Metall. Deshalb ist der Westen dem Metall zugeordnet.

1.6 Exkurs in die chinesische Kosmologie

Die Begriffe *Yin* und *Yang* können auch ausgehend von einem kosmologischen Standpunkt betrachtet werden. In diesem Zusammenhang muss jedoch zunächst der Frage nachgegangen werden, woher *Yin* und *Yang* eigentlich kommen und was vor ihnen war.

Die chinesische Sichtweise von der Entstehung des Kosmos beginnt mit einem Zustand, der als *WuJi* bezeichnet wird. Es handelt sich dabei um eine Art „Ursuppe", einen ursprünglichen, undifferenzierten Zustand, zu welchem zurückzukehren das Ziel der daoistischen Meditationsübungen ist.

Im Zustand des *WuJi* ist alles gleichförmig, es gibt nichts Konkretes, kein Oben und kein Unten, kein Links und kein Rechts, kein Osten, Westen, Norden oder Süden. Es ist ein Zustand ohne jeglichen Orientierungspunkt. Eine mögliche Übersetzung des Begriffes *WuJi* lautet „ohne Polarität".

Würde man sagen, es handle sich um eine undifferenzierte Materie, so wäre das nicht korrekt, denn Materie ist mit Form verbunden, der Zustand des *WuJi* jedoch ist formlos.

Andererseits kann auch nicht gesagt werden, dieser Zustand sei vollkommen leer, denn eines ist in ihm im Übermaß vorhanden: Potenzialität. Alles, was entstehen wird, verdankt seine zukünftige Existenz der überbordenden Potenzialität des *WuJi*.

Allmählich kommen die Dinge in Gang. Es beginnt sich etwas zu bewegen, wie der sanfte Beginn eines aufkommenden Windes. „Es" beginnt zu atmen. Diese atmende Bewegung ist das ursprüngliche *Qi*. *Qi* bedeutet ja auch – unter anderem – „Atem". Durch diese Bewegung kommt es zu einer ersten Differenzierung in 2 Fraktionen: Das leichte, klare, sich bewegende – das *Yang*-Qi – steigt nach oben, während das schwere, trübe, träge – das *Yin*-Qi – nach unten sinkt.

Somit ist der Zustand der „höchsten" oder „äußersten" – im Sinne von der „ersten" – Polarität erreicht, der Zustand des *TaiJi*, die grundlegende Polarität von *Ying* und *Yang,* von *Yang*-Himmel und *Yin*-Erde. Durch fortlaufende Interaktion zwischen diesen beiden Polen bekommen dann alle konkreten Dinge ihre Existenz.

In Worten des *DaoDeJing* (in anderer Schreibweise *TaoTeKing;* eine der möglichen Übersetzungen lautet „Das Buch vom rechten Weg", mutmaßlicher Autor *LaoZi,* 6. Jh. v. Chr.):

» Der Sinn erzeugt die Einheit. Die Einheit erzeugt die Zweiheit. Die Zweiheit erzeugt die Dreiheit. Die Dreiheit erzeugt alle Geschöpfe (Wilhelm 2011, S. 42).

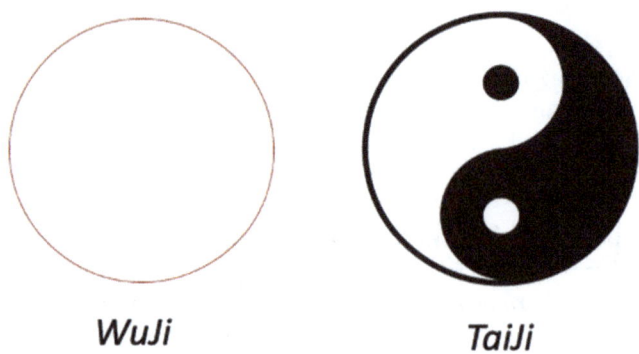

WuJi   **TaiJi**

◘ **Abb. 1.8**   Graphische Darstellung von *WuJi* und *TaiJi*

Die beiden Zustände von *WuJi* und *TaiJi* werden üblicherweise auch grafisch dargestellt. *WuJi* als leerer Kreis, *TaiJi* in Form der bekannten Monade, s. ◘ Abb. 1.8.

Im *TaiJi*-Symbol wird *Yin* in schwarzer Farbe, *Yang* in weißer Farbe dargestellt. Dabei ist Folgendes zu erkennen:

> **Wechselspiel von *Yin* und *Yang***
> — Die Summe von *Yin* und *Yang* ist zu jedem Zeitpunkt gleich.
> — Wenn *Yang* sein Maximum erreicht hat, beginnt *Yin* in dem Ausmaß größer zu werden, in dem *Yang* kleiner wird.
> — Wenn *Yin* sein Maximum erreicht hat, beginnt *Yang* in dem Ausmaß größer zu werden, in dem *Yin* kleiner wird.
> — *Yin* und *Yang* sind keine absoluten, sondern vielmehr relative Größen. Ein *Yang*-betonter Zustand ist *Yang*-betont nur relativ gesehen zur Größe des im Moment bestehenden *Yin* – und umgekehrt.
> — Selbst im Zustand von maximalem *Yang* befindet sich noch ein Kern von *Yin* – und umgekehrt. Dies ist ersichtlich am kleinen schwarzen *Yin*-Kreis im weißen *Yang*-Maximum sowie am kleinen weißen *Yang*-Kreis im schwarzen *Yin*-Maximum.

1.7   Master Tung und Dr. Tan

Auf die Frage, wie lange die Balancemethode schon existiert und wer diese ersonnen hat, d. h., wen man also als den Urheber dieser Akupunkturstrategie ansehen soll, ist wie folgt zu antworten.

Die Prinzipien der Balance sind als jedem Lebewesen – und darüber hinaus dem ganzen Kosmos – immanente Prinzipien anzusehen und somit seit ewigen Zeiten existent. Es ist daher unsinnig, von einem „Erfinder" der Balancemethode zu sprechen. Es hat aber immer wieder Ärzte gegeben, die ihr ärztliches Handeln nach diesen grundlegenden Prinzipien ausgerichtet haben – Ärzte, die sich über die alles beherrschenden Prinzipien der Balance bewusst gewesen sind.

Die Prinzipien der Balance wurden im *YiJing* erstmals in schriftlicher Form festgehalten, und sie waren den Autoren der klassischen chinesischen Medizin-literatur, *Huang Di Nei Jing (Su Wen, Ling Shu), Nan Jing,* bekannt. In diesen Klassikern und der darauffolgend bis zum 20. Jh. entstandenen Medizinliteratur Chinas finden sich zahlreiche Hinweise darauf. Allerdings sind diese für den un-geübten Leser nur schwer als solche zu erkennen, da die Sprache dieser Literatur sie oftmals mehr verschleiert als klar zum Ausdruck bringt.

Das 20. Jh. schließlich ist das „Jahrhundert der Klarheit", als deren Protagonis-ten zwei „Großmeister", *Master Tung* und *Dr. Richard Tan,* aufgetreten sind.

Was haben diese beiden großen Lehrer gemeinsam, was unterscheidet sie?

▪ Gemeinsamkeiten
- ein gründliches Erforschen und klares Erkennen der Prinzipien der Balance,
- deren praktische Anwendung auf dem Gebiet der Akupunktur, sowie
- das Bestreben, die gewonnenen Erkenntnisse weiterzugeben.

▪ Unterschiede
Was diese beiden Männer unterscheidet, zeigt sich auf mehreren Ebenen:

▪▪ Die didaktische Methode
Was die Lehrmethode von *Master Tung* betrifft, so beruhen die folgenden Ausfüh-rungen auf Berichten seiner Schüler. Über die Art und Weise, wie *Dr. Tan* unter-richtet hat, kann der Verfasser aus eigener Anschauung berichten – zwar nicht als sein persönlicher Schüler, wohl aber im Rahmen seiner *„shows"* in diversen Städten Europas.

Master Tung legte im Rahmen des Unterrichtsprozesses seine Geheimnisse nicht von Anfang an offen. Seine Schüler sollten beobachten, wo und wie er seine Nadeln setzte, und sie sollten darüber reflektieren, warum er es so machte. Die Frage nach dem Warum wurde nicht sofort beantwortet. Erst wenn der Lernende sich ausreichend darüber Gedanken gemacht hatte, war der Lehrer bereit, sein Vor-gehen mit dem Schüler zu diskutieren.

Ganz anders *Dr. Tan,* der sein Auditorium von der ersten Minute an mit Witz, Es-prit und Intelligenz zu fesseln vermochte. Seine Seminare nannte er selbst *shows*. In diesen legte er die Prinzipien der Balance und ihre Anwendung auf das Gebiet der Akupunktur sowohl theoretisch dar – beginnend mit den grundlegenden Begriffen *Yin, Yang* und *Dao,* über die Entdeckung der Trigramme und ihrer kreisförmigen Anordnung in historisch nicht gesicherter Zeit durch historisch nicht gesicherte Personen (Entdeckung der Trigramme durch den mythischen Urkaiser *FuXi*), wei-ter über die Entdeckung der Hexagramme (König *Wen,* ca. 1000 v. Chr., hat die 8 Trigramme zu 64 Hexagrammen kombiniert und den grundlegenden Text des *Yi-Jing* verfasst), bis hin zu den unterschiedlichen Interpretationen von Hexa-grammen, Trigrammen und ihrer kreisförmigen Anordnung bis in die Zeit der *Song*-Dynastie – als auch praktisch/klinisch in Form von coram publico

1

durchgeführten Patientenbehandlungen in allen Einzelheiten und in äußerst fesselnder Form. So hat er es verstanden, in seinen Schülern ein Interesse zu wecken, welches als kaum mehr zu senkendes **„Tan-Fieber"** bezeichnet werden darf.

■■ **Der prinzipielle Umgang mit Akupunkturpunkten**

Master Tung konfrontierte seine Schüler mit einer Vielzahl von „neuen" Punkten. Diese haben jeweils sowohl einen Eigennamen als auch eine numerische Bezeichnung. Alle diese Punkte könnten auch als von Master Tung „erfundene" oder „entdeckte" Punkte bezeichnet werden. Bei näherer Betrachtung stellt sich aber heraus, dass viele dieser **„Tung-Punkte"** identisch sind mit „klassischen" Akupunkturpunkten oder dass sie zumindest in deren unmittelbarer Umgebung lokalisiert sind.

Im Gegensatz dazu arbeitete *Dr. Tan* mit den „klassischen" Akupunkturpunkten. Er betonte jedoch, dass es Hunderte und Tausende von Punkten gibt, die als therapeutisch wirksame Punkte in Betracht kommen. Für ihn war oft nicht so sehr die exakte Punktlokalisation laut Lehrbuchbeschreibung ausschlaggebend, sondern vielmehr ein Areal, in welchem ein Punkt zu suchen ist.

❯ Die Lehrbuchbeschreibung eines Akupunkturpunktes gibt nicht seine exakte Lokalisation wieder, sondern lediglich den Ausgangspunkt für seine Suche.

Die tatsächlich wirksame Lokalisation ist festzustellen durch Palpation und Registrierung einer gegenüber der Umgebung geänderten Sensibilität (dies gilt übrigens auch für die von Master Tung praktizierte Methode). Der derart gefundene Punkt wird als *„ashi*-Punkt" bezeichnet, was so viel bedeutet wie „druckschmerzhafter Punkt". Findet sich ein solcher *ashi*-Punkt z. B. in der Nähe von Di 11, so wird er als „Di 11 *ashi*" bezeichnet.

Sowohl in der *Tung*- als auch in der *Tan*-Schule ist eine besondere Form der Lokalisationsbeschreibung eines Punktes üblich. So ist „Di 10.5" die Lokalisation eines Punktes, der am Di-Meridian in der Mitte zwischen Di 10 und Di 11 liegt. „Lu 5.5" liegt in der Mitte zwischen Lu 5 und Lu 6. „Lu 5.25" liegt in der Mitte zwischen Lu 5 und Lu 5.5.

■■ **Zum Begriff „Meridian"**

Das System von *Dr. Tan* ist, was die Diagnosestellung betrifft, eindeutig meridianorientiert. Im Gegensatz dazu neigt *Master Tung* dazu, den Schwerpunkt der Diagnose auf Organebene zu setzen.

Master Tung spricht in seinen Schriften von *ShenJing,* was so viel wie „Nerv" bedeutet (*Chuan-Min* 2014, S. 19). Jedem *ZangFu* ist ein „Nerv" zugeordnet. Es gibt also einen He-, Mi-, Lu-, Ni- und Le-Nerv. Um die Diktion aber der allgemein üblichen westlichen Diktion anzugleichen, wurde der Begriff „Nerv" ersetzt durch den Begriff „Meridian", was sich allgemein durchgesetzt hat. Diese *Master-Tung*-Meridiane haben jedoch meist einen etwas anderen Verlauf, als er aus der klassischen Akupunktur bekannt ist. So liegt z. B. der Master-*Tung*-Mi-Meridian zwischen den klassischen Meridianen von Ma und Gb.

Auf jedem dieser Master-*Tung*-Meridiane liegen Punkte, die dem entsprechenden *ZangFu* – und im weiteren Sinne dem gesamten Funktionskreis – zugeordnet sind. Diese Punkte sind oft in Gruppen angeordnet und werden als „Reaktionsareale" oder „Reaktionspunkte" bezeichnet. Oft sind diese Reaktionsareale die wichtigsten Punkte, die das zugeordnete *ZangFu* beeinflussen, und sie haben sowohl diagnostische als auch therapeutische Bedeutung.

Dr. Tan gebraucht den Begriff „Meridian" also in der allgemein üblichen Art und Weise. **Master Tung** macht das zum Teil ebenso, führt aber zusätzlich einen gegenüber der klassischen Akupunkturtheorie mehr oder weniger veränderten Meridianverlauf ein.

Ein Kuriosum am Rande Wie berichtet wird, hat Master Tung gelegentlich durch die Kleidung durchgestochen. Er wollte angeblich sein Wissen über die angewendete Stichtiefe nicht preisgeben, und er sei der Meinung gewesen, dass die Bakterien, welche mit der Nadel in das Gewebe gelangten, durch das Drehen der Nadel abgetötet würden. Dies sei ohne Kommentar lediglich erwähnt.

Was die Therapie von inneren Erkrankungen betrifft, so entwickeln beide Schulen jeweils unterschiedliche Strategien. Darauf wird später noch näher einzugehen sein, insbesondere was die „Methode Tan" betrifft.

> Zusammenfassend ist festzustellen, dass es zwischen der Strategie von *Master Tung* und derjenigen von *Dr. Tan* viel Gemeinsames und auch große Unterschiede gibt. Beide Schulen haben jedoch die gleichen Grundlagen und den gleichen Ausgangspunkt – die Prinzipien der Balance. Davon ausgehend hat jede Schule ihre Besonderheiten entwickelt.

1.8 Arten von Balance

2 grundsätzliche Arten von Balance
- Lokale Balance
- Globale Balance

Die lokale Balance gleicht lokale Probleme aus, d. h. Symptome, die an einem bestimmten Ort des Körpers lokalisiert sind. Es handelt sich dabei um Symptome einer äußeren oder inneren Erkrankung, mit Schwerpunkt auf den äußeren Erkrankungen.

Die globale Balance kommt im Gegensatz dazu in der Therapie von funktionellen Störungen oder von Erkrankungen, die nicht genau lokalisierbar sind, zur Anwendung, wobei mehrere Meridiane/Organe/Funktionskreise in Form eines „Musters" beteiligt sind. Konkrete Beispiele sind Allergien, Diabetes mellitus, Erkrankungen des rheumatischen Formenkreises oder auch psychoemotionale Dysbalancen.

1

Die klassische chinesische Sichtweise betrachtet den Körper als Staat. Dieser besteht aus einzelnen Teilen. Die wichtigste Voraussetzung für ein optimales Funktionieren des Staates als Ganzes ist das Vorhandensein von ausgewogenen, ausbalancierten Beziehungen zwischen seinen Teilen.

Was der Staat im Großen ist, das ist die Familie im Kleinen. So kann der Körper auch mit einer Familie verglichen werden. Auch diese Sichtweise findet sich in der klassischen chinesischen Medizinliteratur. Diese große Familie besteht aus vielen Verwandten, zwischen denen gute und weniger gute Beziehungen bestehen, wie in jeder Familie. Die Familie als Ganzes aber wird umso besser funktionieren, je besser die innerfamiliären Beziehungen, die Beziehungen zwischen den einzelnen Familienmitgliedern, sind. Mit anderen Worten: Die Beziehungen zwischen Kindern, Eltern und Großeltern müssen möglichst gut ausbalanciert sein.

In der klassischen chinesischen Medizinliteratur werden die Organe des Körpers als Mitglieder einer Familie gesehen. Es wird beschrieben, nach welchen Regeln sich diese gegenseitig beeinflussen. Das ist die Grundlage des *Sheng*-Zyklus (Unterstützungs-Zyklus, Mutter-Kind-Zyklus) und des *Ke*-Zyklus (Unterdrückungs-Zyklus, Großmutter-Enkelkind-Zyklus). Diese Zyklen sind Wege, auf denen sich die Organe gegenseitig beeinflussen. Verläuft diese gegenseitige Beeinflussung nicht regelhaft, so wird die Balance gestört und ein Organ erkrankt. Insbesondere das *Nan-Jing,* der „Klassiker der Schwierigkeiten", befasst sich mit dieser Sichtweise. Hier – *Nan-Jing,* 69. Frage – wird auch das therapeutische Prinzip vorgestellt, das bei gestörter Balance diese wieder in einen ausbalancierten Zustand zu überführen vermag:

» Im Falle von Leere, fülle die Mutter der betroffenen Leitbahn. Im Falle von Völle, leite aus dem Kind der betroffenen Leitbahn ab (Unschuld 2013, S. 734).

Bei einem aus der Balance geworfenen Menschen ist auf folgende Beziehungen und deren Balance konkret zu achten:

Grundlegende Beziehungen und deren Balance
- Balance zwischen Körperteilen
- Balance zwischen Gewebearten
- Balance zwischen Meridianen

Balance zwischen Körperteilen   Alle diese Balancierungen beruhen auf den Strategien von „Spiegelung" und „Abbild", welche in ▶ Kap. 2 ausführlich erörtert werden.
- Ein schmerzendes Kniegelenk kann balanciert, d. h. therapiert werden, durch das Kniegelenk der Gegenseite oder auch durch ein Ellenbogengelenk.
- Das Schultergelenk wird balanciert durch das Schultergelenk der Gegenseite oder durch ein Handgelenk, ein Hüftgelenk oder ein Sprunggelenk.
- Die Vorderseite des Körpers wird balanciert durch die Hinterseite des Körpers.
- Eine ganze Extremität kann durch eine der drei anderen Extremitäten balanciert werden, ein Unterarm durch den Unterarm der Gegenseite, durch einen

der beiden Unterschenkel, durch einen Oberschenkel oder auch durch einen Oberarm.

- Ein symptomatisches Areal am Stamm wird balanciert durch ein definiertes Areal an einer Extremität.

Balance zwischen Gewebearten Hier geht es um die Strategie, „Ähnliches mit Ähnlichem" zu behandeln. Muskel balanciert Muskel, Sehne balanciert Sehne, Knochen balanciert Knochen.

- So kann z. B. das *M.piriformis*-Syndrom therapiert werden durch Nadelung des *M. teres minor*.
- Eine Affektion der Achillessehne lässt sich balancieren durch Nadeln, welche die am *Os pisiforme* ansetzende Sehne berühren.
- Bei einer den Knochen betreffenden Erkrankung soll die Nadel Knochenge- webe berühren, etc.

Balance zwischen Meridianen Die Balance zwischen Meridianen ist als besonders wichtig anzusehen und wird in ▶ Abschn. 2.2 ausführlich abgehandelt.

Literatur

Chuan-Min W (2014) Introduction to Tung's acupuncture. Institute Publications, Lombard
Hertzer D (2006) Das Leuchten des Geistes und die Erkenntnis der Seele. VAS, Frankfurt a. M
Unschuld P (2013) Antike Klassiker der Chinesischen Medizin. 1. Huang Di Nei Jing, Su Wen, 2.
    Nan jing (Text vollständig und unkommentiert in deutscher Übersetzung). Cygnus, Berlin
Wilhelm R (2011) Y Ging: Das Buch der Wandlungen. Anaconda, Köln

Weiterführende Literatur
Bauer W (Verfasser), van Ess H (Hrsg) (2009) Geschichte der chinesischen Philosophie. Beck, Mün-
    chen
Gernet J (1988) Die chinesische Welt. Suhrkamp, Frankfurt a. M
Laozi (Verfasser), Wilhelm R (Übersetzer) (2010) Laotse, Tao te king: das Buch vom Sinn und Leben.
    Anaconda, Köln
McCann H, Ross H (2015) Practical atlas of Tung's acupuncture. Müller & Steinicke, München
Ross H, Winarto F (2008) Die Balance-Methode in der Akupunktur. Müller & Steinicke, München
Unschuld P, Tessenow H (2011) Huang Di Nei Jing Su Wen: an annotated translation of Huang Di's
    inner classic – basic questions. University of California Press, Berkeley
Vogelsang K (2012) Geschichte Chinas. Reclam, Stuttgart
Whisnant B, Bleecker D (2015) Treat back pain distally. Draycott Publishing, Plano

Lokale Balance

Inhaltsverzeichnis

2

2.1   Balanceakupunktur, ein Standard in 3 Schritten

Voraussetzung für die korrekte Durchführung der in diesem Buch geschilderten Balanceakupunktur ist ein standardisiertes Vorgehen in 3 Schritten; das genormte Vorgehen entsprechend diesen 3 Punkten folgt der von *Dr. Richard Tan* in seinen Büchern und Kursen vorgestellten Systematik.

> **Balanceakupunktur – standardisiertes Vorgehen in 3 Schritten**
> **1. Schritt:** Stellen der Diagnose, d. h. Ermittlung des betroffenen Meridians/der betroffenen Meridiane
> **2. Schritt:** Ermittlung der balancierenden Meridiane, welche den betroffenen Meridian/die betroffenen Meridiane balancieren, anhand von ◫ Tab. 2.2 (▶ Abschn. 2.2.1)
> **3. Schritt:** Ermittlung der zu nadelnden Punkte mithilfe der Strategien von Spiegelung und Abbild

2.2   Balance zwischen Meridianen

2.2.1   Vorgehen in 3 Schritten

■ **1. Schritt: Stellen der Diagnose**
Angenommen, es stellt sich ein Patient vor mit Schmerzen im Bereich des linken Ellbogengelenks, entsprechend der westlichen Diagnose *„Epicondylitis humerora-dialis sin"*. Diese westliche Diagnose ist für eine Akupunkturbehandlung irrelevant. Ebenso irrelevant sind TCM-Diagnosen, wie z. B. „Le-*Qi*-Stagnation", „Stase von *Xue*" etc. Hier muss genau unterschieden und getrennt werden zwischen einer „akupunkturtauglichen" Diagnose und einer TCM-Diagnose. Das Stellen einer TCM-Diagnose ist zu vermeiden.

Die für eine Akupunkturbehandlung relevante Diagnose lautet: **Hand *Yang-Ming.***

> ❯ Die Diagnose besteht also lediglich in der Benennung des betroffenen Meridians. Es ist dabei vorteilhaft, den Namen des Meridians nicht nur in Form des deutschen Meridiannamens (Dickdarm-Meridian), sondern auch in chinesischer Diktion (Hand *YangMing*) zu nennen.

◫ Tab. 2.1 zeigt die 12 Hauptmeridiane mit ihrer deutschen und ihrer chinesischen Bezeichnung.

Fakultativ kann dann noch die Art und konkrete Lokalisation der Symptome ergänzt werden. Im o. g. Beispiel wäre das: **Hand *YangMing*, Schmerzen im Bereich des linken Ellenbogens.**

Finden sich die Schmerzen nicht nur im Bereich des Di-Meridians, sondern auch im Bereich des 3E-Meridians, so lautet die für eine Akupunkturtherapie rele-

🔹 **Tab. 2.1**	Die 12 Hauptmeridiane
Chinesischer Name	**Deutscher Name**
Hand *Tai Yin*	Lu-Meridian
Hand *Jue Yin*	PC-Meridian
Hand *Shao Yin*	He-Meridian
Hand *Tai Yang*	Dü-Meridian
Hand *Shao Yang*	3E-Meridian
Hand *Yang Ming*	Di-Meridian
Fuß *Tai Yin*	Mi-Meridian
Fuß *Jue Yin*	Le-Meridian
Fuß *Shao Yin*	Ni-Meridian
Fuß *Tai Yang*	Bl-Meridian
Fuß *Shao Yang*	Gb-Meridian
Fuß *Yang Ming*	Ma-Meridian

vante Diagnose: **Hand *Yang Ming* und *Hand Shao Yang*, Schmerzen im Bereich des linken Ellbogens.**

Die westliche Diagnose „*Podagra* rechts" heißt als Akupunkturdiagnose: **Fuß *Tai Yin* und Fuß *Jue Yin*, Schmerz, Schwellung, Rötung rechtes Großzehengrundgelenk.**

Darüber hinaus gibt es auch Fälle, bei denen die Diagnose nicht in Form der Benennung eines oder mehrerer Meridiane gestellt werden kann, weil die Symptome keinem Meridian eindeutig zugeordnet werden können. In diesem Fall kommen besondere Techniken der Balanceakupunktur zum Einsatz. Diese werden in nachfolgenden Kapiteln besprochen.

> Eine Akupunkturbehandlung erfordert eine „akupunkturtaugliche" Diagnose. Diese besteht in der Identifizierung des betroffenen Meridians/der betroffenen Meridiane.

▪ 2. Schritt: Ermittlung der balancierenden Meridiane

Nachdem im 1. Schritt die Diagnose in Form des betroffenen Meridians gestellt wurde, werden im 2. Schritt die Meridiane bestimmt, welche den betroffenen Meridian balancieren (ausgleichen, therapieren).

🔹 Tab. 2.2 erklärt, wie sich die Meridiane balancieren. In der ersten Spalte finden sich die 12 Hauptmeridiane. Unter ihnen ist der betroffene Meridian/sind die betroffenen Meridiane auszumachen. In den Spalten mit den Bezeichnungen „System 1–6" sind die jeweils balancierenden Meridiane angeführt.

Die gegenseitige Balance der Meridiane erfolgt durch 6 Systeme.

2

◘ Tab. 2.2   Meridian-System-Matrix. Wer balanciert wen in welchem System?

Meridian	System 1	System 2	System 3	System 4	System 5	System 6
Lu	Mi	Bl	Di	Bl	Le	Lu
Di	Ma	Le	Lu	Ni	Ma	Di
Ma	Di	PC	Mi	PC	Di	Ma
Mi	Lu	Dü	Ma	3E	He	Mi
He	Ni	Gb	Dü	Gb	Mi	He
Dü	Bl	Mi	He	Le	Bl	Dü
Bl	Dü	Lu	Ni	Lu	Dü	Bl
Ni	He	3E	Bl	Di	PC	Ni
Pc	Le	Ma	3E	Ma	Ni	Pc
3E	Gb	Ni	Pc	Mi	Gb	3E
Gb	3E	He	Le	He	3E	Gb
Le	PC	Di	Gb	Dü	Lu	Le
Zu nadelnde Körperseite	Kontra-lateral	Ipsi−/kon-tralateral	Kontra-lateral	Ipsi−/kon-tralateral	Kontrala-teral	Ipsi−/kon-tralateral

Angenommen, der symptomatische (betroffene) Meridian wäre der Hand *Tai Yin* (Lu-Meridian). Es gibt dann 6 Meridiane, die ihn ausgleichen (balancieren) (◘ Tab. 2.2).

— Nach System 1 wird der Lu-Meridian ausgeglichen durch den Mi-Meridian der kontralateralen Seite.
— Nach System 2 wird der Lu-Meridian ausgeglichen durch den Bl-Meridian der ipsilateralen oder der kontralateralen Seite.
— Nach System 3 wird der Lu-Meridian ausgeglichen durch den Di-Meridian der kontralateralen Seite.
— Nach System 4 wird der Lu-Meridian ausgeglichen durch den Bl-Meridian der ipsilateralen oder der kontralateralen Seite.
— Nach System 5 wird der Lu-Meridian ausgeglichen durch den Le-Meridian der kontralateralen Seite.
— Nach System 6 balanciert sich der Meridian selbst ipsilateral oder kontralateral.

■ **3. Schritt: Ermittlung der zu nadelnden Punkte**

In den Systemen 2, 4 und 6 erfolgt die Bestimmung der Seite durch Prüfen der Druckschmerzhaftigkeit, RAC (aurikulokardialer Reflex), oder eine andere Test-methode (Kinesiologie).

Sollte sich hier kein eindeutiges Ergebnis zeigen, wird entweder kontralateral oder ipsilateral oder auch beidseits genadelt.

2.2.2 Die 6 Systeme im Einzelnen

Die Systeme 1–3 leiten sich aus den *BaGua* ab, die Systeme 4 und 5 von der Meridianuhr.

▪ Ein Blick auf die klassische Literatur

Das *HuangDiNeiJing* – „Der Klassiker der Inneren Medizin des Gelben Kaisers" – ist **das** klassische Werk über Akupunktur und Medizinphilosophie. Es entstand in den ersten nachchristlichen Jahrhunderten als Kompilation noch früherer – leider verschollener – Schriften. Der Großteil des Wissens über alte chinesische Medizin hat seine Wurzeln in diesem Werk. Wäre dieses Werk nie geschrieben worden, so wäre es nicht möglich, Akupunktur zu betreiben. Dieser Klassiker setzt sich aus 2 Teilen zusammen, dem *SuWen* und dem *LingShu*. Die folgenden Auszüge aus dem *SuWen,* in der Übersetzung von Unschuld, sind wegweisend für Akupunktur-techniken im Rahmen der Balancemethode.

» Der Himmel hat Yin und Yang. Der Mensch hat 12 Sektionen. Diejenigen, die die Strukturen der 12 Sektionen kennen, sie besitzen das Wissen der Weisen und können nicht hinters Licht geführt werden (Unschuld 2013, S. 154).

» Bei Üppigkeit und Schwäche des Qi, bei einer Bewegung links und rechts zur Un-ausgewogenheit, reguliere das Unten über das Oben, reguliere das Linke über das Rechte (Unschuld 2013, S. 165).

Unter den „12 Sektionen" sind die großen Gelenke zu verstehen; jeweils links und rechts die Gelenke von Schulter, Ellbogen, Hand (Handgelenk), Hüfte, Knie und Fuß (Sprunggelenk). Wie diese zueinander in Beziehung stehen, wird ersichtlich aus den Strategien „Normale und inverse Spiegelung der Extremitäten aufeinan-der" (▶ Abschn. 2.3.1).

Das „Regulieren des Oberen mit dem Unteren" sowie das „Regulieren des Rechten mit dem Linken" ist die Grundlage von System 1 und System 2.

2.2.2.1 System 1

Nach System 1 balancieren sich 2 Meridiane mit dem gleichen chinesischen Namen (◻ Abb. 2.1, ◻ Tab. 2.2). Diese beiden Meridiane gehören nach dem 6-Schichten-Modell der gleichen energetischen Schicht an. Sie sind korrespondierende Meri-diane (Oben-Unten-Kopplung).

Die Zuordnung der Meridiane zu den *BaGua* entspricht dem „*FuXi-BaGua*-Kreis vom Frühen Himmel", wie in ▶ Abb. 1.5 dargestellt. Zeitlich gesehen han-delt es sich hier um die frühere Zuordnung der *BaGua* zu den Meridianen.

2

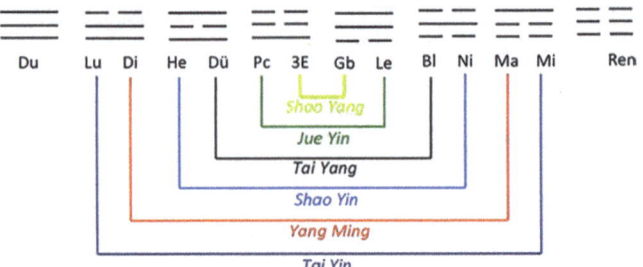

■ **Abb. 2.1**   Balancierung der Meridiane nach System 1

> **Für System 1 gilt**
> – Hand wird zu Fuß
> – Fuß wird zu Hand
> – *Yang* bleibt *Yang*
> – *Yin* bleibt *Yin*
>
> Es balancieren sich:
> – Hand *Tai Yang* (Dü-Meridian) und Fuß *Tai Yang* (Bl-Meridian)
> – Hand *Shao Yang* (3E-Meridian) und Fuß *Shao Yang* (Gb-Meridian)
> – Hand *Yang Ming* (Di-Meridian) und Fuß *Yang Ming* (Ma-Meridian)
> – Hand *Tai Yin* (Lu-Meridian) und Fuß *Tai Yin* (Mi-Meridian)
> – Hand *Shao Yin* (He-Meridian) und Fuß *Shao Yin* (Ni-Meridian)
> – Hand *Jue Yin* (PC-Meridian) und Fuß *Jue Yin* (Le-Meridian)

2.2.2.2   System 2

Auch in System 2 erfolgt die Zuordnung der Meridiane zu den *BaGua* entsprechend dem „*FuXi-BaGua*-Kreis vom Frühen Himmel", wie in ▶ Abb. 1.5 dargestellt. Zeitlich gesehen handelt es sich hier um die frühere Zuordnung der *BaGua* zu den Meridianen (■ Abb. 2.2, ■ Tab. 2.2).

> **Für System 2 gilt**
> – Hand wird zu Fuß
> – Fuß wird zu Hand
> – *Yang* wird zu *Yin*
> – *Yin* wird zu *Yang*
>
> Es balancieren sich:
> – Hand *Tai Yang* (Dü-Meridian) und Fuß *Tai Yin* (Mi-Meridian)
> – Hand *Shao Yang* (3E-Meridian) und Fuß *Shao Yin* (Ni-Meridian)

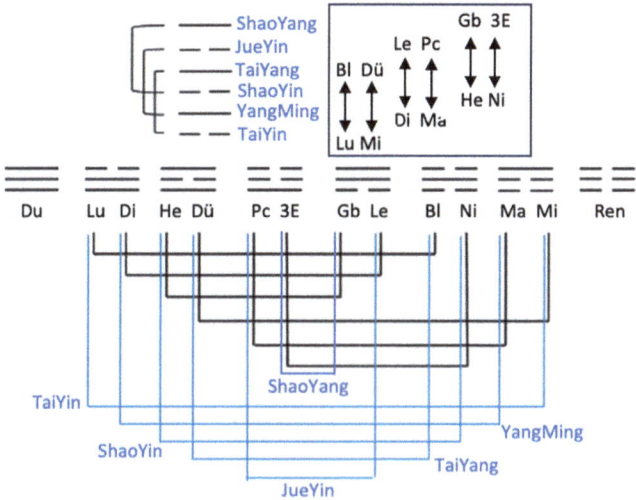

○ **Abb. 2.2** Balancierung der Meridiane nach System 2

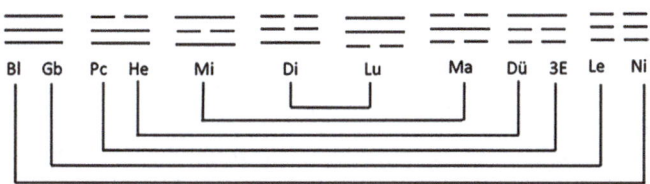

○ **Abb. 2.3** Balancierung der Meridiane nach System 3

— Hand *YangMing* (Di-Meridian) und Fuß *JueYin* (Le-Meridian)
— Hand *TaiYin* (Lu-Meridian) und Fuß *TaiYang* (Bl-Meridian)
— Hand *ShaoYin* (He-Meridian) und Fuß *ShaoYang* (Gb-Meridian)
— Hand *JueYin* (PC-Meridian) und Fuß *YangMing* (Ma-Meridian)

2.2.2.3 System 3

Die beiden Meridiane, die sich nach System 3 balancieren, sind gekoppelte Meridiane (Innen-Außen-Kopplung) (○ Abb. 2.3, ○ Tab. 2.2).

Hier entspricht die Zuordnung der Meridiane zu den *BaGua* dem „*FuXi-BaGua*-Kreis vom Frühen Himmel" mit zeitlich gesehen späterer, *Song*-zeitlicher Verteilung der Meridiane auf den *BaGua*-Kreis (▶ Abb. 1.6).

2

Für System 3 gilt
- Hand bleibt Hand
- Fuß bleibt Fuß
- *Yang* wird zu *Yin*
- *Yin* wird zu *Yang*

Es balancieren sich:
- Hand *Tai Yang* (Dü-Meridian) und Hand *Shao Yin* (He-Meridian)
- Hand *Shao Yang* (3E-Meridian) und Hand *Jue Yin* (PC-Meridian)
- Hand *Yang Ming* (Di-Meridian) und Hand *Tai Yin* (Lu-Meridian)
- Fuß *Tai Yang* (Bl-Meridian) und Fuß *Shao Yin* (Ni-Meridian)
- Fuß *Shao Yang* (Gb-Meridian) und Fuß *Jue Yin* (Le-Meridian)
- Fuß *Yang Ming* (Ma-Meridian) und Fuß *Tai Yin* (Mi-Meridian)

2.2.2.4   System 4

Die Systeme 4 und 5 werden von der Meridianuhr abgeleitet (■ Abb. 2.4 und 2.5, ■ Tab. 2.2).

Für System 4 gilt
Die sich balancierenden Meridiane liegen in der Meridianuhr einander gegenüber.
   Es balancieren sich:
- Hand *Shao Yin* (He-Meridian) und Fuß *Shao Yang* (Gb-Meridian)
- Hand *Tai Yang* (Dü-Meridian) und Fuß *Jue Yin* (Le-Meridian)
- Fuß *Tai Yang* (Bl-Meridian) und Hand *Tai Yin* (Lu-Meridian)
- Fuß *Shao Yin* (Ni-Meridian) und Hand *Yang Ming* (Di-Meridian)
- Hand *Jue Yin* (PC-Meridian) und Fuß *Yang Ming* (Ma-Meridian)
- Hand *Shao Yang* (3E-Meridian) und Fuß *Tai Yin* (Mi-Meridian)

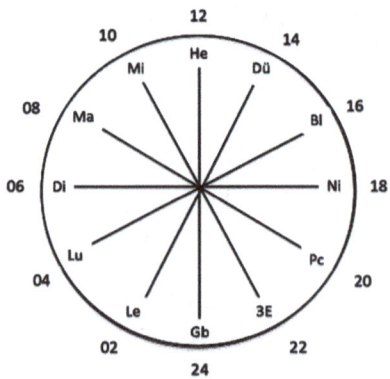

■ **Abb. 2.4**   System 4, es balancieren sich in der Meridianuhr gegenüberliegende Meridiane

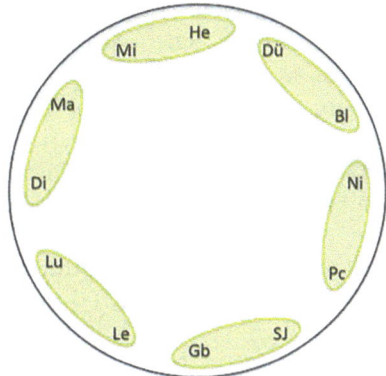

◘ Abb. 2.5 System 5, es balancieren sich in der Meridianuhr benachbarte Meridiane gleicher Polarität

2.2.2.5 System 5

> **Für System 5 gilt**
> Die sich balancierenden Meridiane liegen in der Meridianuhr benachbart und haben jeweils gleiche Polarität (◘ Abb. 2.5).
>   Es balancieren sich:
> — Hand *Tai Yang* (Dü-Meridian) und Fuß *Tai Yang* (Bl-Meridian)
> — Fuß *Shao Yin* (Ni-Meridian) und Hand *Jue Yin* (PC-Meridian)
> — Hand *Shao Yang* (3E-Meridian) und Fuß *Shao Yang* (Gb-Meridian)
> — Fuß *Jue Yin* (Le-Meridian) und Hand *Tai Yin* (Lu-Meridian)
> — Hand *Yang Ming* (Di-Meridian) und Fuß *Yang Ming* (Ma-Meridian)
> — Fuß *Tai Yin* (Mi-Meridian) und Hand *Shao Yin* (He-Meridian)

2.2.2.6 System 6

Nach System 6 balanciert der Meridian sich selbst (◘ Tab. 2.2).

> **Für System 6 gilt**
> Der Meridian balanciert sich selbst.

2.3 Balance zwischen Körperteilen

Nachdem bereits dargestellt wurde, wie die **Diagnose** gestellt wird (1. Schritt des standardisierten Vorgehens) und wie die **balancierenden Meridiane** ermittelt werden (2. Schritt des standardisierten Vorgehens), ist nun der 3. Schritt des standardisierten Vorgehens, die Ermittlung der zu nadelnden **Punkte,** zu klären. Um diese Punkte zu ermitteln, ist es nötig, sich mit der Balance zwischen Teilen des Körpers zu beschäftigen.

2

❯ Grundsätzlich gilt, niemals eine Nadel in ein betroffenes – z. B. schmerzhaftes, ge-rötetes, juckendes – Areal zu stechen. Ein betroffenes Areal wird nicht genadelt. Es ist jedoch möglich, und oftmals trägt es auch zu Heilung bei, das betroffene Areal nicht mit der Nadel, sondern mit anderen Methoden zu behandeln. Diesbezüglich kommen u. a. infrage: Massage, Anwendung von Wärme (Moxa), Vibration (z. B. mit Stimmgabeln), Laserlicht. Stattdessen ist ein Körperteil ausfindig zu machen, der gesund ist und das betroffene Areal balanciert (= therapiert).

Sich balancierende Körperareale werden ermittelt durch **Spiegelung** oder **Abbild.** Beides sind Projektionen eines symptomatischen, erkrankten Körperteils auf einen anderen, gesunden Körperteil.

Spiegelung   Projektion eines symptomatischen Körperteils auf einen gleich-artigen, ähnlich geformten gesunden Körperteil – etwa Spiegelung der oberen Extremität der einen Seite auf die obere Extremität der Gegenseite, oder Spiege-lung der unteren Extremität der einen Seite auf die untere Extremität der Gegen-seite, oder Spiegelung einer oberen Extremität auf eine untere Extremität, ipsi-oder kontralateral. Die Strategie der Spiegelung wird angewendet zur Therapie von Beschwerden an den Extremitäten.

Abbild   Projektion eines symptomatischen Körperteils auf einen nicht gleich-artigen, nicht ähnlich geformten Körperteil – etwa Abbild von Rumpf und Kopf auf eine ganze Extremität oder Abbild des Kopfes auf eine ganze Extremität. Die Strategie des Abbildes wird eingesetzt bei Beschwerden am Kopf oder am Körper-stamm.

Sowohl die Spiegelung als auch das Abbild können normal oder invers erfolgen.

2.3.1 Spiegelung

Spiegelung
- Projektion einer Extremität auf eine andere Extremität
- Methode zur Ermittlung von therapeutisch wirksamen Akupunkturpunkten bei Symptomen an den Extremitäten (Schmerz oder auch andere Symptome wie Rö-tung, Schwellung, Exanthem etc.)

2.3.1.1 Spiegelung einer oberen Extremität auf die obere Extremität der Gegenseite, normal und invers

Bei der **normalen** Spiegelung einer oberen Extremität auf die obere Extremität der Gegenseite (◻ Abb. 2.6) entsprechen sich die Abschnitte der beiden Extremitäten, wie in ◻ Tab. 2.3 angeführt. Das Schultergelenk der einen Seite entspricht dem Schultergelenk der anderen Seite, der Oberarm der einen Seite entspricht dem Oberarm der anderen Seite etc. Ein erkrankter Körperteil der einen Seite wird durch den entsprechenden Körperteil der anderen Seite balanciert und therapiert.

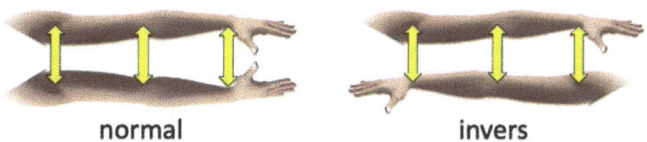

normal   invers

■ **Abb. 2.6**   Normale und inverse Spiegelung der oberen Extremitäten aufeinander

■ **Tab. 2.3**   Normale Spiegelung einer oberen Extremität auf die obere Extremität der Gegenseite

Schultergelenk	Schultergelenk
Oberarm	Oberarm
Ellbogen	Ellbogen
Unterarm	Unterarm
Handgelenk	Handgelenk
Hand	Hand

■ **Tab. 2.4**   Inverse Spiegelung einer oberen Extremität auf die obere Extremität der Gegenseite

Schultergelenk	Handgelenk
Oberarm	Unterarm
Ellbogen	Ellbogen
Unterarm	Oberarm
Handgelenk	Schultergelenk

Bei der **inversen** Spiegelung einer oberen Extremität auf die kontralaterale obere Extremität wird eine Extremität um 180° rotiert. Die Rotationsachse geht durch das Ellbogengelenk. Es kommt dabei zu inversen Entsprechungen der einzelnen Gliedmaßenabschnitte, mit Ausnahme des Ellbogengelenks (■ Abb. 2.6, ■ Tab. 2.4)

Zu beachten ist auch, dass die Proportionen der um 180° rotierten Extremität nun geändert sind. Wenn das Schultergelenk der rotierten Extremität dem Handgelenk der anderen Extremität – und vice versa – entspricht, dann müssen Oberarm und Unterarm der rotierten Extremität ihre Proportionen ändern (diese Änderung der Proportionen ist in den Abbildungen nicht dargestellt).

Der Oberarm der einen Extremität wird in seiner Länge der Länge des Unterarms der anderen Extremität angeglichen und erscheint somit verlängert. Ebenso wird der Unterarm der einen Extremität in seiner Länge der Länge des Oberarms der anderen Extremität angeglichen und erscheint somit verkürzt.

2

Hier balanciert das Schultergelenk der einen Seite das Handgelenk der Gegenseite, der Oberarm der einen Seite balanciert den Unterarm der Gegenseite etc.

Analoges ergibt sich für die normale und die inverse Spiegelung einer unteren Extremität auf die untere Extremität der Gegenseite (s. unten).

2.3.1.2 Spiegelung einer unteren Extremität auf die untere Extremität der Gegenseite, normal und invers

Bei Spiegelung der beiden unteren Extremitäten aufeinander wird in analoger Weise zur Spiegelung der beiden oberen Extremitäten aufeinander vorgegangen (◻ Abb. 2.7, ◻ Tab. 2.5 und 2.6).

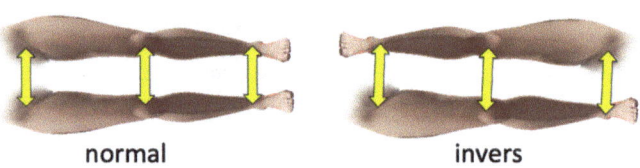

normal   invers

◻ **Abb. 2.7**   Normale und inverse Spiegelung der unteren Extremitäten aufeinander

◻ **Tab. 2.5**   Normale Spiegelung einer unteren Extremität auf die untere Extremität der Gegenseite

Hüftgelenk	Hüftgelenk
Oberschenkel	Oberschenkel
Kniegelenk	Kniegelenk
Unterschenkel	Unterschenkel
Sprunggelenk	Sprunggelenk
Fuß	Fuß

◻ **Tab. 2.6**   Inverse Spiegelung einer unteren Extremität auf die untere Extremität der Gegenseite

Hüftgelenk	Sprunggelenk
Oberschenkel	Unterschenkel
Kniegelenk	Kniegelenk
Unterschenkel	Oberschenkel
Sprunggelenk	Hüftgelenk

2.3.1.3 Spiegelung einer oberen Extremität auf eine untere Extremität, normal und invers

Hier wird eine Achse durch Knie und Ellenbogen gelegt. Diese Achse wird bei der inversen Spiegelung zur Rotationsachse.

Da die obere Extremität kürzer ist als die untere Extremität, kommt es sowohl bei der normalen als auch bei der inversen Spiegelung einer oberen Extremität auf eine untere Extremität zu einer Verschiebung der Proportionen.

■ Abb. 2.8 zeigt die normale und die inverse Spiegelung einer oberen Extremität und einer unteren Extremität aufeinander. Eine tabellarische Darstellung beider Fälle zeigt ■ Tab. 2.7.

2.3.1.4 Praxis-Beispiele zur Spiegelung

Bei Symptomen an den Extremitäten wird – wie immer – in 3 Schritten vorgegangen:
- **1. Schritt:** Stellen der Diagnose. Diese wird als akupunkturtaugliche Diagnose gestellt, d. h. in der Benennung des betroffenen Meridians/der betroffenen Meridiane.
- **2. Schritt:** Ermittlung der balancierenden Meridiane (6 Systeme, ■ Tab. 2.2).
- **3. Schritt:** Ermittlung der zu stechenden Punkte auf den balancierenden Meridianen durch Spiegelung.

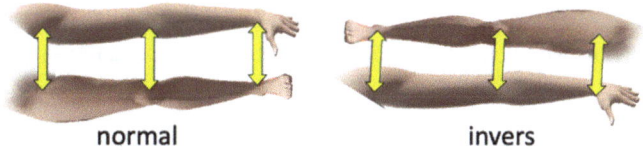

normal   invers

■ **Abb. 2.8** Normale und inverse Spiegelung einer oberen und einer unteren Extremität aufeinander

■ **Tab. 2.7** Normale und inverse Spiegelung einer oberen Extremität auf eine untere Extremität

Normale Spiegelung		Inverse Spiegelung	
Finger	**Zehen**	**Finger**	**Hüftoberkante**
Hand	Fuß	Hand	Hüfte
Handgelenk	Sprunggelenk	Handgelenk	Hüftgelenk
Unterarm	Unterschenkel	Unterarm	Oberschenkel
Ellbogen	Knie	Ellbogen	Knie
Oberarm	Oberschenkel	Oberarm	Unterschenkel
Schultergelenk	Hüftgelenk	Schultergelenk	Sprunggelenk

Es sind also immer 3 Fragen zu stellen:
1. Welcher Meridian ist betroffen?
2. Welches sind die balancierenden Meridiane?
3. Welche Punkte sind auf den balancierenden Meridianen zu stechen?

■ Beispiel A

Schmerzen am rechten Sprunggelenk lateral, im Bereich von Gb 40.
1. Schritt, Diagnose: Fuß *Shao Yang* (Gb-Meridian).
2. Schritt, balancierende Meridiane: Hand *Shao Yang* (3E) und Fuß *Jue Yin* (Le) kontralateral (d. h. links), Hand *Shao Yin* (He) ipsi- oder kontralateral (d. h. rechts oder links).
3. Schritt, zu nadelnde Punkte: 3E 4, 3E 14 und Le 12 kontralateral, He 7 ipsi- oder kontralateral.

Die Ermittlung der balancierenden Meridiane erfolgt in Schritt 2, die Ermittlung der auf diesen Meridianen zu stechenden Punkte erfolgt durch Spiegelung in Schritt 3.

Es ist nicht erforderlich, alle balancierenden Meridiane bzw. alle infrage kommenden Punkte zu stechen. Es reicht, den oder die wirksamsten Punkte, z. B. durch Prüfung der Druckschmerzhaftigkeit, auszuwählen (alternativ kommen infrage RAC, Tensor, O-Ring-Test oder andere kinesiologische Methoden).

Für die Lokalisation der Punkte ist folgender Merksatz gültig:

> ❯ Die Lehrbuchlokalisation eines Punktes entspricht nicht seiner tatsächlichen Lokalisation, sondern lediglich dem Ausgangspunkt zur Suche des Punktes.

■ Beispiel B

Schmerz am Kniegelenk medial im Bereich des Milz-Meridians.
1. Schritt, Diagnose: Fuß *Tai Yin* (Mi-Meridian).
2. Schritt, balancierende Meridiane: Lu, Dü, Ma, 3E, He.
3. Schritt, zu stechende Punkte:
   - Lu 5, Ma 35 und He 3 kontralateral,
   - Dü 8 und 3E 10 kontra- oder ipsilateral.

Wieder ist es nicht erforderlich, alle genannten Punkte zu nadeln. Man entscheidet sich für einen Punkt, der als *ashi*-Punkte genadelt wird. Ev. werden zwei weitere Punkte dazu genadelt, jeweils 1–2 *cun* proximal und distal des zuerst genadelten Punktes.

■ Beispiel C

Schmerzen linkes Handgelenk, im Bereich der Tabatiere.
1. Schritt, Diagnose: Hand *Yang Ming* (Di-Meridian)
2. Schritt, balancierende Meridiane: (Ma, Le, Lu, Ni)
3. Schritt, zu stechende Punkte:
   - Ma 41, Lu 9 kontralateral
   - Pc 7 Kontra- oder ipsilateral

2.3.2 Abbild

2.3.2.1 Abbild von Kopf und Rumpf auf eine obere oder untere Extremität, normal und invers

Das Abbild von Kopf und Rumpf auf eine Extremität kommt bei Beschwerden im Bereich von Körperstamm und Kopf zur Anwendung und kann sowohl normal als auch invers erfolgen. Beim inversen Abbild verläuft die Rotationsachse einerseits durch Ellenbogen bzw. Knie und andererseits durch die Höhe von Nabel/L2.

Da der Ellenbogenbereich immer der Höhe des Nabels/L2 entspricht und das Handgelenk immer der Region Nacken/Hals/Halswirbelsäule oder der Höhe L5/S1 entspricht, kommt es sowohl in der normalen als auch in der inversen Abbildung einer Extremität auf Kopf und Rumpf zu einer Verschiebung der Proportionen von Unterarm und Oberarm zueinander, und somit auch zu einer Anpassung des auf die Extremität projizierten Schmerzgebietes (Abb. 2.9).

Analog dazu kommt es an den unteren Extremitäten – hier entspricht der Bereich des Kniegelenks immer der Höhe des Nabels/Höhe L2 und das Sprunggelenk immer der Region Nacken/Hals/Halswirbelsäule oder der Höhe L5/S1 – zu einer Veränderung der Proportionen zwischen Unterschenkel und Oberschenkel.

Diese Änderung der Proportionen muss bei Abbildung von Kopf und Rumpf auf eine Extremität immer bedacht werden. Bei normalem Abbild der oberen Extremität auf Kopf und Rumpf wird das Bild des schmerzhaften Bereichs am Oberarm größer und am Unterarm kleiner. Bei inversem Abbild wird das Bild des schmerzhaften Bereichs am Unterarm größer und am Oberarm kleiner (Abb. 2.9). Dies gilt nicht nur für die obere, sondern in analoger Weise auch für die untere Extremität.

Die folgenden Entsprechungen sind immer gültig (Abb. 2.10 und 2.11).

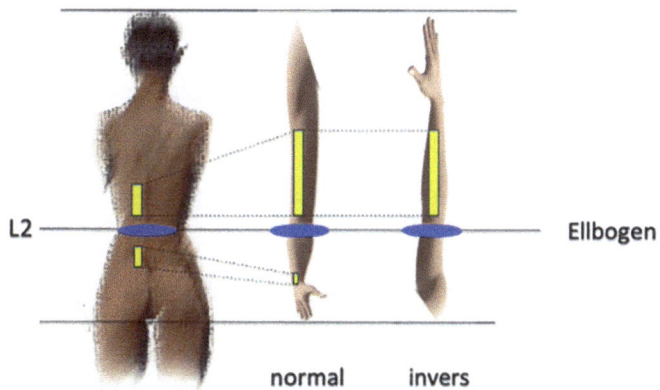

L2 — ... — Ellbogen

normal   invers

 Abb. 2.9 Abbildung von Kopf und Stamm auf die obere Extremität, Änderung der Proportionen des Schmerzgebietes

2

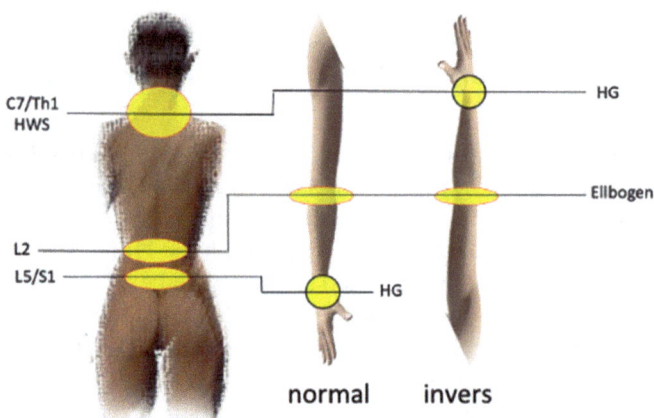

■ **Abb. 2.10**   Entsprechungen bei Abbild der oberen Extremität auf Kopf und Stamm

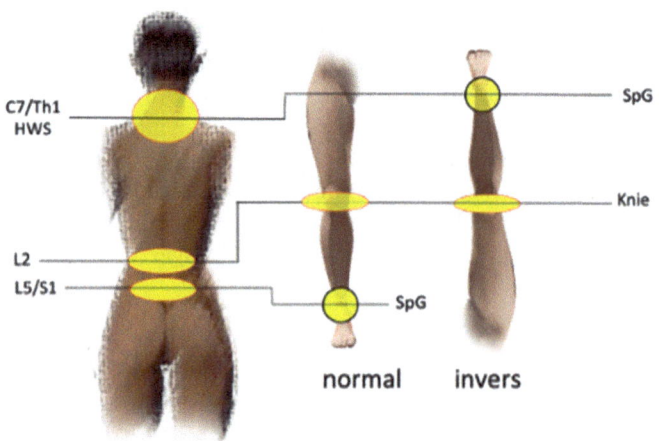

■ **Abb. 2.11**   Entsprechungen bei Abbild der unteren Extremität auf Kopf und Stamm

> **Wichtig**
> Immer zu beachten sind die anzupassenden Proportionen von Oberarm und Unter-
> arm bzw. von Oberschenkel und Unterschenkel.
> Der Ellbogen balanciert immer die Höhe des Nabels/Höhe L2.
> Das Handgelenk balanciert immer Nacken/HWS/Hals oder die Höhe L5/S1.
> Das Knie balanciert immer die Höhe des Nabels/Höhe L2.
> Das Sprunggelenk balanciert immer Nacken/HWS/Hals oder die Höhe L5/S1.

Die Entsprechungen der zwischen den genannten Regionen (Ellbogen, Handgelenk, Knie, Sprunggelenk, HWS, L5, L5/S1) liegenden Körperteile finden sich in
■ Tab. 2.8, 2.9 und 2.10)

◘ **Tab. 2.8** Entsprechungen der Körperteile bei normalem Abbild der oberen Extremität auf Kopf und Rumpf

Schulter	Kopf
Oberarm	Stamm oberhalb des Nabels
Ellbogen	Höhe Nabel, L2, Taille
Unterarm	Stamm unterhalb des Nabels
Handgelenk	Höhe L5/S1
Hand	Inneres Genitale, Blase, Sacrum
Finger	Äußeres Genitale, Anus, Coccygis

◘ **Tab. 2.9** Entsprechungen der Körperteile bei inversem Abbild der oberen Extremität auf Kopf und Rumpf

Finger	Schädeldecke
Hand	Kopf, Gesicht, Schädelbasis
Handballen	Kinn
Handgelenk	C7/Th1, HWS, Hals
Unterarm	Stamm oberhalb des Nabels
Ellbogen	Höhe Nabel, L2, Taille
Oberarm	Stamm unterhalb des Nabels
Schultergelenk	Hüftgelenk
Oberkante Schulter	Äußeres Genitale, Anus

2.3.2.2 Abbild des Kopfes auf eine Extremität, normal und invers

Bei Beschwerden am Kopf wird der Kopf auf eine gesamte Extremität abgebildet. Dies kann normal oder invers erfolgen (◘ Abb. 2.12, ◘ Tab. 2.11 und 2.12).

Bei normaler Abbildung einer Extremität werden Auge, Ohr und Hinterhaupt balanciert durch Ellbogen bzw. Knie. Nase und Nasennebenhöhlen werden balanciert durch Unterarm bzw. Unterschenkel. Der Mund wird balanciert durch Handgelenk bzw. Sprunggelenk. Das Kinn wird balanciert durch Finger bzw. Zehen (◘ Abb. 2.13).

Bei inverser Abbildung einer Extremität auf den Kopf werden Auge, Ohr und Hinterhaupt balanciert durch Ellbogen bzw. Knie. Die Stirn wird balanciert durch den Unterarm bzw. durch den Unterschenkel. Das Schädeldach wird balanciert durch Finger bzw. Zehen. Die Region zwischen Stirn und Schädeldach wird balanciert durch Handgelenk bzw. Sprunggelenk (◘ Abb. 2.14).

2

⬛ Tab. 2.10   Entsprechungen der Körperteile bei Abbild von Kopf und Rumpf auf eine untere Extremität

Normales Abbild		Inverses Abbild	
Hüfte	**Kopf**	**Zehen**	**Schädeldecke**
Hüftgelenk	Hals, Kiefer, Schädelbasis	Fuß	Kopf, Gesicht
Oberschenkel	Stamm oberhalb Nabel	Mittelfuß	HWS, Nacken, Hals
Knie	Höhe Nabel, L2, Taille	Unterschenkel	Stamm oberhalb Nabel
Unter-schenkel	Stamm unterhalb Nabel	Sprunggelenk	C7/Th1, HWS, Hals
Sprung-gelenk	Höhe L5/S1	Oberschenkel	Stamm unterhalb Nabel
Fuß	Inneres Genitale, Blase, Sacrum	Hüftgelenk	Schultergelenk
Zehen	Äußeres Genitale, Anus, Coccygis	Oberkante Hüfte	Äußeres Genitale, Anus

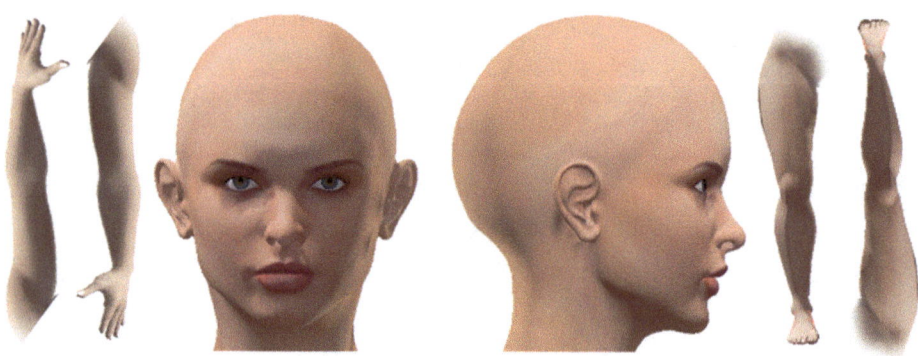

⬛ Abb. 2.12   Abbildung des Kopfes auf eine Extremität, normal und invers

Eine tabellarische Auflistung der einander balancierenden Areale findet sich in den Tabellen ⬛ Tab. 2.11 und 2.12.

2.3.2.3 Abbild von Kopf und Rumpf auf einen Mittelhandknochen

Die Abbildung von Kopf und Rumpf auf einen Mittelhandknochen ist besonders hilfreich zur Balance von Beschwerden im Bereich von HWS, Nacken, Schultergürtel, oberer Rücken sowie im Bereich von LWS, untere Rücken und Becken. ⬛ Abb. 2.15 zeigt die sich balancierenden Areale anhand des 1. Mittelhandknochens. Das Prinzip gilt allerdings für alle Mittelhand- und alle Mittelfußknochen.

◼ **Tab. 2.11**   Entsprechungen der Körperteile bei Abbild des Kopfes auf eine obere Extremität

Normales Abbild		Inverses Abbild	
Finger	**Kinn**	**Finger**	**Schädeldecke**
Hand, Hand-gelenk	Mund, Mundhöhle	Hand, Hand-gelenk	Zwischen Schädeldecke und Stirn
Unterarm	Nase, Nasenneben-höhlen	Unterarm	Stirn
Ellbogen	Auge, Ohr, Hinter-haupt	Ellbogen	Auge, Ohr, Hinterhaupt
Oberarm	Stirn	Oberarm	Nase
Schulter	Schädeldecke, Stirn	Schulter	Mund
Schultergelenk	Schädeldecke	Schultergelenk	Kinn

◼ **Tab. 2.12**   Entsprechungen der Körperteile bei Abbild des Kopfes auf eine untere Extremität

Normales Abbild		Inverses Abbild	
Zehen	**Schädeldecke**	**Zehen**	**Schädeldecke**
Fuß, Sprung-gelenk	Mundhöhle	Fuß, Sprung-gelenk	Zwischen Schädeldecke und Stirn
Unterschenkel	Nasenhöhe	Unterschenkel	Stirnhöhe
Knie	Auge, Ohr, Hinter-haupt	Knie	Auge, Ohr, Hinterhaupt
Oberschenkel	Stirnhöhe	Oberschenkel	Nasenhöhe
Hüfte	Schädeldecke, Stirn	Hüfte	Mundhöhle
Hüftgelenk	Schädeldecke	Hüftgelenk	Kinnhöhe

Bei normalem Abbild eines Mittelhandknochens auf Kopf und Rumpf balanciert die Basis des Mittelhandknochens den Kopf, der Übergangsbereich Basis/Schaft balanciert den Nacken, die HWS und den oberen Rücken. Der Übergangsbereich Schaft/Köpfchen des Mittelhandknochens balanciert die LWS und den untern Rücken, sein Köpfchen balanciert das Becken.

Bei inversem Abbild balanciert das Köpfchen den Kopf, der Übergangsbereich Köpfchen/Schaft balanciert den Nacken, die HWS und den oberen Rücken. Der Übergangsbereich Schaft/Basis balanciert die LWS und den unteren Rücken, seine Basis balanciert das Becken.

2

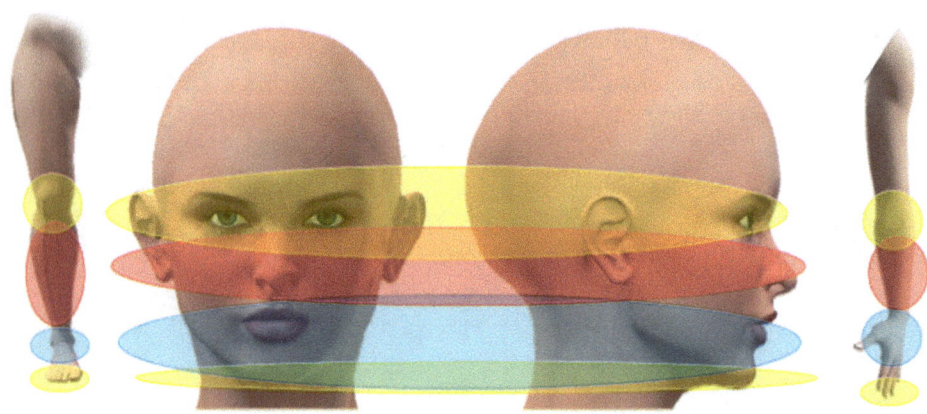

■ **Abb. 2.13**   Normale Abbildung des Kopfes auf die Extremitäten

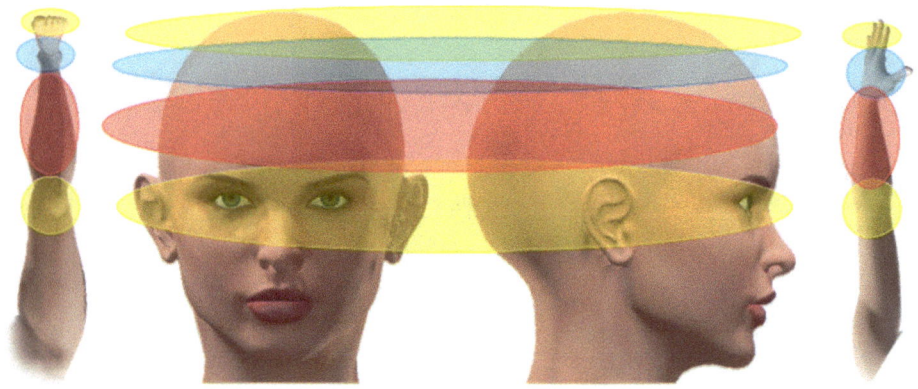

■ **Abb. 2.14**   Inverse Abbildung des Kopfes auf die Extremitäten

2.3.2.4   Abbild von Kopf und Rumpf auf einen langen Röhrenknochen

■ Abb. 2.15 zeigt das Abbild von Kopf und Rumpf auf den 2. Mittelhandknochen. Dies ist das übliche Bild, um diese Form der Abbildung zu demonstrieren. Das Prinzip kann aber auf jeden langen Röhrenknochen übertragen werden. Die Abbildung kann normal oder invers sein.

■ Abb. 2.16 zeigt die Abbildung von Kopf und Rumpf auf die Knochen von Unterschenkel und Oberarm, normal und invers. Der Kopf der Tibia balanciert den Kopf des Körpers. Der Übergangsbereich vom Schaft zum Kopf der Tibia balanciert den Bereich Nacken/Hals/HWS, entsprechend dem Punkt Mi 9. Etwa 2 cun distal davon – der Bereich entspricht der Schulter, die am Körper etwas distal von Nacken/Hals/HWS lokalisiert ist – findet sich am Milzmeridian der Punkte *ShenGuan* 77.18 nach *Master Tung,* einer der wichtigsten Punkte zur Balance der Schulter. Der Milzmeridian balanciert die über die Schulter verlaufenden Meridiane von Lu, Dü und 3E.

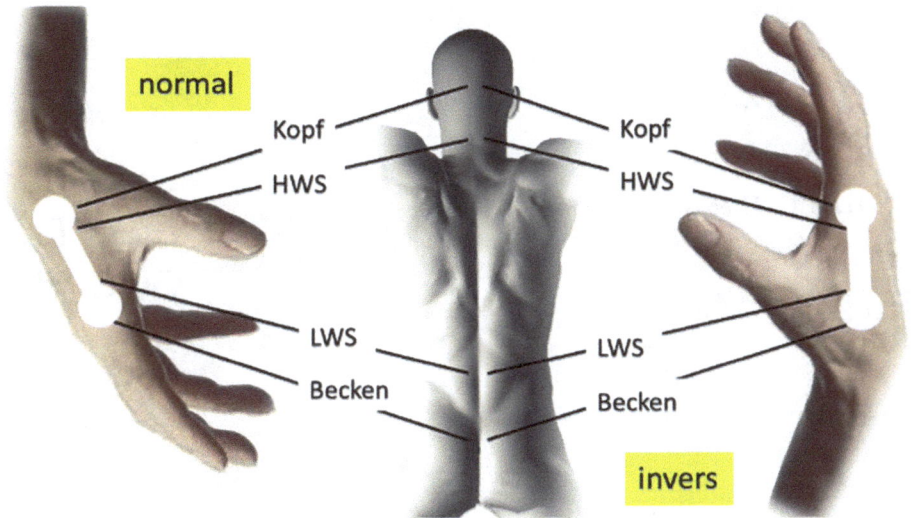

Abb. 2.15 Normale und inverse Abbildung eines Mittelhandknochens auf Kopf und Rumpf

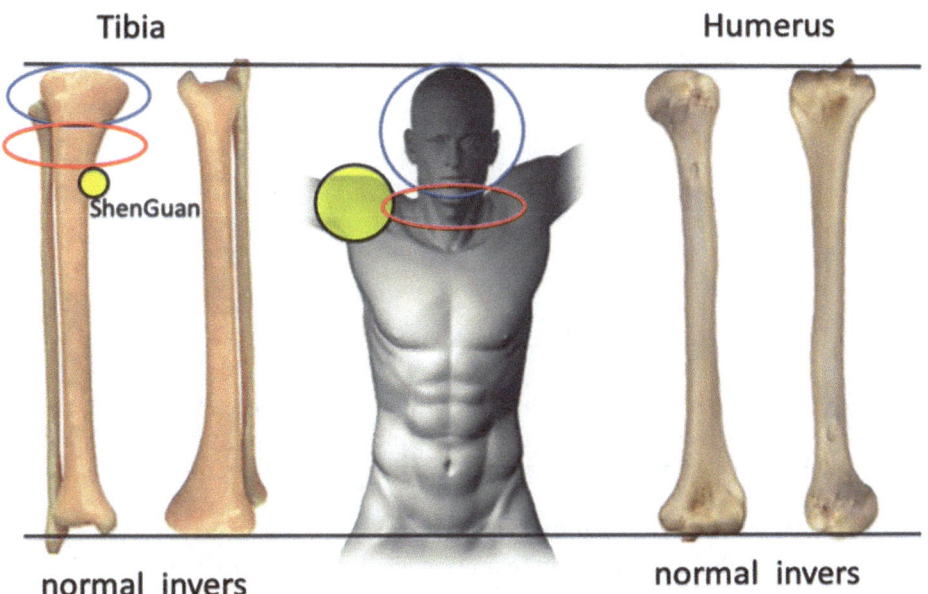

Abb. 2.16 Abbildung von Kopf und Rumpf auf lange Röhrenknochen, Punkt *ShenGuan*

Abb. 2.17 zeigt die am 3E-Meridian gelegenen Punkte *FuDing, ShouYing* und *HouZhui,* sowie die am Di-Meridian gelegenen Punkte *GuCiYi, GuCiEr* und *GuCiSan* nach *Master Tung.* Diese Punkte ergeben sich durch Abbildung von Kopf und Rumpf auf den Humerus. Diese beiden Punktgruppen, die jeweils aus 3 Punkten bestehen, balancieren den Rücken.

2

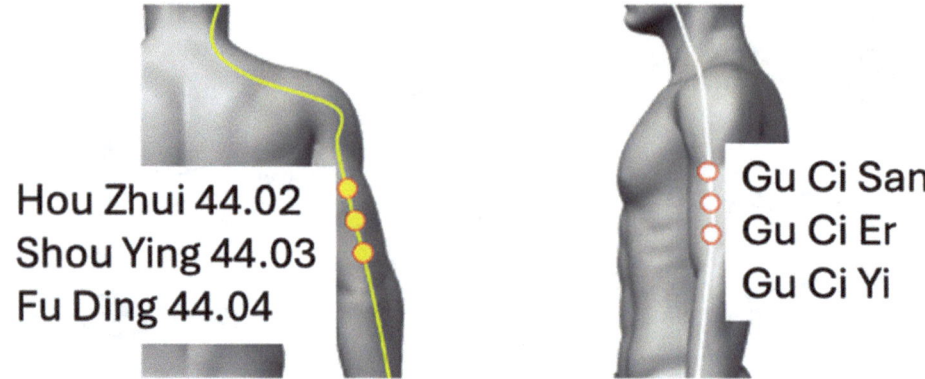

Hou Zhui 44.02
Shou Ying 44.03
Fu Ding 44.04

Gu Ci San
Gu Ci Er
Gu Ci Yi

🔲 **Abb. 2.17**   Punkte *FuDing, ShouYing, HouZhui, GuCiYi, GuCiEr, GuCiSan*

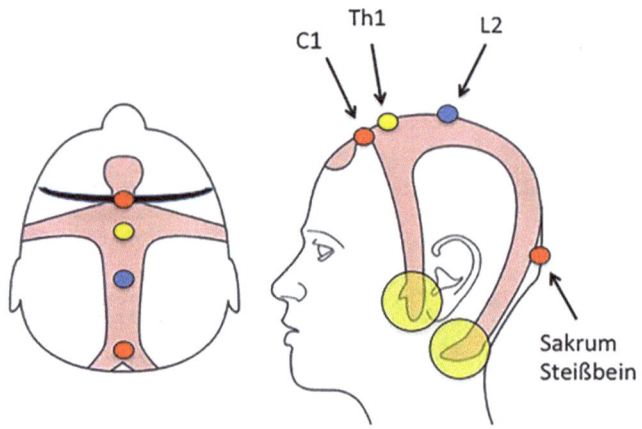

🔲 **Abb. 2.18**   Abbild des Lenkergefäßes auf den Kopf

Der Punkt Pc 6 ist ein häufig zur Anwendung gelangender Punkt bei Übelkeit. Die Wirksamkeit dieses Punktes erklärt sich ebenfalls durch dieses Abbildungssystem. (normales Abbild von Kopf und Rumpf auf den Unterarm).

2.3.2.5   Abbild des *DuMai* auf den Kopf

Dies ist eine Möglichkeit, Symptome im Bereich des *DuMai* zu behandeln. Es wird ein Homunkulus auf den Schädel projiziert. Dabei kommt der *DuMai* des Homunkulus auf den tatsächlichen *DuMai* zu liegen (🔲 Abb. 2.18).

C 1 projiziert sich auf Höhe der Stirn-Haar-Grenze, L 2 auf Du 20, Sacrum und Coccygis auf den Bereich der *Eminentia occipitalis externa* mit den Punkten LG 16 und LG 17. Die herabhängende Hand des Homunkulus projiziert sich vor das Ohrläppchen, der herabhängende Fuß des Homunkulus projiziert sich auf das Felsenbein. Diese Areale eignen sich zur Therapie von Polyneuropathien und Parästhesien an Hand und Fuß.

Literatur

Unschuld P (2013) Antike Klassiker der Chinesischen Medizin. 1. Huang Di Nei Jing, Su Wen, 2. Nan jing. Cygnus, Berlin (Text vollständig und unkommentiert in deutscher Übersetzung)

Weiterführende Literatur

Maciocia G (2008) Grundlagen der chinesischen Medizin. Elsevier, München

McCann H, Ross H (2015) Practical atlas of Tung's acupuncture. Müller & Steinicke, München

Ross H, Winarto F (2008) Die balance-Methode in der Akupunktur. Müller & Steinicke, München

Tan R (2007) Acupuncture 1, 2, 3. Richard Teh-Fu Tan. OMD & LAc, San Diego. http://www.drtanshow.com/books.htm

Unschuld P, Tessenow H (2011) Huang Di Nei Jing Su wen: an annotated translation of Huang Di's inner classic – basic questions. University of California Press, Berkeley

Therapie

Inhaltsverzeichnis

Therapie von Beschwerden an Wirbelsäule, Rücken und Nacken mittels lokaler Balance

Inhaltsverzeichnis

3.1 Allgemeine Regeln zur Erstellung eines Therapieplans

- **1. Schritt: Stellen der Diagnose**

Die Diagnosestellung hat in Form einer „akupunkturtauglichen" Diagnose zu erfolgen, also nicht etwa als TCM-Diagnose, wie „Leber-*Qi*-Stagnation" oder „Nieren-*Yang*-Mangel". Vielmehr besteht die Diagnose in der Identifizierung und Benennung des betroffenen Meridians bzw. der betroffenen Meridiane. Ergänzend können noch Art und genaue Lokalisation der Symptome angegeben werden.

- **2. Schritt: Ermittlung der balancierenden Meridiane**

Dazu wird eine Meridian-System-Matrix erstellt, welche im Prinzip ein Ausschnitt der ▶ Tab. 2.2 ist (▶ Abschn. 2.2.1). Anhand dieser Matrix sind alle balancierenden Meridiane, die den betroffenen Meridian balancieren, zu erkennen. Für jeden betroffenen Meridian gibt es 6 balancierende Meridiane. Es ist jedoch nicht erforderlich, alle 6 Meridiane in die Therapie einzubeziehen.

Die Auswahl hat nach bestimmten Kriterien zu erfolgen:

- Zunächst wird nach einem balancierenden Meridian gesucht, der mehrere betroffene Meridiane balanciert. Findet sich ein solcher, so ist dieser bevorzugt in die Therapie einzubeziehen.
- Ein weiteres Auswahlkriterium ist die Prüfung der Druckschmerzhaftigkeit. Findet sich eine solche an einem der balancierenden Meridiane im Bereich eines Projektionsareals, so wird diesem balancierenden Meridian der Vorzug gegeben.
- Schließlich ist auch die Praktikabilität eines balancierenden Meridians zu bedenken. Diesbezüglich muss berücksichtigt werden, wie der Patient gelagert ist, ob er sitzt oder liegt, ob er sich in Rückenlage oder Bauchlage befindet, wie er gekleidet ist, etc.

Ein nicht zu unterschätzender Vorteil der Akupunktur nach der Balancemethode ist darin zu sehen, dass die zu behandelnde Person fast immer in sitzender Position genadelt werden kann. Dies deshalb, weil meist nur Punkte an den Extremitäten zwischen Fingern und Ellbogen bzw. zwischen Zehen und Knie genadelt werden.

- **3. Schritt: Ermittlung der zu nadelnden Punkte**

Es erfolgt die Auswahl der auf den balancierenden Meridianen zu stechenden Punkte. Diese finden sich im entsprechenden Projektionsareal. Die zu stechenden Punkte müssen nicht zwingend klassische Akupunkturpunkte sein. Es ist möglich, dass sie in der Nähe von klassischen Punkten zu finden sind, oder auch zwischen zwei klassischen Punkten eines Meridians, oder auch zwischen zwei benachbarten Meridianen. Auch ein Symptom – meist das Symptom „Schmerz", möglich sind jedoch auch andere Symptome – kann ja zwischen zwei benachbarten Meridianen lokalisiert sein oder das Gebiet mehrerer Meridiane betreffen.

3.2 Rückenschmerzen allgemein

Schmerzen am Rücken betreffen ein großes, ausgedehntes Areal, und sie sind ein großes Thema in den Praxen von Ärzten nahezu aller Fachrichtungen und von Physiotherapeuten.

Bei Schmerzen im Bereich des Rückens können unterschiedliche Meridiane involviert sein. Zwei Meridiane sind jedoch immer zu beachten (◘ Abb. 3.1):
- der **Bl-Meridian** und
- der **Ni-Meridian**.

Diagnose   Bl-Meridian, Ni-Meridian.

Balancierende Meridiane   Die betroffenen Meridiane von Bl und Ni balancieren sich nach System 3 gegenseitig, und sie balancieren sich nach System 6 selbst. Folglich ist es möglich, beide Meridiane in die Therapie einzubeziehen.

Punkte   Es empfiehlt sich, auf einer Seite Ni 3 tief bis in den Bereich von Bl 60 zu stechen sowie kontralateral Bl 60 tief bis in den Bereich von Ni 3. Diese Punktekombination kann bei allen Rückenbeschwerden als „Basistherapie" genadelt werden. Zusätzlich sollten jedoch auch Punkte entsprechend der Strategie „Abbildung von Kopf und Rumpf auf die untere Extremität" ermittelt und gestochen werden. So würde man bei Schmerzen in Höhe L2 *ashi*-Punkte um Bl 40 und Ni 10 nadeln, entsprechend der Strategie „Abbild von Kopf und Rumpf auf die untere Extremität".

Es ist immer eine Überlegung wert, welche Meridiane, außer denen von Bl und Ni, zusätzlich beteiligt sein könnten:
- Bei Schmerzen in der Mitte des Rückens, im Bereich der Wirbelsäule, ist an eine Beteiligung des **Lenkergefäßes** zu denken.
- An eine Beteiligung des **Gb-Meridians** sollte bei Schmerzen im Bereich von Gb 25 und Gb 30 gedacht werden.
- Hinweise auf eine Beteiligung des **Di-Meridians** sind Schmerzen im Bereich der *Mm. rhomboidei* sowie des *M. subscapularis,* welche unter dem Einfluss des Di-Meridians stehen.
- Schließlich können auch Schmerzen im Bereich der *Mm. levator scapulae, infraspinatus, teres minor et major* als Rückenschmerzen in Erscheinung treten, obwohl diese Muskeln eher im Rahmen eines Schulter-Schmerz-Syndroms involviert sind. Die genannten Muskeln stehen unter dem Einfluss des **Dü-Meridians**.

	System 1	System 2	System 3	System 4	System 5	System 6
Bl	Dü	Lu	Ni	Lu	Dü	Bl
Ni	He	3E	Bl	Di	Pc	Ni

◘ **Abb. 3.1**   Meridian-System-Matrix von Bl und Ni

3.3 Beziehung zwischen Schmerzgebiet, Meridianen und Muskeln

> Am Rücken ist nicht nur die Frage nach den betroffenen Meridianen von eminenter Bedeutung, sondern auch die Frage nach den betroffenen Muskeln und den Meridianen, welche die betroffenen Muskeln balancieren.

Die beiden hauptsächlich betroffenen Meridiane sind, wie oben erwähnt, der Bl-Meridian und der Ni-Meridian (▶ Abschn. 3.2), aber auch der Gb-Meridian, das Lenkergefäß und der Di-Meridian können mitbeteiligt sein.

Es ist ein oft begangener Fehler, lediglich den Bl-Meridian als involviert zu betrachten. Der **Bl-Meridian** korrespondiert mit der oberflächlichen Schicht der Rückenmuskulatur *(Mm. trapezius, latissimus dorsi, erector spinae, paraspinales, piriformis, gemelli, quadratus femoris, glutaeus maximus)*. Am Rücken existiert jedoch auch eine tiefer gelegene Muskelschicht *(Mm. multifidi, quadratus lumborum, coccygis, ileococcygis)*, und dies im ganzen Bereich zwischen Occiput und Sacrum/Coccygis. Diese tiefe Muskelschicht steht unter dem Einfluss des **Ni-Meridians**, welcher in die Gruppe der beteiligten Meridiane aufgenommen werden muss.

Die Beteiligung des Ni-Meridians bei Rückenbeschwerden korreliert positiv mit der Chronizität der Beschwerden und dem Alter des Patienten. Im Gegensatz dazu steht die Beteiligung des Bl-Meridians im Vordergrund bei akuten Beschwerden und im jüngeren Lebensalter. Bei einem Schmerzsyndrom, das akut beginnt, um dann in einen chronischen Verlauf zu münden, ist die Beteiligung des Ni-Meridians umso mehr anzunehmen, je fortgeschrittener die Chronizität ist.

Eine Beteiligung des **Gb-Meridians** ergibt sich aus seinem Verlauf im Bereich des Schmerzgebiets um die Punkte Gb 25 und Gb 30.

Auch an die Möglichkeit einer Beteiligung des **Di-Meridians** muss gedacht werden, insbesondere bei Schmerzen in Höhe des Schulterblatts (hier befinden sich die *Mm. rhomboidei* und der *M. subscapularis,* welche vom Di-Meridian balanciert werden).

Eine Beteiligung des **Lenkergefäßes** ist anzunehmen bei Beschwerden an oder nahe der Mittellinie über der Wirbelsäule. Das Lenkergefäß versorgt hier Bandscheiben, knöcherne, gelenkige und ligamentäre Strukturen der Wirbelsäule.

3.4 Master-Tung-Akupunktur

Vor der näheren Betrachtung einzelner Regionen des Rückens in ▶ Abschn. 3.5 werden im Folgenden zunächst ausgewählte Punkte zur Therapie von Nacken- und Rückenbeschwerden aus dem Gebiet der **Akupunktur nach *Master Tung*** vorgestellt.

LingGu, **22.05** ist wohl der berühmteste Punkt nach *Master Tung.* Bei Rückenschmerzen ist dieser Punkt aus Sicht des Verfassers nahezu als *Conditio sine qua non* zu bezeichnen. Insbesondere ist er wirksam bei Schmerzen im unteren Rücken, ausgehend von der Lendenwirbelsäule (LWS), im Bereich L5/S1, aber auch bei Schmerzen im Sakral-, Kokzygeal-, und Hüftbereich sowie auch bei Schmerzen im Bereich von Nacken/Schultergürtel/oberer Rücken. Bei richtiger Punktion von *LingGu* liegt die Nadelspitze im Bereich des Zusammentreffens der Basen der Mittelhandknochen I und II. Bei inverser Abbildung von Kopf und Rumpf auf den Mittelhandknochen I liegt die Nadelspitze im Abbildungsbereich des unteren Rückens. Bei normaler Abbildung von Kopf und Rumpf auf den Mittelhandknochen I liegt die Nadelspitze im Abbildungsbereich des oberen Rückens. *LingGu* liegt am Di-Meridian. Dieser ist besonders reich an *Qi* und *Xue,* und seine Nadelung bewegt diese Substanzen dort, wo diese stagnieren.

DaBai, 22.04 entspricht etwa Di 3 und kann zur Wirkungspotenzierung dazugegeben werden.

LingGu, DaBai und *ZhongBai* (etwa 3E 3) ist eine effiziente Kombination aus 3 Punkten.

SanChaYi, SanChaEr und *SanChaSan* sind ebenso wirkmächtig. Die Nadelung von *SanChaSan* beginnt am klassischen Akupunkturpunkt 3E 2. Von hier aus wird die Nadel vorgeschoben bis zum Winkel des Zusammentreffens der Mittelhandknochen IV und V. Die Nadelung von *SanChaYi* und *SanChaEr* erfolgt analog zu *SanChaSan,* jedoch zwischen den Mittelhandknochen II und III bzw. III und IV. Abbildungsstrategien, welche die Wirksamkeit der *SanCha*-Punkte erklären, sind die normale und inverse Abbildung von Kopf und Rumpf auf die obere Extremität (die Hand entspricht dem Kopf bzw. dem unteren Rücken) sowie die normale und inverse Abbildung von Kopf und Rumpf auf einen Röhrenknochen (hier wird das Abbildungsareal der gesamten Wirbelsäule und des gesamten Rückens angesprochen).

ChongZi, 22.01 und *ChongXian, 22.02* liegen am Daumenballen im Bereich des Lu-Meridians. Die beiden Punkte sind besonders effizient bei Schmerzen im Bereich zwischen den Schulterblättern.

HouZhui, 44.02. ShouYing, 44.03 und *FuDing 44.04* liegen am 3E-Meridian in der Tricepsmuskulatur bzw. ihrer Sehne. Bei tiefer Nadelung wird auch der Knochen erreicht, wodurch nicht nur die Leber (nach *Master Tung* liegen diese beiden Punkte im Reflexareal von Leber und Herz), sondern auch die Niere bzw. die mit diesen beiden Organen assoziierten Gewebearten – Muskulatur, Sehnen, Knochen – angesprochen werden. Auch bei diesen Punkten sind die o. g. Abbildungsstrategien als Erklärung für ihre Wirkung anzuführen.

WanShuYi, 22.08, und *WanShuEr, 22.09* sind ebenfalls unbedingt zu erwähnen. *WanShuYi* wird nahe Dü 3 lokalisiert, *WanShuEr* 1 cun proximal davon. Die beiden Punkte sind insbesondere indiziert bei Schmerzen im unteren Rücken, die mit Feuchtigkeit (Schweregefühl) assoziiert sind.

GuCiYi, GuCiEr und *GuCiSan* (die Bone-Spur-Points) sind weitere am Oberarm gelegene Punkte; sie liegen am Di-Meridian.

3

3.5   Die Regionen des Rückens

Im klassischen chinesischen Medizinverständnis wird die Wirbelsäule in 3 Segmente à 7 Wirbel eingeteilt (◻ Abb. 3.2).
— Das 1. Segment umfasst die folgenden 7 Wirbel (die Wirbel Th1-Th7).
— Das 2. Segment konstituiert sich aus den darauffolgenden 7 Wirbeln (die Wirbel Th8–L2).
— Das 3. Segment setzt sich zusammen aus den restlichen Wirbeln bzw. Segmenten (L3–S4 [L3–Coccygis]).
— Wird zu dieser in der Klassik üblichen Einteilung noch die Halswirbelsäule dazu genommen, so ergibt sich nochmals ein Segment mit 7 Wirbel (C1–C7).

Gliederung des Rückens
— Oberer Rücken von Th1-Th7
— Mittlerer Rücken von Th8–L2
— Unterer Rücken von L3–S4 (L3 – Coccygis)

Die Autoren der klassischen chinesischen Medizinliteratur haben diese Einteilung der Wirbelsäule nicht von ungefähr geschaffen, sondern – wie sich in den weiteren Ausführungen zeigen wird – mit gutem Grund.

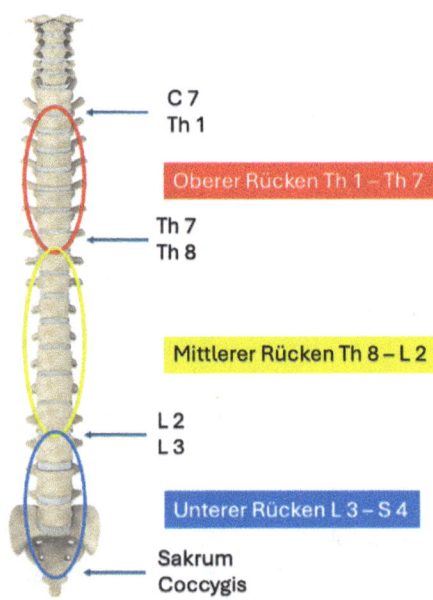

◻ **Abb. 3.2** Einteilung der Wirbelsäule in 3 Segmente   (Mod. nach © ▶ nerthuz/stock.adobe.com)

3.5.1 Der obere Rücken

An der Begrenzung des oberen Rückens (Th1-Th7) wird die Weisheit der klassischen Ärzte und Autoren offenbar. Dieser Rückenabschnitt bietet eine Besonderheit. Im Allgemeinen wird nicht daran gedacht, hier den Di-Meridian, zusätzlich zu den Meridianen von Blase und Niere, in die Diagnose miteinzubeziehen. Während die tiefe Muskulatur des Rückens auch im oberen Bereich vom Ni-Meridian und die oberflächliche Muskulatur vom Bl-Meridian versorgt wird, sind im Bereich des oberen Rückens zusätzlich noch die *Mm. rhomboidei* in die Überlegungen einzubeziehen.

Der *M. rhomboideus major* hat seinen Ursprung an den Dornfortsätzen der Wirbel Th1-Th5, der *M. rhomboideus minor* entspringt an den Dornfortsätzen der Wirbel C7–Th1. Beide Muskeln setzen am medialen Rand des Schulterblattes an, und sie stehen unter dem Einfluss des Di-Meridians. Die Lokalisation dieser Muskeln ist also identisch mit dem von den klassischen Autoren angegebenen Bereich des 1. Wirbelsäulensegments, welches – in Schulterblatthöhe als breites, über den Rücken quer verlaufendes Areal – als der „obere Rücken" bezeichnet wird (◘ Abb. 3.3). Es ist der einzige Bereich des Rückens, in dem der Di-Meridian eine Rolle spielt.

Es muss auch eine eventuelle Beteiligung des M. subscapularis in Betracht gezogen werden. Dieser liegt unter dem Schulterblatt, von wo aus Schmerzsensationen in den oberen Rücken ausstrahlen können. Auch dieser Muskel steht unter dem Einfluss des Di-Meridians. ◘ Abb. 3.3 zeigt das Schmerzgebiet und die zu nadelnden Punkte, am Lu-Meridian *ChongZi* 22.01, *ChongXian* 22.02, am Ni-Meridian Ni 3 – Ni 9.5. Die Punktfindung erfolgt durch „inverses Abbild von Kopf und Rumpf auf einen Mittelhandknochen" (*ChongZi* 22.01, *ChongXian* 22.02) sowie durch „inverses Abbild der unteren Extremität auf Kopf und Rumpf" (Ni 3 – Ni 9.5).

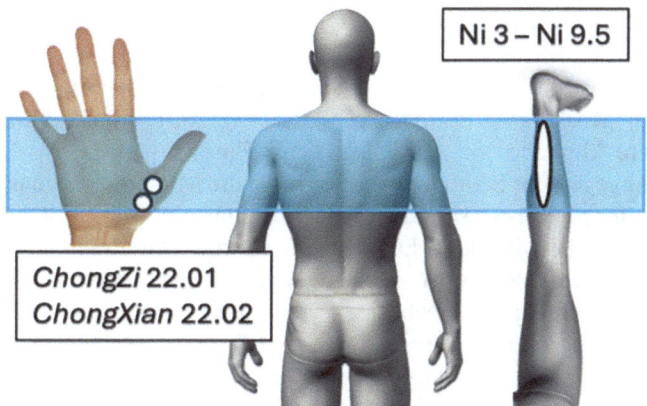

Ni 3 – Ni 9.5

ChongZi 22.01
ChongXian 22.02

◘ **Abb. 3.3**   Oberer Rücken, Punkte.   (Mod. nach Adobe Stock_31952349)

JingMai	System 1	System 2	System 3	System 4	System 5	System 6
Di	Ma	Le	Lu	Ni	Ma	Di
Bl	Dü	Lu	Ni	Lu	Dü	Bl
Ni	He	3E	Bl	Di	Pc	Ni

◘ **Abb. 3.4**   Meridian-System-Matrix Di, Bl, Ni

Die Meridian-System-Matrix der betroffenen und balancierenden Meridiane finden sich in ◘ Abb. 3.4.

3.5.2   Der mittlere Rücken

Findet sich das Schmerzgebiet in Höhe Th8–L2, so können die Meridiane von Bl, Ni, Gb und das Lenkergefäß betroffen sein. Die Beteiligung des Gb-Meridians ergibt sich aus seinem Verlauf zum Punkt Gb 25.

◘ Abb. 3.5 zeigt das Symptomgebiet, das inverse Abbild von Kopf und Rumpf auf die obere Extremität, sowie die balancierenden Meridiane und die zu nadelnden Punkte.

Die Meridian-System-Matrix (◘ Abb. 3.6) zeigt die betroffenen und die balancierenden Meridiane. Wie man erkennt, sind mehrere Kombinationen möglich.

Kombinationsmöglichkeiten

— Um die Meridiane von Bl, Ni und Gb auszugleichen, sind jedoch immer zwei balancierende Meridiane erforderlich: etwa die **Kombination Dü- und He-Meridian.** Dü balanciert Bl, He balanciert Ni und Gb. Diese Kombination ist insbesondere dann einzusetzen, wenn der Schmerz an oder sehr nahe bei der Wirbelsäule oder zwischen der knöchernen Wirbelsäule und dem seitlich davon gelegenen Wulst der paravertebralen Muskulatur lokalisiert ist. Der Dü-Meridian bietet sich hier deshalb besonders an, weil er ebenfalls zwischen einer knöchernen Struktur (Ulna) und einem Muskel (M. flexor carpi ulnaris) verläuft. Hier kommt die Strategie „Balanciere Ähnliches mit Ähnlichem" zum Einsatz.

— Betrifft hingegen der Schmerz in erster Linie die Muskulatur, so ist es besser, die **Kombination von Lu-Meridian und He-Meridian** einzusetzen. Der Lu-Meridian balanciert den Bl-Meridian. Die Muskulatur am Unterarm – dort, wo der Lu-Meridian verläuft (*M. brachioradialis* und *M. flexor pollicis longus*) – ist ein gutes Abbild der paravertebralen Muskulatur. Gleiches gilt für den He-Meridian (*M. palmaris longus, M. flexor digitorum superficialis*). Auch hier geht es also um die Strategie, Ähnliches mit Ähnlichem zu behandeln.

— Auch andere Kombinationen sind denkbar: etwa **Lu und 3E** oder **Dü und 3E.**

Zu klären bleibt die Frage nach den zu stechenden Punkten. Es bietet sich die Strategie „Inverses Abbild von Kopf und Rumpf auf die obere Extremität" an. Entsprechend dieser Strategie bildet sich die Höhe L2 auf den Ellbogenbereich ab. Um

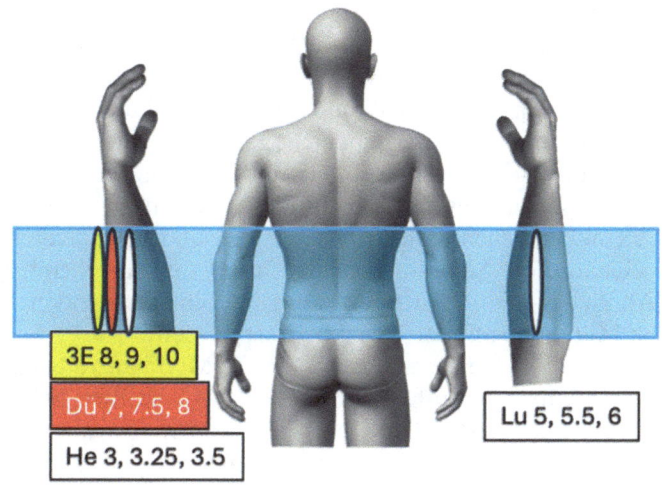

○ **Abb. 3.5**   Mittlerer Rücken, Punkte.   (Mod. nach Adobe Stock_31952349)

JingMai	System 1	System 2	System 3	System 4	System 5
Bl	Dü	Lu	Ni	Lu	Dü
Ni	He	3E	Bl	Di	Pc
Gb	3E	He	Le	He	3E

○ **Abb. 3.6**   Meridian-System-Matrix Bl, Ni, Gb

Symptome im Bereich des mittleren Rückens zu behandeln, werden daher Punkte an den ausgewählten balancierenden Meridianen, ausgehend vom Ellbogenbereich (*Ho*-Punkte) nach distal bis etwa in die Mitte des Unterarms, genadelt.

Die Punkte, die sich hier anbieten, sind Lu 5, Lu 5.5 und Lu 6 sowie He 3, He 3.25 und He 3.5. Sollte man sich für den Dü-Meridian oder den 3E-Meridian als balancierende Meridiane entscheiden, so sind entsprechende Punkte auf diesen zu wählen. Also Dü 8 bzw. 3E 10 und Punkte distal davon.

Das Lenkergefäß schließlich kann balanciert werden durch die Strategie „Abbild des Lenkergefäßes auf den Kopf" oder auch durch die Strategie „Balance des Lenkergefäßes durch das Konzeptionsgefäß".

3.5.3   Der untere Rücken – das „Wetterloch" des Rückens

Als Wetterloch bezeichnet man üblicherweise eine Gegend, in der es aufgrund eines Zusammentreffens geografisch-lokaler Faktoren einerseits und klimatischer Faktoren andererseits gehäuft zu Problemen kommt. Übertragen auf die anatomischen Gegebenheiten – die Geografie – des menschlichen Körpers trifft dies auch auf die

3

Region **untere LWS, L5/S1, Sakroiliakalgelenk, SIPS** (Spina iliaca posterior superior), **Gesäß, Sacrum, Coccygis** zu. In dieser Region bleiben oft klimatische Faktoren bzw. äußere pathogene Faktoren wie Wind und Feuchtigkeit hängen, sie nisten sich hier ein und werden zur Ursache nicht nur eines akuten, sondern oft auch chronischen oder chronisch-rezidivierenden Schmerzsyndroms.

Es müssen hier die Meridiane von Bl, Gb und Ni balanciert werden, zusätzlich aber auch die betroffenen Gewebearten. In diesem „Wetterwinkel" sieht sich der Behandler v. a. mit Knochen, Muskeln, Gelenken und gelenknahen Strukturen konfrontiert. Genau diese Strukturen sollten auch – entsprechend der Strategie „Balanciere Ähnliches mit Ähnlichem" – an den entsprechenden Punkten der balancierenden Meridiane mit der Nadel berührt werden.

Man darf nicht den Fehler begehen, nur den Bl-Meridian zu balancieren. Dieser versorgt zwar – seinem Verlauf entsprechend – das betroffene Schmerzareal. Es sind aber meist auch andere Meridiane (Ni, Gb) betroffen. Darüber hinaus ist auch auf die Zuordnung von Muskeln zu Meridianen zu achten.

Der Bl-Meridian ist zuständig für die *Mm. latissimus dorsi, glutaeus maximus, piriformis, gemelli und quadratus femoris,* also insgesamt für die oberflächliche Muskelschicht. Der Gb-Meridian versorgt die *Mm. glutaeus medius et minimus.*

Der Ni-Meridian schließlich ist nicht nur zuständig für die tiefe Muskulatur *(Mm. quadratus lumborum, coccygis, ileococcygis),* sondern auch für die in diesem Areal prominent vertretenen knöchernen Strukturen.

Die zu stechenden Punkte ergeben sich durch die Strategie „Abbild von Kopf und Rumpf auf eine Extremität" oder durch die Strategie „Abbild von Kopf und Rumpf auf einen Röhrenknochen". ◘ Abb. 3.7 zeigt die Strategie „normales und inverses Abbild von Kopf und Rumpf auf die obere Extremität", mit den infrage kommenden zu stechenden Punkten.

Die betroffenen und die balancierenden Meridiane sind identisch mit denen, die zur Therapie von Beschwerden am mittleren Rücken genannt wurden (◘ Abb. 3.6).

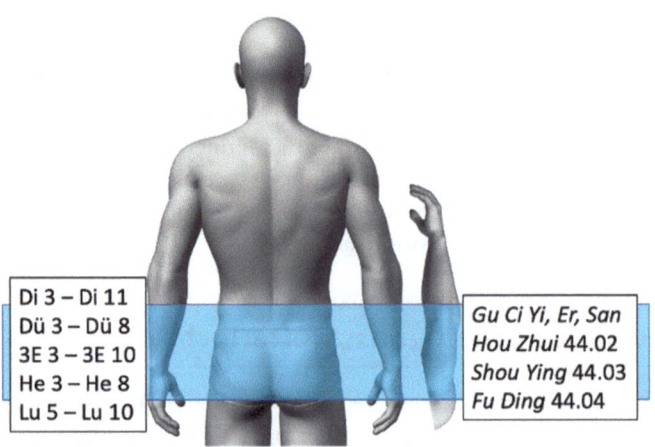

◘ **Abb. 3.7**   Unterer Rücken, Punkte.   (Mod. nach Adobe Stock_31952349)

Zur Therapie von Beschwerden am unteren Rücken empfiehlt sich jedoch eine etwas geänderte Gewichtung hinsichtlich der zu wählenden balancierenden Meridiane. Insbesondere eignen sich die Meridiane von Di, 3E, Dü, He und Bl.

> Unbedingt zu berücksichtigen ist die Tatsache, dass der Ni-Meridian ein betroffener Meridian ist. Dieser ist bei Beschwerden am unteren Rücken wegen der hier prominent vertretenen knöchernen Strukturen immer zu balancieren, vorzugsweise über die Meridiane von Di, 3E, He und Bl. Dieser Aspekt korreliert positiv mit dem Alter des Patienten und Chronizität des Beschwerdebildes.

■ Di-Meridian

Der Di-Meridian balanciert den Ni-Meridian. Durch die Balancierung des Ni-Meridians werden auch die von diesem abhängigen Muskeln (*M. quadratus lumborum, M. multifidus, M. coccygeus, M. iliococcygeus,* kleine Becken- und Steißbeinmuskeln) balanciert.

Bei Anwendung der Strategie „Normales Abbild von Kopf und Rumpf auf die obere Extremität" ist der Ellbogenbereich ein Abbild von L2, das Handgelenk ein Abbild von L5/S1. Um den unteren Rücken in seinem Bereich oberhalb von L5/S1 zu balancieren, sind am Di-Meridian zu nadeln *ashi*-Punkte am Unterarm zwischen Di 5 und Di 11.

Bei Anwendung der Strategie „Inverses Abbild von Kopf und Rumpf auf die obere Extremität" sind am Oberarm Punkte des Di-Meridians in Erwägung zu ziehen, z. B. die *Bone-Spur-Points (GuCiYi, GuCiEr* und *GuCiSan)*.

Liegt das Schmerzgebiet in Höhe L5/S1 und distal davon, so sind Di 5 und Punkte distal davon zu nadeln, insbesondere Di 4 und Di 3, bzw. – nach *Master Tung* – *LingGu* (22.05) und *DaBai* (22.04). Bei den letztgenannten Punkten wird auch die Strategie „Abbild von Kopf und Rumpf auf den 2. Mittelhandknochen" wirksam.

■ Dü-Meridian

Der Dü-Meridian balanciert den Bl-Meridian in seinem Verlauf über den unteren Rücken. Dadurch wird auch die vom Bl-Meridian abhängige Muskulatur *(Mm. latissimus dorsi, erector spinae, paraspinalis, piriformis, glutaeus maximus)* in diesem Bereich balanciert. Um den unteren Rücken in seinem Bereich oberhalb von L5/S1 zu balancieren, ist Strategie „Normales Abbild von Kopf und Rumpf auf die obere Extremität" anzuwenden. Die entsprechenden Punkte am Dü-Meridian finden sich an seinem Verlauf am Unterarm. Es handelt sich um Punkte zwischen Dü 5 und Dü 8.

Liegt das Schmerzgebiet in Höhe L5/S1 und distal davon, so sind der Punkt Dü 5 und Punkte distal davon (Dü 4, Dü 3, *WanShuYi* 22.08 und *WanShuEr* 22.09) zu nadeln. Auch hier wird die Strategie „Abbild von Kopf und Rumpf auf einen Röhrenknochen" wirksam.

Sehr effektiv ist auch die Spiegelung des Hüftbereichs auf den Bereich der Schulter (Strategie „Normale Spiegelung der untere Extremität auf die obere Extremität"). Die entsprechenden Punkte finden sich im Schulterblattbereich, *ashi*-Punkte Dü 10–Dü 13.

3

■ 3E-Meridian

Der 3E-Meridian balanciert den Gb-Meridian und somit die *Mm. glutaeus medius et glutaeus minimus* sowie den Ni-Meridian und somit die *Mm. quadratus lumborum* und die tiefe Muskulatur von Becken und Steißbein.

Um den unteren Rücken in seinem Bereich oberhalb von L5/S1 zu balancieren, ist die Strategie „normales Abbild von Kopf und Rumpf auf die obere Extremität" anzuwenden. Die entsprechenden Punkte am 3E-Meridian finden sich an seinem Verlauf am Unterarm zwischen 3E 4 und 3E 10.

Bei Anwendung der Strategie „Inverses Abbild von Kopf und Rumpf auf die obere Extremität" sind Punkte am Oberarm zu stechen, z. B. die Punkte *HouZhui* (44.02), *ShouYing* (44.03) und *FuDing* (44.04).

Liegt das Schmerzgebiet in Höhe L5/S1 und distal davon, sind die Punkte 3E 4 und Punkte distal davon zu nadeln (3E 3, *YaoTongXue*, *ZhongBai* 22.06 und *Xia-Bai* 22.07 oder *SanChaSan*).

■ He-Meridian

Der He-Meridian balanciert den Ni-Meridian und die von diesem abhängigen Muskeln *(M. quadratus lumborum, M. multifidus, M. coccygeus, M. iliococygeus)*. Er eignet sich insbesondere zur Therapie von Schmerzen, die mit dem *M. quadratus lumborum* in Zusammenhang stehen.

Es wird die Strategie „normales Abbild von Kopf und Stamm auf die obere Extremität" angewendet. Die entsprechenden Punkte befinden sich am He-Meridian an seinem Verlauf am Unterarm. Es handelt sich um die Punkte zwischen He 3 und He 7.

Liegt das Schmerzgebiet in Höhe L5/S1 und distal davon, sind der Punkt He 7 und Punkte distal davon zu stechen (He 8).

■ Bl-Meridian

Der Bl-Meridian balanciert den Ni-Meridian und sich selbst. Auch er eignet sich zur Therapie von Schmerzen, die in Zusammenhang mit dem *M. quadratus lumborum* stehen. Die entsprechenden Punkte finden sich am Bl-Meridian an seinem Verlauf am Unterschenkel. Es sind Punkte zwischen Bl 40 und Bl 60.

Liegt das Schmerzgebiet in Höhe L5/S1 und distal davon, sind der Punkt Bl 60 und Punkte distal von Bl 60 zu wählen. Insbesondere ist zu denken an Bl 60, 62, 65.

Anmerkung   Es sei nochmals darauf hingewiesen: Der untere Rücken (LWS, Sacrum, Steißbein, Sitzbeinhöcker, dorsales Hüftgebiet) kann sehr gut über die kontralaterale Schulter behandelt werden. Bei „inversem Abbild von Kopf und Stamm auf die obere Extremität" entspricht die Schulter dem unteren Rücken und der Hüfte. Auch bei „normaler Spiegelung der unteren Extremität auf die obere Extremität" ist die Schulter der Abbildungsbereich der Hüfte.

- Dü 10 entspricht dem Bereich von L5/S1,
- der laterale Bereich des Schulterblatts entspricht dem lateralen Bereich des Kreuzbeins,
- der obere Rand des Schulterblatts entspricht der *Crista iliaca*,

- die *Fossa supraspinata* entspricht der *Ala ossis ilii.*
- diesbezügliche Punkte sind *Pian Jian,* Di 15, 3E 14, Dü 10, Dü 11, Dü 12 sowie *ashi*-Punkte im Schulter- und Schulterblattbereich.

3.6 Schmerzen im Bereich des Nackens

Nacken und Hals sind insofern eine sensible Region als hier eine Engstelle zwischen Kopf und Rumpf gegeben ist, in der sich eine Reihe von Meridianen auf engem Raum zusammendrängen. Es ist daher sehr genau zu differenzieren, welche Meridiane betroffen sind. Auch hier muss auf die Zuordnung von Muskeln zu Meridianen geachtet werden.

Ein Meridian, der bei Schmerzen am Nacken immer betroffen ist, ist der **Bl-Meridian.** Im Nackenbereich besteht ein enger Zusammenhang zwischen diesem Meridian und den *Mm. trapezius, sternocleidomastoideus, splenius capitis et cervicis* und dem *M. semispinalis capitis.* Diese Muskeln bilden eine oberflächliche Muskelschicht, unter der sich tiefergelegene Muskeln befinden. Zu nennen sind hier die *Mm. multifidus, semispinalis cervicis, longus capitis, longus colli, rectus capitis* sowie die *Mm. obliquus capitis superior et inferior.* Alle Muskeln dieser tiefen Schicht stehen nicht unter dem Einfluss des Bl-Meridians, sondern unter dem des **Ni-Meridians.**

> Diese Zuordnung von Muskeln zu Meridianen darf keinesfalls vergessen werden. Dementsprechend ist davon auszugehen, dass bei Beschwerden im Bereich des Nackens – neben anderen Meridianen – nicht nur der Bl-Meridian, sondern immer auch der Ni-Meridian mitbeteiligt ist. Das gleiche gilt auch für Rückenschmerzen.

Für die Beteiligung des Ni-Meridians am Schmerzgeschehen sprechen Chronizität, fortgeschrittenes Lebensalter und ein Mangelzustand.

Weiters können die Meridiane von Gb, 3E, Dü sowie das LG betroffen sein.

Die Meridian-System-Matrix (■ Tab. 3.1) zeigt alle betroffenen und balancierenden Meridiane mit Ausnahme des Lenkergefäßes. Letztgenanntes kann balanciert werden durch die Strategie „Abbild des Lenkergefäßes auf den Kopf".

1. Schritt Dieser besteht wie immer in der Diagnosestellung (d. h. Identifizierung der betroffenen Meridiane).

2. Schritt Es werden entsprechend der Meridian-System-Matrix die balancierenden Meridiane ermittelt.

3. Schritt Ermittlung der zu stechenden Punkte.

Zur Ermittlung der zu stechenden Punkte bieten sich drei Möglichkeiten an:

1. „Inverses Abbild der oberen Extremität auf Kopf und Rumpf". Hier erfolgt die Therapie im Bereich von Handgelenk/Handwurzel. Die entsprechenden Punkte sind **He 7, Lu 9, Pc 7** sowie *ashi*-Punkte an diesen Meridianen im Bereich von Handgelenk und Handwurzel.

3

◘ **Tab. 3.1**	Meridian-System-Matrix					
Jing Mai	**System 1**	**System 2**	**System 3**	**System 4**	**System 5**	**System 6**
Dü	Bl	Mi	He	Le	Bl	Dü
Bl	Dü	Lu	Ni	Lu	Dü	Bl
Ni	He	3E	Bl	Di	Pc	Ni
3E	Gb	Ni	Pc	Mi	Gb	3E
Gb	3E	He	Le	He	3E	Gb
	kontra	ipsi/kontra	kontra	ipsi/kontra	kontra	ipsi/kontra

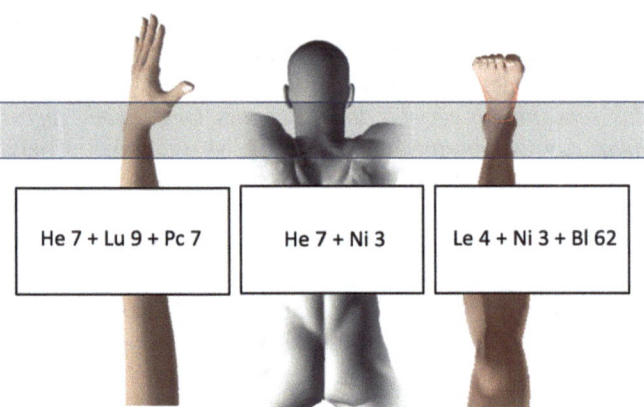

He 7 + Lu 9 + Pc 7   He 7 + Ni 3   Le 4 + Ni 3 + Bl 62

◘ **Abb. 3.8**   Nacken, Punkte

2. „Inverses Abbild der unteren Extremität auf Kopf und Rumpf". Hier erfolgt die Therapie im Bereich von Sprunggelenk/Fußwurzel. Die entsprechenden Punkte sind **Le 4, Ni 3, Bl 62** sowie *ashi*-Punkte an diesen Meridianen im Bereich von Sprunggelenk und Fußwurzel.
3. „Inverses Abbild der oberen Extremität und inverses Abbild der unteren Extremität auf Kopf und Rumpf". Hier erfolgt die Therapie im Bereich von Handgelenk/Handwurzel sowie im Bereich von Sprunggelenk/Fußwurzel. Die entsprechenden Punkte sind **He 7, Ni 3** sowie *ashi*-Punkte an diesen Meridianen im Bereich von Handgelenk und Handwurzel bzw. Sprunggelenk und Fußwurzel.

In ◘ Abb. 3.8 findet sich eine Darstellung von Symptomgebiet, Abbildungsstrategien und mögliche Punktkombinationen.

❯ Zum wiederholten Male muss darauf hingewiesen werden, dass eine Punktangabe niemals als Lehrbuchlokalisation zu verstehen ist, sondern vielmehr als „*ashi* Punkt" in der Umgebung der im Lehrbuch angegebenen Lokalisation.

3.6.1 „Gabelstrategie" zur Therapie von Nackenschmerzen

Es wird deshalb von einer „Gabelstrategie" gesprochen, weil die Position der Nadeln in situ den Zinken einer Gabel ähnelt (Abb. 3.9). Diese Strategie eignet sich insbesondere für Nackenbeschwerden, die vom Nacken weiter nach vorne in das seitliche Halsgebiet reichen. Hier befindet sich der M. sternocleidomastoideus, und hier kreuzen die Meridiane von Dü, Di und Ma. Auch die Meridiane von Bl und Ni sind betroffen.

Insgesamt sind hier also viele Meridiane involviert. Die Punkte ergeben sich durch die Abbildungsstrategie „Inverses Abbild von Kopf und Stamm auf einen Mittelhandknochen". Bei dieser Form der Abbildung entspricht der Winkel zwischen Köpfchen und Schaft des Mittelhandknochens dem Areal HWS-Nacken-Hals.

Auch hier sei auf die Ähnlichkeit zwischen den Systemen von Dr. Tan und Master Tung hingewiesen:

— Die Nadeln an den Punkten 3E 2 und den *Baxie*-Punkten (Dr. Tan) entsprechen den Punkten *SanChaYi, Er, San* (Master Tung).
— Dü 3 (Tan) entspricht *WanShuYi* 22.08 (Tung).
— Di 3 (Tan) entspricht *DaBai* 22.04 (Tung).

3.6.2 Schmerzen Nacken und Schulterhöhe

Hier kommt es zu einer Schmerzsymptomatik mit Überlagerung der Regionen von Nacken, Schulterhöhe (M. trapecius) und lateralem Halsgebiet (M. sternocleidomastoideus) (Abb. 3.10)

Dieses doch sehr ausgedehnte Schmerzgebiet kann durch 3 Meridiane ausgeglichen werden: am besten durch Ni, Mi und Le.

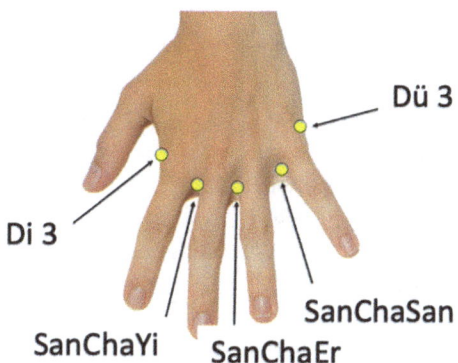

 Abb. 3.9   Gabel-Strategie bei Nackenbeschwerden.   (Mod. nach istock_926536958)

3

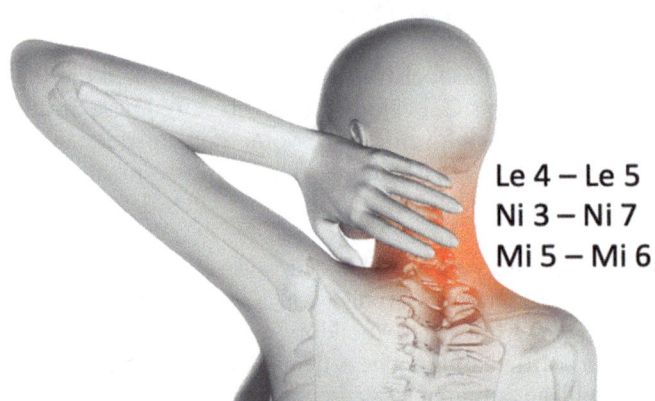

Le 4 – Le 5
Ni 3 – Ni 7
Mi 5 – Mi 6

◧ **Abb. 3.10**   Symptomgebiet und Punkte bei Schmerzen im Bereich von Nacken und Schulterhöhe.   (Mod. nach istock_471298954)

Die zu nadelnden Punkte sind jeweils *ashi*-Punkte zwischen Le 4 und Le 5, zwischen Ni 3 und Ni 7 sowie zwischen Mi 5 und Mi 6.
— Das Areal um Le 4 balanciert den Nacken, das Areal um Le 5 balanciert die Schulterhöhe.
— Das Areal um Ni 3 balanciert den Nacken, das Areal um Ni 7 balanciert die Schulterhöhe.
— Das Areal um Mi 5 balanciert den Nacken, das Areal um Mi 6 balanciert die Schulterhöhe.

3.7   Radikuläre und pseudoradikuläre Symptome an der unteren Extremität

Hier ist zu unterscheiden zwischen Wurzel und Zweig.

▪ **Wurzel**
Die Wurzel als die eigentliche Ursache des Beschwerdebildes ist im Bereich des unteren Rückens oder im Beckenbereich zu suchen. Falls es sich hier um den Prolaps einer Bandscheibe handelt, wird die Akupunktur oft kein wirklich befriedigendes Ergebnis liefern. Hier sind Grenzen gesetzt. Es ist jedoch eine Besserung der Beschwerden zu erwarten. Wie weitgehend diese Besserung gehen wird, bleibt allerdings abzuwarten.

❯ Bei besonders schwerwiegender Symptomatik wie Harn- oder Stuhlinkontinenz, Lähmungen oder einer auch mit diversen Analgetika nicht zu beherrschenden Schmerzsymptomatik ist von einer Akupunkturbehandlung abzusehen. Hier wird man den Neurochirurgen zurate ziehen.

Häufiger aber besteht ein pseudoradikuläres Schmerzsyndrom. Das Spektrum der möglichen Ursachen ist groß und erstreckt sich von übergroßen Belastungen, Hebetraumen und muskulären Verspannungen sowie Fehlhaltungen der Wirbelsäule über degenerative Aufbrauchs- und Abnutzungserscheinungen, Fehlstellungen im Bereich der gelenkigen Verbindungen der Beckenknochen, Blockierungen des Sakroiliakalgelenks, M.-piriformis-Syndrom bis hin zu infekt- oder seltener auch tumorbedingten Wurzelreizsymptomatiken.

Alle genannten Ursachen können zu einer Schmerzsymptomatik führen, die sich lediglich auf den Rücken – insbesondere auf seinen mittleren und unteren Bereich – ohne Ausstrahlung in die untere Extremität konzentriert, oder aber es besteht zusätzlich eine in die untere Extremität ausstrahlende Symptomatik mit Schmerzen, Parästhesien oder Hyposensibilität.

> Bei allen diesen pseudoradikulären Symptomen ist eine Akupunkturtherapie sehr erfolgreich.

■■ Therapie der Wurzel
Die Lokalisation der zugrunde liegenden Ursache ist identisch mit dem Vorgehen, das in ▶ Abschn. 3.5.2 (mittlerer Rücken) und ▶ Abschn. 3.5.3 (unterer Rücken) beschrieben wurde. Die zur Anwendung gelangenden Strategien sind: „Abbild von Kopf und Stamm auf die obere Extremität oder die untere Extremität der Gegenseite" oder auch „Abbild von Kopf und Stamm auf einen Röhrenknochen" sowie bei Beschwerden im Hüftbereich „Spiegelung der unteren Extremität auf die obere Extremität der Gegenseite", wobei der Hüftbereich auf den Bereich der kontralateralen Schulter gespiegelt wird.

■ Zweig
Hier handelt es sich um die Symptome, welche in die untere Extremität ausstrahlen. Meist bestehen hier Schmerzen, oft aber auch Parästhesien oder eine Sensibilitätsminderung.

Die westliche Medizin orientiert sich – was die Lokalisation der Symptome betrifft – an den Dermatomen. Dadurch ist es möglich, auf die Lokalisation der Ursache rückzuschließen. Auch der Akupunkturarzt sollte sich dieser Betrachtungsweise nicht verschließen, gilt es doch auch für ihn, nicht nur den Zweig, sondern auch die Wurzel der Erkrankung zu erkennen und zu behandeln.

■■ Therapie des Zweiges
Die Schmerzausstrahlung in die untere Extremität kann entsprechend der Strategie „Spiegelung der unteren Extremität auf die obere Extremität der Gegenseite" erfolgen.
- Bei lateraler Ausstrahlung des Schmerzes an der unteren Extremität ist der Gb-Meridian betroffen. In diesem Fall sind Nadeln am 3E- und/oder He-Meridian der Gegenseite zu setzen.
- Findet sich der ausstrahlende Schmerz an der unteren Extremität dorsal, so ist der Bl-Meridian betroffen. Zu nadeln sind die Meridiane von Dü und/oder Lu.

3

- Sind sowohl der Gb- als auch der Bl-Meridian betroffen, sind die Nadeln am 3E- und Dü-Meridian oder am He- und Lu-Meridian zu stechen.
- Auch die Kombinationen von 3E- und Lu-Meridian oder He- und Dü-Meridian sind möglich.
- Ist der Schmerz zwischen Gb- und Bl-Meridian lokalisiert, so kann zwischen den balancierenden Meridianen genadelt werden.

Welche Meridiane tatsächlich gestochen werden, hängt nicht zuletzt davon ab, wo *ashi*-Punkte zu finden sind.
- Betrifft die Schmerzausstrahlung nur den Oberschenkel bis zum Knie, so sind die Nadeln an den balancierenden Meridianen der oberen Extremität nur am Oberarm oder am Unterarm zu setzten, abhängig davon, ob die symptomatische untere Extremität normal oder invers auf die obere Extremität der Gegenseite gespiegelt wird. Beides ist möglich.
- Ebenso ist vorzugehen, wenn das Schmerzgebiet lediglich den Unterschenkel oder die untere Extremität in ihrer gesamten Ausdehnung betrifft.
- Wenn der Schmerz bis in den Fuß oder bis zu den Zehen ausstrahlt, so sind die balancierenden Meridiane zusätzlich an ihrem Verlauf an der Hand mit Nadeln zu versorgen.

> Ein Nachteil des geschilderten Vorgehens ist, dass oft viele Nadeln erforderlich sind, um einen Meridian im gesamten symptomatischen Gebiet abzubilden. Zu überlegen ist daher die Strategie der *BaGua*-Meridiankonversion (▶ Kap. 7). Bei Anwendung dieser Strategie wird ein ganzer Meridian durch nur 2 Nadeln balanciert.

Bei radikulären oder pseudoradikulären Symptomen an der oberen Extremität ist in analoger Weise vorzugehen.

Literatur

Chuan-Min W (2014) Introduction to Tung's acupuncture. Institute Publications, Lombard
Kendall D (2002) Dao of Chinese medicine. Oxford University Press, New York
Maciocia G (2008) Grundlagen der chinesischen Medizin. Elsevier, München
McCann H, Ross H (2015) Practical atlas of Tung's acupuncture. Müller & Steinicke, München
Ross H, Winarto F (2008) Die balance-Methode in der Akupunktur. Müller & Steinicke, München
Tan R (2007) Acupuncture 1, 2, 3. Richard Teh-Fu Tan. OMD & LAc, San Diego. http://www.drtanshow.com/books.htm)
Whisnant B, Bleecker D (2015) Treat back pain distally. Draycott Publishing, Plano

Therapie von Gelenkbeschwerden mittels lokaler Balance

Inhaltsverzeichnis

© Der/die Autor(en), exklusiv lizenziert an Springer-Verlag GmbH, DE, ein Teil von Springer Nature 2026
J. Hickelsberger, *Das Dao der Balance Akupunktur*, https://doi.org/10.1007/978-3-662-72350-0_4

4.1 Lokale Balance aller Meridiane eines großen Gelenkes

4.1.1 Alle Meridiane eines Gelenkes der oberen Extremität betroffen

Wie immer besteht der erste Schritt im Stellen der Diagnose in Form der betroffenen Meridiane. Manchmal stehen wir jedoch vor der Tatsache, dass wir nicht nur einen, zwei oder drei betroffene Meridiane identifizieren können, da das Gelenk in seinem gesamten Umfang betroffen ist. In diesem Fall lautet die Diagnose: alle über das Gelenk verlaufenden Meridiane sind betroffen.

Jedes große Gelenk der oberen Extremität wird von 6 Meridianen versorgt, von 3 *Yin*-Meridianen und 3 *Yang*-Meridianen. Wir können diese sechs Meridiane durch nur zwei Meridiane an der unteren Extremität balancieren, entweder durch zwei *Yin*-Meridiane oder durch zwei Meridiane, die sich nach System 3 balancieren (*Yin-Yang*-gekoppelte Meridiane).

1. Mi + Le oder Mi + Ni oder Ni + Le
2. Ma + Mi oder Gb + Le oder Bl + Ni

In jeder der oben genannten Optionen sind immer 2 Meridiane der unteren Extremitäten erforderlich, um alle Meridiane der oberen Extremitäten balancieren. Die zu nadelnden Punkte ergeben sich durch „Spiegelung der betroffenen oberen Extremität auf die untere Extremität der Gegenseite".

4.1.2 Alle Meridiane eines Gelenkes der unteren Extremität betroffen

Auch jedes große Gelenk der unteren Extremität wird von 6 Meridianen versorgt, von 3 *Yin*-Meridianen und 3 *Yang*-Meridianen. Während nur 2 Meridiane der unteren Extremität erforderlich sind, um alle 6 Meridiane der oberen Extremität zu balancieren, sind immer 3 Meridiane erforderlich, um alle 6 Meridiane der unteren Extremität zu balancieren. Die Balance kann durch die 3 *Yin*-Meridiane oder die drei *Yang*-Meridiane der oberen Extremität oder durch die Nadelung einer Kombination aus *Yin*- und *Yang*-Meridianen der oberen und/oder unteren Extremität hergestellt werden.

Möglichkeiten, alle 6 Meridiane eines großen Gelenks der unteren Extremität auszugleichen:

1. Kombination von 3 Meridianen an der oberen Extremität, entweder *Yang* oder *Yin:*
   Di + 3E + Dü oder Lu + Pc + He
2. Eine der folgenden Kombinationen von *Yin*- und *Yang*-Meridianen an der oberen Extremität:
   Di + 3E + Lu oder Di + Dü + He oder 3E + Dü + Pc oder Lu + Pc + 3E oder Lu + He + Di oder Pc + He + Dü

3. Kombination von 2 *Yang*-Meridianen an der oberen Extremität +1 *Yin*-Meridian an der unteren Extremität:
   Di + 3E + Ni oder Di + Dü + Le oder 3E + Dü + Mi
4. Kombination von 2 *Yin*-Meridianen an der oberen Extremität +1 *Yin*-Meridian an der unteren Extremität:
   Lu + Pc + Le oder Lu + He + Mi oder Pc + He + Ni
5. Kombination von 1 *Yang*-Meridian an der oberen Extremität +1 *Yin*-Meridian an der oberen Extremität +1 *Yin*-Meridian an der unteren Extremität:
   Di + Lu + Le oder Di + He + Ni oder 3E + Lu + Mi oder 3E + Pc + Ni oder Dü + Pc + Le oder Dü + He + Mi

4

> Die beste Kombination zur Balance aller über ein Gelenk der unteren Extremität verlaufenden Meridiane ist die Kombination **Di + Lu + Le.**

4.2 Lokale Balance der Schulter

Für die Therapie von Schulterbeschwerden nach den Prinzipien der Balanceakupunktur ist die Diagnosestellung nach Kriterien der westlichen Medizin zwar interessant, aber nicht ausschlaggebend. Westliche Diagnosen wie „Omarthrose", „Omarthritis", „Periarthritis humeroscapularis", „Frozen Shoulder" etc. wird man zur Kenntnis nehmen und dadurch auch in der Lage sein, zusätzliche therapeutische Maßnahmen im Rahmen einer TCM-Therapie durchzuführen (lokale Applikation von Moxa, Laserlicht, Methoden der manuellen Medizin, TCM-Kräutertherapie). Für die Akupunkturtherapie im Sinne der Balancemethode ist jedoch in erster Linie die Kenntnis des betroffenen Meridians/der betroffenen Meridiane erforderlich. Dies nämlich ist der erste Schritt bzw. die Grundvoraussetzung für das weitere therapeutische Vorgehen im Sinne der Balanceakupunktur.

1. Schritt   Dieser besteht wie immer in der Diagnosestellung, wobei es sich um die Identifizierung des betroffenen Meridians/der betroffenen Meridiane handelt.

2. Schritt   Auch dieser ist schon bekannt. Es handelt sich um das Finden der balancierenden Meridiane anhand der Meridian-System-Matrix (◘ Tab. 4.1)

3. Schritt   Letztendlich sind noch die zu stechenden Punkte zu finden. Durch die Strategie der „Inversen Spiegelung der kontralateralen unteren Extremität auf die betroffene obere Extremität" ergibt sich als Behandlungsort das kontralaterale Sprunggelenk.
   Sinnvoll ist die Einteilung der Schulter in 3 Regionen (◘ Abb. 4.1, 4.2 und ◘ 4.3).
— Beim **vorderen Schulterschmerz** sind die Meridiane von Lu und Di betroffen. Zusätzlich betroffen ist der Gb-Meridian, da dieser von Gb 20 zu Gb 21 über den vorderen Bereich der Schulter zieht. Als zu nadelnder Punkt ergibt sich **Le 4** (◘ Abb. 4.1)

Jing Mai	System 1	System 2	System 3	System 4	System 5	System 6
Lu	Mi	Bl	Di	Bl	Le	Lu
Di	Ma	Le	Lu	Ni	Ma	Di
He	Ni	Gb	Dü	Gb	Mi	He
Dü	Bl	Mi	He	Le	Bl	Dü
Pc	Le	Ma	3E	Ma	Ni	Pc
3E	Gb	Ni	Pc	Mi	Gb	3E
	kontra	ipsi/kontra	kontra	ipsi/kontra	kontra	ipsi/kontra

☐ **Tab. 4.1** Meridian-System-Matrix

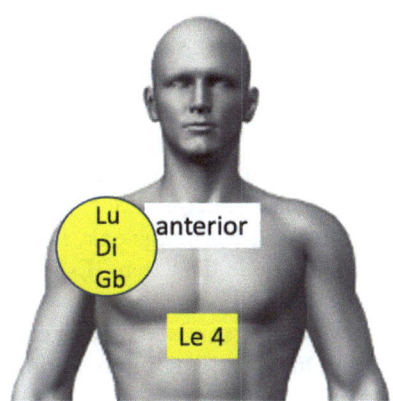

☐ **Abb. 4.1** Schulter anterior.   (Mod. nach Adobe Stock_31952349)

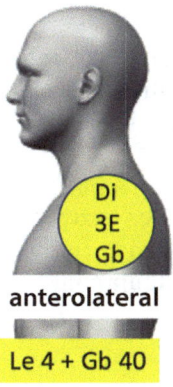

☐ **Abb. 4.2** Schulter lateral.   (Mod. nach Adobe Stock_31952349)

4

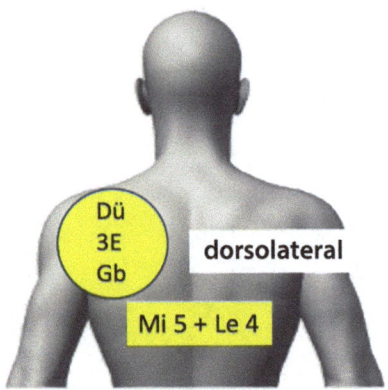

 Abb. 4.3 Schulter dorsolateral.   (Mod. nach Adobe Stock_31952349)

- Beim **antero-lateralen Schulterschmerz** sind die Meridiane von Di, 3E und Gb betroffen. Die zu nadelnden Punkte sind **Le 4 und Gb 40** (Abb. 4.2)
- Beim **dorso-lateralen Schulterschmerz** sind die Meridiane von Dü, 3E und Gb betroffen. Zu nadeln sind die Punkte **Mi 5 und Le 4** (Abb. 4.3).

Zusätzlich zu den angeführten Punkten kommen auch andere Punkte in Betracht.
- Ist der Patient 50 Jahre oder älter, so wird auch von einer *„50-years-shoulder"* gesprochen. In diesem Fall sollte unbedingt der **Ni-Meridian** mitberücksichtigt werden, mit *ashi*-Punkten um das Sprunggelenk. Dieser balanciert die Schulter über den Di-Meridian vorne sowie über den 3E-Meridien seitlich und hinten. Auch Herz und Pc werden über Ni balanciert.
- Ein Punkt von besonderer Wichtigkeit ist **Mi 5,** da er die Schulter über den Lu-Meridian vorne, über den Dü-Meridian hinten, und über den 3E seitlich balanciert.
- Auch ein Punkt aus der Akupunktur nach Master *Tung* sollte immer in Erwägung gezogen zu werden: *ShenGuan,* **77.18.**

Sind alle die Schulter versorgenden Meridiane betroffen, so ist folgende Überlegung anzustellen:

Aus der Meridian-System-Matrix (Tab. 4.1) ist ersichtlich, dass der Le-Meridian alle betroffenen Meridiane ausgleicht, außer die Meridiane von He und 3E. Diese können durch die Meridiane von Gb, Ni, oder Mi balanciert werden.

Aus der Sicht des Autors bevorzugte Therapie

Le 4 + Mi 5 + *ShenGuan* **77.18.** Der letztgenannte Punkt wird von Master *Tung* zur Therapie von Schulterbeschwerden empfohlen. Er liegt am Mi-Meridian, 1,5 Cun distal von Mi 9, und ist der Hauptpunkt zur Unterstützung der Niere.

4.3 Lokale Balance des Ellenbogens

Wie jedes andere der großen Gelenke wird auch das Ellbogengelenk von 6 Meridianen versorgt. Es können entweder alle diese Meridiane betroffen sein oder nur einer oder mehrere in unterschiedlicher Kombination. Durch die Strategie „Spiegelung der betroffenen oberen Extremität auf die kontralaterale untere Extremität oder die kontralaterale obere Extremität" ergibt sich als balancierendes Areal die Region des kontralateralen Kniegelenkes oder des kontralateralen Ellbogengelenkes. Es folgen zwei Beispiele, den westlichen Diagnosen *Epicondylitis humeroradialis* (EHR) und *Epicondylitis humeroulnaris* (EHU) entsprechend.

■ Epicondylitis humeroradialis
— Sind die Meridiane von Di und/oder 3E betroffen, so ergeben sich bei Anwendung der Strategie „Spiegelung der erkrankten oberen Extremität auf die obere Extremität der Gegenseite" (nach System 3) die zu nadelnden Punkte Lu 5 + Pc 3, oder (nach System 6) Di 11 + 3E 10.
— Betrifft der Schmerz nur den Di-Meridian, so ist nur ein Meridian zu nadeln, welcher den Di-Meridian balanciert (Lu oder Di).
— Betrifft der Schmerz nur den 3E-Meridian, so ist nur ein Meridian zu nadeln, der den 3E-Meridian balanciert (Pc oder 3E).
— Bei Anwendung der Strategie „Spiegelung der erkrankten oberen Extremität auf die untere Extremität der Gegenseite" bietet sich insbesondere der Ni-Meridian an. Dieser balanciert den Di- (System 4) und den 3E-Meridian (System 2). Mögliche andere Kombinationen sind etwa Ma + Gb oder Ma + Mi oder Le + Gb oder Le + Mi, jeweils die *Ho*-Punkte (die 5. Antiken Punkte; diese gehören im *Yin* zum Wasser, im *Yang* zur Erde).

■ Epicondylitis humeroulnaris
— In Analogie zur EHR ergeben sich entsprechend der westlichen Diagnose EHU als betroffenen Meridiane He und Dü. Die entsprechenden balancierenden Punkte sind auch hier *Ho*-Punkten im Bereich von Ellbogen oder Knie. Am Ellbogen bietet sich He 3 an (He balanciert He nach System 6 und Dü nach System 3).
— Im Kniebereich bieten sich *ashi*-Punkte um das mediale Knieauge an, also Punkte zwischen Mi 9 und Mi 10.

4.4 Handgelenk und Hand

4.4.1 Handgelenk

Auch das Handgelenk wird von 6 Meridianen versorgt. Es können entweder alle diese Meridiane betroffen sein oder nur einer oder mehrere in unterschiedlicher Kombination. Durch die Strategie „Spiegelung der betroffenen oberen Extremität auf die untere Extremität der Gegenseite" ergibt sich als balancierendes Areal das

Sprunggelenk der Gegenseite. Ist das Handgelenk in seinem gesamten Umfang betroffen, so sind 2 Meridiane der unteren Extremität zur Balance erforderlich. Jeder der Meridiane von Le, Mi und Ni balanciert jeweils 4 betroffene Meridiane. Die zu nadelnden Punkte liegen im Bereich des Sprunggelenkes.

Folgende Kombinationen sind möglich:

Le 4 + Mi 5, Le 4 + Ni 3, oder Mi 5 + Ni 3. Oder es werden, falls erforderlich, alle 3 Punkte (Ni 3 + Le 4 + Mi 5) genommen.

4.4.2 Karpaltunnelsyndrom

Das klinische Bild und die Therapie des Karpaltunnelsyndroms (Schwurhand) zeigt ◘ Abb. 4.4.

Betroffen sind die Meridiane von Lu, Di und Pc. Von den balancierenden Meridianen eignet sich zur Therapie v. a. der Le-Meridian, da dieser alle 3 betroffenen Meridiane balanciert (◘ Abb. 4.4).

Die zu nadelnden Punkte finden sich durch die Strategie „Normale Spiegelung der betroffenen oberen Extremität auf die untere Extremität der Gegenseite".

— Le 1 und Le 2 balancieren die Finger
— Le 3 therapiert die Mittelhand
— Le 4 das Handgelenk

4.4.3 Ulnarissyndrom

Das klinische Bild und die Therapie des Ulnarissyndroms (Krallenhand) findet sich in ◘ Abb. 4.5.

Hier sind die Meridiane von He, Dü und 3E betroffen. Die Balancierung erfolgt durch den Mi-Meridian. Die zu nadelnden Punkte finden sich durch die Strategie „Normale Spiegelung der betroffenen oberen Extremität auf die untere Extremität der Gegenseite".

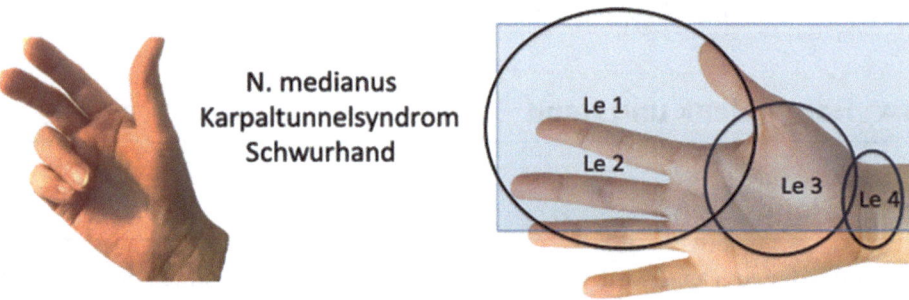

◘ **Abb. 4.4**   Karpaltunnelsyndrom, Schwurhand, Therapie am Le-Meridiane

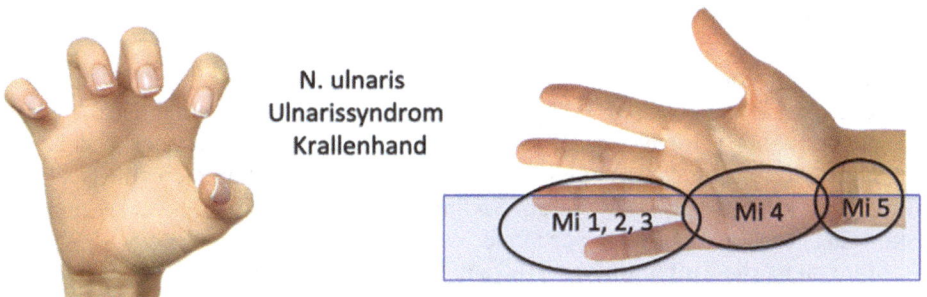

N. ulnaris
Ulnarissyndrom
Krallenhand

Mi 1, 2, 3   Mi 4   Mi 5

◨ **Abb. 4.5** Ulnarissyndrom, Krallenhand, Therapie am Mi-Meridian. (Mod. nach iStock-835288242)

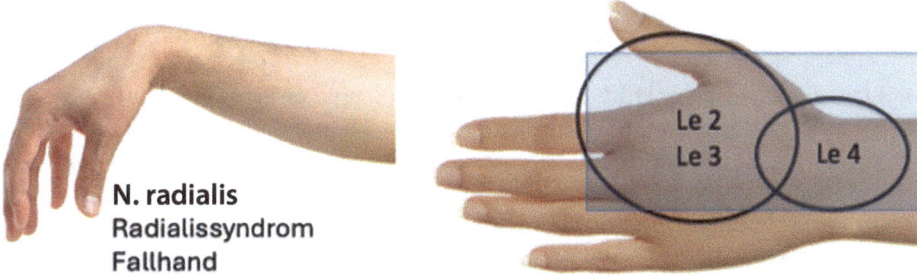

N. radialis
Radialissyndrom
Fallhand

Le 2
Le 3   Le 4

◨ **Abb. 4.6**   Radialissyndrom, Fallhand, Therapie am Le-Meridian

— Mi 1, Mi 2 und Mi 3 balancieren die Finger
— Mi 4 balanciert die Mittelhand
— Mi 5 balanciert das Handgelenk

4.4.4 **Radialissyndrom**

Das klinische Bild und die Therapie des Radialissyndroms (Fallhand) findet sich in ◨ Abb. 4.6.

Betroffen sind die Meridiane von Lu, Di und Pc. Von den balancierenden Meridianen eignet sich zur Therapie v. a. der Le-Meridian, da dieser alle 3 betroffenen Meridiane balanciert. Die zu nadelnden Punkte finden sich durch die Strategie „Normale Spiegelung der betroffenen oberen Extremität auf die untere Extremität der Gegenseite".

— Le 2 und Le 3 balancieren die Mittelhand
— Le 4 balanciert das Handgelenk

4.5 Hüftgelenk

Schmerzen im Bereich der Hüfte können einerseits von der hüftnahen Muskulatur ausgehen, andererseits vom Hüftgelenk selbst, oft im Sinne einer *Coxarthrose,* oder – wenn auch seltener – einer *Coxitis* oder auch einer Hüftkopfnekrose. Darüber hinaus ist damit zu rechnen, dass sich muskuläre Schmerzen und Gelenkaffektionen gegenseitig beeinflussen. So findet sich bei *Coxarthrose* meist auch ein sekundäres muskuläres Beschwerdebild.

Sinnvoll ist die Einteilung der Hüfte in 3 Regionen (■ Abb. 4.7).

- Beim **antero-medialen, inguinalen Hüftschmerz** sind die Meridiane von Ni, Le, Mi und Ma betroffen. Der Di-Meridian balanciert die Meridiane von Ma, Ni und Le. Man muss sich also noch für einen Meridian entscheiden, welcher den Mi-Meridian balanciert. Als besonders praktikabel bietet sich der Lu-Meridian an. Bei „inverser Spiegelung der betroffenen unteren Extremität auf die obere Extremität der Gegenseite" ergeben sich die Punkte Di 5 und Lu 9, eventuell zusätzlich 3E 4.
- Da jedoch zwischen Hüft- und Schultergelenk eine größere Ähnlichkeit besteht als zwischen Hüft- und Handgelenk, ist eine Therapie über das Schultergelenk zu überlegen. Die Meridiane bleiben die gleichen. Zu einer Änderung kommt es lediglich an der Strategie der Spiegelung und somit an den Punkten. Die Strategie besteht nun in der „normalen Spiegelung der erkrankten unteren Extremität auf die kontralaterale obere Extremität". Dadurch ergeben sich die an der Schulter zu stechenden Punkte Lu 2 und Di 15, eventuell zusätzlich auch 3E 14.
- Zu empfehlen ist immer auch die Suche nach *ashi*-Punkten um Dü 9 und Dü 10.
- In ■ Abb. 4.8 finden sich die therapeutischen Strategien für den anteromedialen Hüftschmerz mit inverser und normaler Spiegelung, sowie den zu nadelnden Punkten (■ Abb. 4.8).
- Der **lateralen Hüftschmerz** begegnet uns in der Praxis oft als rein lateraler Hüftschmerz im Bereich des Gb-Meridians und wird dann oft als *Bursitis*

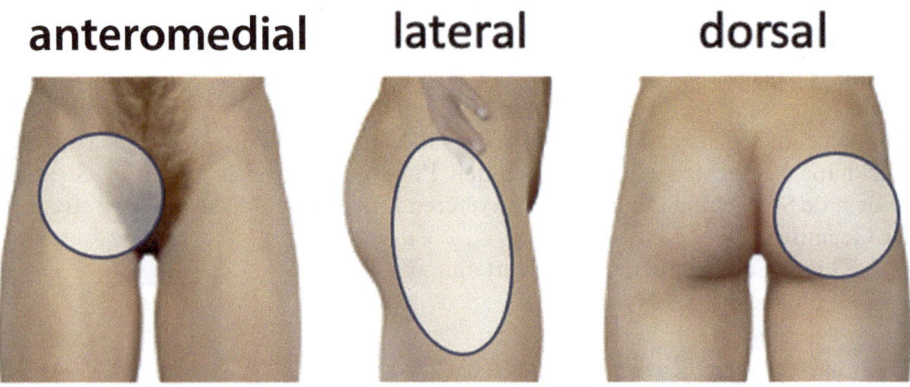

anteromedial   lateral   dorsal

■ **Abb. 4.7**   Einteilung der Hüfte in 3 Regionen.   (Mod. nach istock_183833433

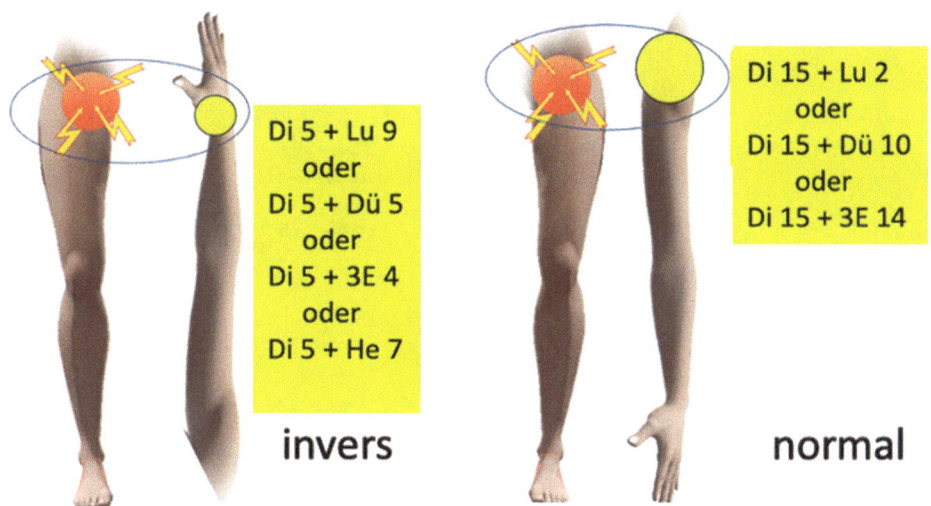

Di 5 + Lu 9
oder
Di 5 + Dü 5
oder
Di 5 + 3E 4
oder
Di 5 + He 7

invers

Di 15 + Lu 2
oder
Di 15 + Dü 10
oder
Di 15 + 3E 14

normal

Abb. 4.8   Hüfte antero-medial, Spiegelung invers und normal, Punkte

trochanterica diagnostiziert. Erstreckt sich das Schmerzgebiet über den *Tro-chanter major* nach distal, so begegnet uns gelegentlich die westliche Diagnose *Meralgia paraestetica nocturna.* Hier handelt es sich um eine Affektion des *N. cutaneus femoralis lateralis.* Diese westlichen Diagnosen nehmen wir zur Kenntnis im Bewusstsein dessen, dass sie für unsere Akupunkturtherapie nicht relevant sind. Wir stellen unsere Diagnose immer in Form der Benennung des betroffenen Meridians.

— Die Punktfindung erfolgt durch „inverse Spiegelung der betroffenen unteren Extremität auf die obere Extremität der Gegenseite" (Abb. 4.9). Die Nadelung erfolgt an den balancierenden Meridianen von 3E oder He an den *ashi*-Punkten 3E 4 – 3E 5 oder He 7 – He 3.5.

— Durch „inverse Spiegelung der betroffenen unteren Extremität auf die untere Extremität der Gegenseite" (Abb. 4.9) kann auch an den balancierenden Meridianen von Le und Gb – Le 4-Le 5, Gb 40-Gb 38 – genadelt werden.

— Beim **dorso-lateralen Hüftschmerz** sind betroffen die Meridiane von Blase und Gallenblase. Der Bl-Meridian versorgt den *M. glutaeus maximus. Mm. glutaei medius et minimus* stehen unter dem Einfluss des Gb-Meridians. Wie immer finden sich die balancierenden Meridiane in der Meridian-System-Matrix. Die Punktfindung erfolgt durch „inverse oder normale Spiegelung der betroffenen unteren Extremität auf die kontralaterale obere Extremität". Bie inverser Spiegelung ergeben sich die Punktkombinationen Dü 5 + 3E 4, oder Lu 9 + He 7, oder Dü 5 + He 7, oder Lu 9 + 3E 4. Auch bei normaler Spiegelung hat die Nadelung an 2 Meridianen zu erfolgen, Dü 9-Dü 12 + 3E 14-3E 15, oder Lu 2 + 3E 14-3E 15 (Abb. 4.10).

> Bei jedem Schmerz im Bereich der Hüftregion sollte immer auch die Zuordnung der Muskulatur zum jeweiligen Meridian beachtet werden.

4

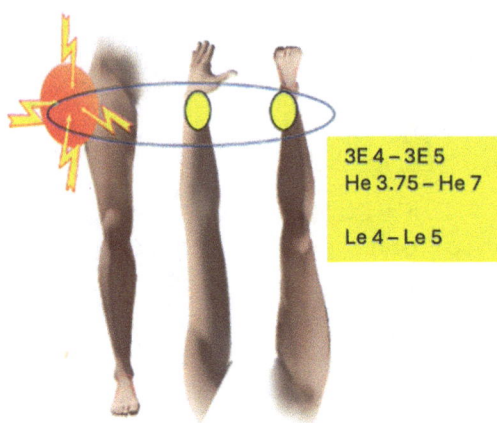

3E 4 – 3E 5
He 3.75 – He 7

Le 4 – Le 5

☐ **Abb. 4.9**   Hüfte lateral, Spiegelung invers, Punkte

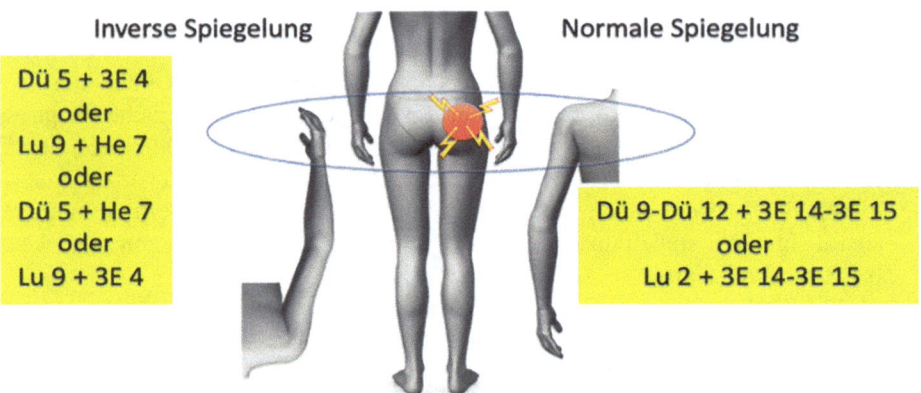

Inverse Spiegelung   Normale Spiegelung

Dü 5 + 3E 4
oder
Lu 9 + He 7
oder
Dü 5 + He 7
oder
Lu 9 + 3E 4

Dü 9-Dü 12 + 3E 14-3E 15
oder
Lu 2 + 3E 14-3E 15

☐ **Abb. 4.10**   Hüfte dorso-lateral, Spiegelung invers und normal, Punkte.   (Mod. nach Adobe-Stock_31952348)

— Der *M. iliopsoas,* zuständig für Beugung und Innenrotation im Hüftgelenk, steht unter dem Einfluss des Ma-Meridians, ebenso die *Mm. rectus femoris, vastus laterlis, intermedius et M. obturatorius externus.*
— Der oft betroffene *M. tensor fasciae latae* (Flexion, Abduktion) sowie die *Mm. glutaeus medius et minimus* (Abduktion, Flexion, Innenrotation) werden durch den Gb-Meridian versorgt.
— Für die *Mm. glutaeus maximus* (Außenrotation und Abduktion), piriformis, quadratus femoris (Außenrotation, Adduktion, Extension) ist der Bl-Meridian zuständig. Wenn also eine muskuläre Schmerzkomponente im Vordergrund steht, so sind zusätzlich entsprechende Punkte an den Meridianen von Ma, Gb und Bl zu nadeln.

Es sei hier zusätzlich auf weiterführende Literatur verwiesen (insbesondere Kendall 2002, S. 214 ff.).

4.6 Kniegelenk

Ursachen von Affektionen des Kniegelenkes können sein degenerativ, entzündlich, traumatisch, oder auch im Zusammenhang stehen mit rheumatisch-immunologischen Erkrankungen. Es können beteiligt sein Knochen, Sehnen, Muskulatur, Bänder, Schleimbeutel, Gelenkskapsel, Menisci. Vom Blickpunkt der klassischen chinesischen Medizin steht im Vordergrund – wie bei allen Gelenks- und muskuloskelettalen Affektionen –die Invasion von äußeren pathogenen Faktoren Wind, Kälte und Feuchtigkeit. Diese verlegen die Meridiane und führen zu einem *Bi*-Syndrom (Obstruktionssyndrom).

Die Diagnose ist abhängig vom betroffenen Areal und den Meridianen, welche durch dieses Areal verlaufen. Wir unterscheiden den medialen, den anterolateralen und den posterioren Knieschmerz.

Die balancierenden Meridiane sind wie immer aus der Meridian-System-Matrix abzulesen. Die Punktfindung erfolgt durch „Spiegelung der betroffenen unteren Extremität auf eine andere Extremität", unter Bevorzugung der kontralateralen oberen Extremität. Es ergeben sich immer die *Ho*-Punkte (die 5. Antiken Punkte).

- Beim **medialen Knieschmerz** ist es oft nicht möglich, genau zu differenzieren, welche der 3 *Yin*-Meridiane betroffen sind. Meist sind es die Meridiane von Mi und Le. In diesem Fall ist lediglich ein Meridian erforderlich, um die beiden betroffenen Meridiane zu balancieren. Ob der Lu-Meridian oder der Dü-Meridian genadelt wird, bleibt dem Therapeuten überlassen. Vom Verfasser wird der Lu-Meridian bevorzugt, da hier die gelenknahen Strukturen mit der Nadel besser zugänglich sind.
- Handelt es sich jedoch nicht um einen **rein** medialen, sondern eher um einen **vorwiegend** medialen Schmerz, der auch nach **postero-medial** in den Bereich des Ni-Meridians ausstrahlt, so ist auch dieser in die therapeutischen Überlegungen einzubeziehen. In diesem Fall ist ein weiterer balancierender Meridian zu wählen, wobei dem Di-Meridian der Vorzug zu geben ist.
- Beim **antero-lateralen Knieschmerz** sind die Meridiane von Ma und Gb betroffen. Die Nadelung erfolgt an den *Ho*-Punkten von 2 Meridiane, z. B. an der oberen Extremität Di + 3E, oder an der unteren Extremität Mi + Le, jeweils kontralateral.
- Beim **dorsalen Knieschmerz** sind die Meridiane von Bl und Ni betroffen. Auch hier muss an 2 Meridianen genadelt werden, wobei den Meridianen von Lu und Di, kontra- oder auch ipsilateral zum Symptom, der Vorzug zu geben ist. Auch andere Kombinationen – Dü + He, Lu und 3E, Dü + Pc – sind mögliche Varianten.
- Ist das **Kniegelenk in seinem gesamten Umfang** betroffen, so muss die Diagnose „alle Meridiane im Bereich des Kniegelenkes" gestellt werden (◘ Abb. 4.11). Was die balancierenden Meridiane betrifft, so ergeben sich mehrere Möglichkeiten. Es können alle *Yin*-Meridiane, oder alle *Yang*-Meridiane der oberen

Extremität genadelt werden. Darüber hinaus können auch Nadeln simultan an der oberen und unteren Extremität, in unterschiedlichen Kombinationen, gesetzt werden. Als besonders effizient hat sich die Kombination von Lu + Di + Le erwiesen. Durch die Strategie „Spiegelung der betroffenen unteren Extremität auf eine kontralaterale Extremität" ergeben sich als zu nadelnde Punkte wiederum die *Ho*-Punkte Le 8, Lu 5, Di 11.

Wenn mit den o. g. Punkten in einigen Fällen nicht der gewünschte Erfolg zu erzielen ist, können zusätzlich andere Punkte genadelt werden, welche nicht immer als balancierende Punkte zu kategorisieren sind und nicht nur bei Affektionen der Knieregion, sondern darüber hinaus auch bei Affektionen anderer Regionen genadelt werden können.

Le 2 ist der Feuerpunkt an einem Holz-Meridian. Als solcher kann er von Kälte betroffene Areale mit Wärme versorgen, vor allem bei *Yang*-Mangel und Arthrose.

Le 3 deshalb, weil er nach System 3 den Gb-Meridian und nach System 6 (der Meridian balanciert sich selbst) den betroffenen Le-Meridian beeinflusst. Darüber hinaus ist Le 3 der am stärksten *Qi* und *Xue* bewegende Punkt. Hier kann die Nadelung auch tief bis in den Bereich von Ni 1 an der Fußsohle erfolgen. Als Erdepunkt an einem Holzmeridian ist er indiziert bei Feuchtigkeit im Rahmen von Weichteilschwellungen, Gelenksergüssen, Sehnenscheidenentzündungen, und am Kniegelenk vor allem auch bei Baker-Zyste.

Pc 6 liegt in einem von Sehnen dominierten Gebiet und hat daher Einfluss auf die sehnigen Strukturen nicht nur des Kniegelenkes.

Di 11 balanciert nach System 1 den Ma-Meridian, nach System 2 den Le-Meridian und nach System 4 den Ni-Meridian.

Gb 41 + 3E 5 sind indiziert bei allen Gelenkaffektionen, und sie schalten die außerordentlichen Meridiane *DaiMai* und *YangWeiMai* ein. Der Gb-Meridian ba-

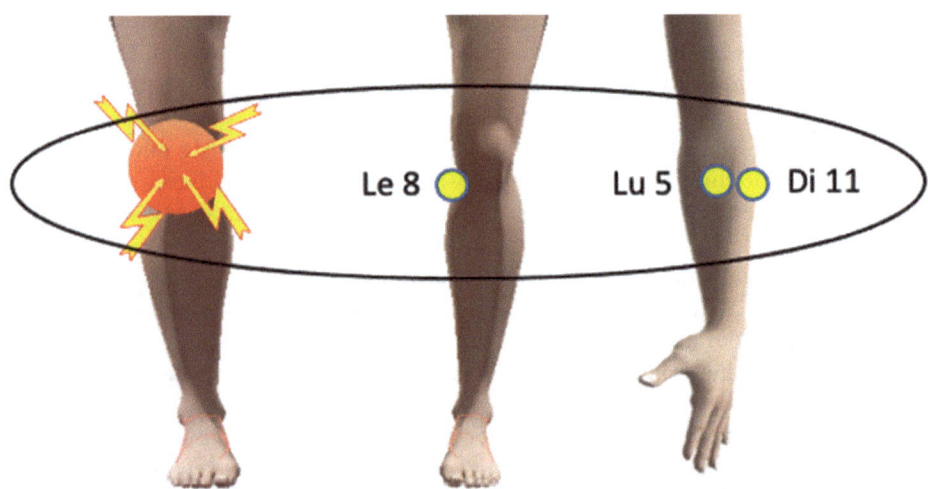

◨ **Abb. 4.11**   Knieschmerz, gesamtes Knie betroffen

lanciert nach System 3 den Le-Meridian und nach System 6 sich selbst. Der 3E-Meridian balanciert die betroffenen Meridiane von Gb, Ni und Mi.

JianZhong **44.06** ist ein von *Master Tung* empfohlener Punkt bei Kniebeschwerden. Er liegt am Di-Meridian, in der Mitte des M. deltoideus.

XinMen **33.12**, ebenfalls ein Punkt nach *Master Tung*, liegt am Dü-Meridian 1,5 cun distal von Dü 8. Er ist lokal balancierend für Symptome an den Meridianen von Mi, Le und Bl.

Gb 39 ist der Meisterpunkt für das Mark und ist als solcher indiziert bei den häufig nicht nur im Bereich des Kniegelenkes anzutreffenden Knochenmarksödemen.

4.7 Sprunggelenk

Am Sprunggelenk muss unterschieden werden zwischen den Bereichen anterior, lateral und medial.

Die Therapie erfolgt am einfachsten am kontralateralen Handgelenk, entsprechend der Strategie „normale Spiegelung der betroffenen unteren Extremität auf die kontralaterale obere Extremität".

- Bei Symptomen am **Sprunggelenk anterior** ist lediglich der Ma-Meridian betroffen. Die Balance erfolgt durch handgelenksnahe *ashi*-Punkte am Di- oder PC-Meridian (Di 5, Pc 7).
- Bei Symptomen am **Sprunggelenk lateral** ist meist der Gb-Meridian betroffen. Man wird sich für einen *ashi*-Punkt im Bereich des Handgelenks am 3E- oder He-Meridian (3E 4, He 7) entscheiden. Falls auch der Bl-Meridian betroffen ist, muss ein Punkt am Dü- oder Lu-Meridian dazu genommen werden (*ashi* Dü 5, Lu 9)
- Bei Symptomen am **Sprunggelenk medial** sind die *Yin*-Meridiane der unteren Extremität, die Meridiane von Mi, Ni, und Le betroffen. 2 Meridiane müssen als balancierende Meridiane gewählt werden. Es bieten sich an Di + 3E oder PC + He oder Di + PC oder Dü + He etc., jeweils *ashi*-Punkte im Bereich des Handgelenks.

4.8 Achillodynie

Bei Achillodynie sind die Meridiane von Blase und Niere betroffen. Die balancierenden Meridiane ergeben sich aus der Meridian-System-Matrix, nach System 1 Dü und He, nach System 4 Di und Lu. In beiden Fällen umgeben die balancierenden Meridiane jeweils eine Sehne. Das ist ein gutes Abbild des betroffenen Körperteils, die anatomische Ähnlichkeit zum betroffenen Gebiet ist hier sehr groß. Den Meridianen von Dü und He – System 1 – ist der Vorzug zu geben, da es sich um hintere Meridiane handelt, genauso wie auch die betroffenen Meridiane von Bl und Ni hintere Meridiane sind. Die Ermittlung der zu stechenden Punkte erfolgt durch die Strategie „Normale Spiegelung der betroffenen unteren Extremität auf die obere Extremität der Gegenseite". Es ergibt sich auf der ulnaren Seite der Sehne des M. flexor carpi ulnaris ein zu nadelndes Areal ausgehend von Dü 5 bis zu ca. 4 cm proximal davon, auf der anderen Seite der Sehne ein Areal zwischen He 7 und He 4.

4.9 Fersenschmerz, Fersensporn

Bei Schmerzen an der Ferse, oft verursacht durch einen Fersensporn, sind die Meridiane von Mi, Bl und Ni beteiligt.

Bei Anwendung der Strategie „Spiegelung der unteren Extremität auf die obere Extremität" ergeben sich zu stechende Punkte an den Handballen – diese entsprechen der Ferse – an den Meridianen von Lu, Dü und He. Die Lokalisation dieser Punkte entspricht den *Master Tung*-Punkten *MuGuan* und *Gu Guan*.

4.10 Fingergelenke, Zehengelenke

Bei Beschwerden an den Fingergelenken – z. B. Schmerz, Schwellung, Rötung, etwa bei arthrotischen oder entzündlich-rheumatischen Erkrankungen – wird nicht meridianbezogen, sondern bezogen auf Regionen therapiert. So werden etwa Schmerzen an der radialen Seite des 3. Fingers durch Nadelung an der medialen Seite der kontralateralen oder – je nachdem, wo *ashi*-Punkte gefunden werden – der ipsilateralen 3. Zehe behandelt.

Schmerzen am Grundgelenk der rechten Großzehe erfordern eine Nadelung am Grundgelenk des linken oder rechten Daumens.

Literatur

Kendall D (2002) Dao of Chinese medicine. Oxford University Press, New York

Weiterführende Literatur

Chuan-Min W (2014) Introduction to Tung's acupuncture. Institute Publications, Lombard
Maciocia G (2008) Grundlagen der chinesischen Medizin. Elsevier, München
McCann H, Ross H (2015) Practical atlas of Tung's acupuncture. Müller & Steinicke, München
Ross H, Winarto F (2008) Die Balance-Methode in der Akupunktur. Müller & Steinicke, München
Tan R (2007) Acupuncture 1, 2, 3. Richard Teh-Fu Tan. OMD & LAc., San Diego. http://www.drtanshow.com/books.htm
Whisnant B, Bleecker D (2015) Treat back pain distally. Draycott Publishing, Plano

Therapeutische Optionen mittels globaler Balance, Einsatz der Strategien von Spiegelung und Abbild

Inhaltsverzeichnis

5.1 Grundlagen und Prinzip

Wenn bisher der Begriff „Balance" genannt wurde, so stand dieser Begriff immer für eine **lokale** Balance. Im Folgenden wird der Begriff der **globalen** Balance eingeführt.

> Lokale Probleme können mittels lokaler Balance behandelt werden. Probleme, die nicht auf eine Lokalisation (auf ein lokalisierbares Gebiet) beschränkt sind, oder Probleme, die mehrere Funktionskreise betreffen, oder funktionelle Probleme verlangen dagegen nach einer globalen Balance.

Globale Balance　Eine globale Balance muss 2 Kriterien erfüllen: Sie muss sowohl dynamisch als auch statisch sein.

Dynamische Balance　Die dynamische Balance ist eine dynamische *Yin-Yang*-Balance. *Yin*-Meridiane und *Yang*-Meridiane werden an den Extremitäten so verteilt, dass sie sich dynamisch beeinflussen. Dies geschieht in Form von diagonalen Achsen (dynamische Achsen), einer diagonalen *Yin*-Achse und einer diagonalen *Yang*-Achse. Das bedeutet, *Yin*-Meridiane an der rechten oberen und der linken unteren Extremität, *Yang*-Meridiane an der linken oberen und der rechten unteren Extremität, oder umgekehrt (◘ Abb. 5.1).

Statische Balance　Wenn ein Architekt ein Haus oder eine Brücke plant, so muss er – damit das Bauwerk stabil ist und nicht in sich zusammenbricht – bestimmte statische Regeln berücksichtigen. Das Bauwerk benötigt ein stabiles Gerüst. Dieses wird erreicht, indem sich die Bauteile gegenseitig abstützen. Dieses stabile Gerüst

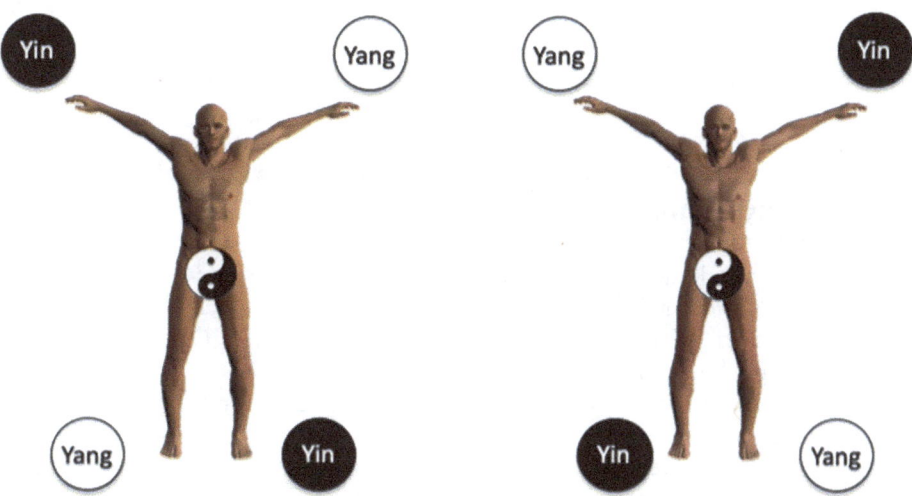

◘ **Abb. 5.1**　Dynamische Balance

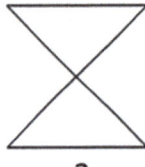 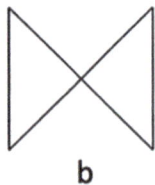 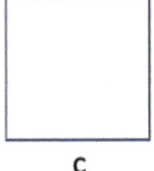 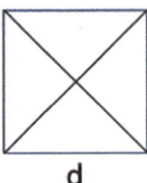

▫ Abb. 5.2   Statische Balance, 4 Möglichkeiten

5

wird in der Akupunktur durch eine entsprechende Anordnung der Meridiane erreicht, welche sich gegenseitig balancieren müssen. *Yin-* und *Yang-*Meridiane müssen auf den Extremitäten so verteilt sein, dass sie sich – entsprechend einer statischen Balance – gegenseitig balancieren, entsprechend der „Balance zwischen Meridianen". Diese ist in der „Meridian-System-Matrix" ersichtlich (▶ Abschn. 2.2, ▶ Tab. 2.2).

Es gibt 4 Möglichkeiten, ein stabiles Gerüst/stabile Balance zu erreichen, schematisch dargestellt als a, b, c und d in ▫ Abb. 5.2.

Im Prinzip bleibt das schrittweise Vorgehen das gleiche wie bei der lokalen Balance:

1. Schritt   Diagnose (welcher Meridian/welche Meridiane ist/sind betroffen?).

2. Schritt   Balancierende Meridiane werden so gewählt, dass sie den Kriterien einer globalen Balance entsprechen. Die Auswahl der in Frage kommenden balancierenden Meridiane erfolgt an Hand der Meridian-System-Matrix ▶ Tab. 2.2.

3. Schritt   Punkte werden ermittelt durch Spiegelung oder Abbild (▶ Abschn. 2.3).

Die globale Balance kommt zur Anwendung im Rahmen von diversen Strategien, die im Folgenden näher besprochen werden. Alle diese Strategien sind den Forschungen von *Dr. Richard Tan* zu verdanken. Er hat sie in jahrelanger Tätigkeit erarbeitet und ihre Effektivität an vielen Tausenden Patienten überprüft.

5.1.1 Der Große Meridianzyklus (Meridianuhr), 3 Subzyklen, 3 Syndrome, 12 Muster

Die 12 Hauptmeridiane *Jing Mai* folgen einander in einer festen Reihenfolge gemäß den Bedingungen der Meridianuhr (▫ Abb. 5.3). Es handelt sich um eine zyklische Bewegung, wobei jeder Meridian und das ihm zugeordnete Organ ein Energiemaximum von 2 h haben.

Innerhalb dieses großen Zyklus, welcher der Meridianuhr entspricht, gibt es 3 Subzyklen, die jeweils aus 4 Meridianen bestehen. Diese Subzyklen werden sichtbar, wenn wir die 12 Meridiane der Meridianuhr nicht nur auf einem großen Kreis, sondern auf zwei Kreisen darstellen. Die *Yin-*Meridiane auf einem inneren, kleineren Kreis und die *Yang-*Meridiane auf einem äußeren, größeren Kreis. Mit anderen Worten: Die *Yang-*Meridiane bleiben auf dem großen Kreis der Meridianuhr, und

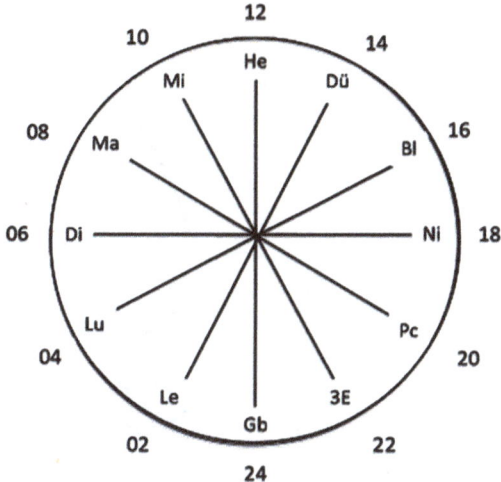

Abb. 5.3 Meridianuhr

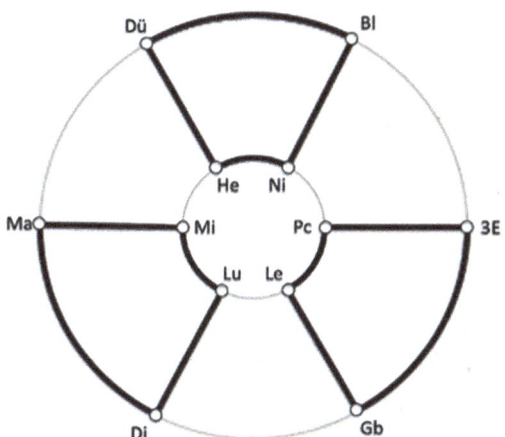

Abb. 5.4 Yang-Meridiane außen, Yin-Meridiane innen, 3 Subzyklen

die *Yin*-Meridiane verschieben sich nach innen auf einen kleineren, konzentrischen Kreis. Daraus ergeben sich drei Subzyklen, deren jeder aus vier Meridianen besteht (■ Abb. 5.4).

Auf den 4 Meridianen eines Subzyklus finden wir oft Symptome, die miteinander in Zusammenhang stehen und dann als „Muster" bezeichnet werden. Kann ein solches Muster identifiziert werden, erfolgt die Nadelung an den Meridianen, die dem Muster entsprechen. Insgesamt ergeben sich vorerst 9 mögliche Muster (■ Abb. 5.5).

Die 3 Subzyklen bzw. ihre jeweiligen Meridiane bilden den vorderen, hinteren, und seitliche Meridianumlauf. Darüber hinaus stehen die 4 Meridiane eines jeden Subzyklus in besonderen Beziehungen zueinander.

5

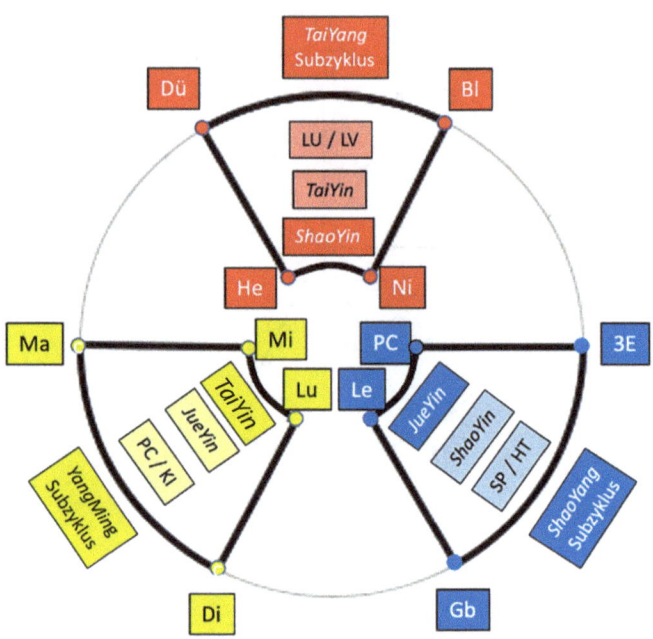

■ **Abb. 5.5**   Die 3 Subzyklen und 9 Muster

Der **TaiYin-YangMing-Subzyklus** wird durch die Meridiane des vorderen Meridianumlaufes Lu-Di-Mi-Ma gebildet.

Die Meridiane Lu und Mi (*TaiYin*-Meridiane) und die Meridiane Di und Ma (*YangMing*-Meridiane) sind oben-unten korrespondierende Meridiane.

Die Meridiane von Lu und Di sowie die Meridiane von Mi und Ma sind außen-innen gekoppelte Meridiane.

Die Meridiane des Elements Erde (Mi und Ma) stehen mit den Meridianen des Elements Metall (Lu und Di) in der Beziehung des *Sheng*-Zyklus (Mutter-Kind-Zyklus).

Es gibt noch ein weiteres wichtiges Faktum zu berücksichtigen. Anstatt die *YangMing*-Meridiane (Di, Ma) mit den *TaiYin*-Meridianen (Lu, Mi) zu kombinieren, ist es auch möglich, *YangMing* (Di, Ma) mit *JueYin* (Pc, Le) oder mit Pc/Ni zu kombinieren. Dies führt zu drei Mustern, denen die *YangMing*-Meridiane (Di, Ma) gemeinsam sind. Diese drei Muster sind das **TaiYin-YangMing-Muster,** das **JueYin-YangMing-Muster** und das **Pc/Ni-YangMing-Muster.** Zusammen bezeichnen wir sie als die drei Muster des **YangMing-Syndroms.**

Der **ShaoYin-TaiYang-Subzyklus** wird durch die Meridiane des hinteren Meridianumlaufes He-Dü-Ni-Bl gebildet.

Die Meridiane He und Ni (*ShaoYin*-Meridiane) und die Meridiane Dü und Bl (*TaiYang*-Meridiane) sind oben-unten korrespondierende Meridiane.

Die Meridiane He und Dü sowie die Meridiane Ni und Bl sind außen-innen gekoppelte Meridiane.

Die Meridiane des Feuerelements (He und Dü) stehen in der Beziehung des *Ke*-Zyklus (Großmutter-Enkel-Zyklus) zu den Meridianen des Wasserelements (Ni und Bl).

Anstatt die *Tai Yang*-Meridiane (Dü, Bl) mit den *Shao Yin*-Meridianen (He, Ni) zu kombinieren, ist es auch möglich, die *Tai Yang*-Meridiane (Dü, Bl) mit den *Tai Yin*-Meridianen (Lu, Mi) oder mit den Meridianen von Lu und Le zu kombinieren. Dies führt wiederum zu 3 Mustern, denen die *Tai Yang*-Meridiane (Dü, Bl) gemeinsam sind. Diese drei Muster sind das **Shao Yin-*Tai Yang*-Muster**, das ***Tai Yin*-*Tai Yang*-Muster** und das **Lu/Le-*Tai Yang*-Muster**. Zusammen bezeichnen wir sie als die drei Muster des ***Tai Yang*-Syndroms**.

Der ***Jue Yin*-*Shao Yang*-Subzyklus** wird durch die Meridiane des mittleren Meridianumlaufes gebildet, Pc-3E-Le-Gb.

Die Meridiane von Pc und Le (*Jue Yin*-Meridiane) und die Meridiane von 3E und Gb (*Shao Yang*-Meridiane) sind oben-unten korrespondierende Meridiane.

Die Meridiane von Pc und 3E sowie die Meridiane von Le und Gb sind außen-innen gekoppelte Meridiane.

Die Meridiane des Holzelements (Le und Gb) stehen zu den Meridianen des Feuerelementes (Pc und 3E) in der Beziehung des *Sheng*-Zyklus.

Anstelle der Kombination der *Shao Yang*-Meridiane (3E, Gb) mit den *Jue Yin*-Meridianen (Pc, Le) ist es auch möglich, die *Shao Yang*-Meridiane (3E, Gb) mit den *Shao Yin*-Meridianen (He, Ni) oder mit den Meridianen von He und Mi zu kombinieren. Dies führt wiederum zu drei Mustern, denen die *Shao Yang*-Meridiane (3E, Gb) gemeinsam sind. Diese drei Muster sind das ***Jue Yin*-*Shao Yang*-Muster**, das **Shao Yin-*Shao Yang*-Muster** und das **He/Mi-*Shao Yang*-Muster**. Zusammen bezeichnen wir sie als die drei Muster des ***Shao Yang*-Syndroms**.

Darüber hinaus lassen sich in der Darstellung der drei aus der Meridianuhr abgeleiteten Syndrome und Muster die folgenden drei diagonalen Achsen lokalisieren (◘ Abb. 5.6). Die auf den 3 Achsen lokalisierten Meridiane bilden die 3 Achsen-Muster oder Element-Muster.

Die Achse der Erde besteht aus den Meridianen Mi, Ma, Pc und 3E. Diese Meridiane bilden das ***Tu/Huo*-Muster**.

Die Achse des Wassers besteht aus den Meridianen Ni, Bl, Lu und Di. Diese Meridiane bilden das ***Shui/Jin*-Muster**.

Die Achse des Feuers besteht aus den Meridianen He, Dü, Le und Gb, die das ***Huo/Mu*-Muster** bilden.

In ◘ Abb. 5.7 findet sich eine Auflistung der insgesamt 12 möglichen Muster in tabellarischer Form.

5.1.2 Wahl des geeigneten Musters

Es gibt 12 Muster und viele Patienten, jeder von ihnen ist individuell. Für jeden einzelnen Patienten müssen wir das Muster finden, das am besten zu seiner Individualität passt. Angesichts dieser Fülle an Individuen scheinen 12 Muster nicht sehr viel zu sein, und doch ist es möglich, mit diesen nur 12 Mustern das Auslangen zu finden. Das ist möglich, wenn wir alle Symptome und Befunde detailliert erfragen

5

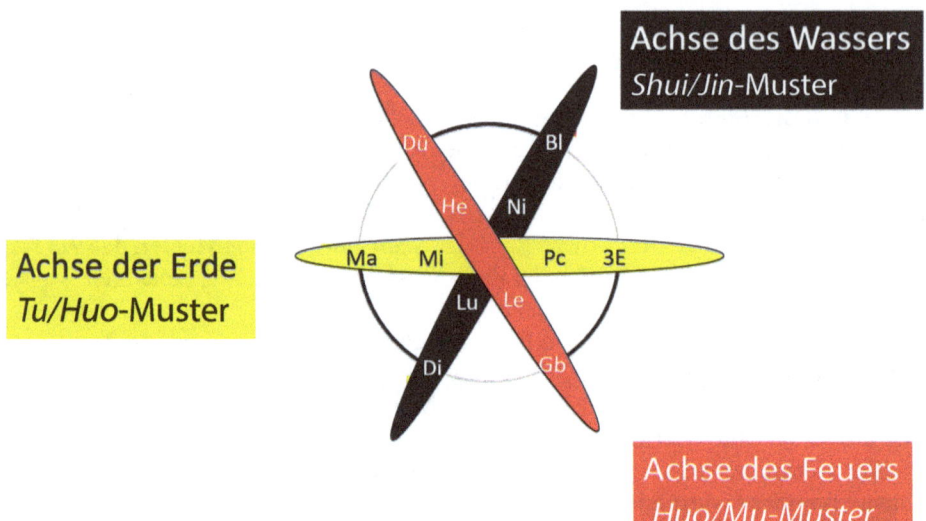

Achse des Wassers
Shui/Jin-Muster

Achse der Erde
Tu/Huo-Muster

Achse des Feuers
Huo/Mu-Muster

◼ **Abb. 5.6** Die 3 Achsen- oder Element-Muster

und berücksichtigen. Dazu gehört eine genaue Anamnese – hier müssen wir nicht nur nach somatischen, sondern auch nach psycho-emotionalen Symptomen, Schlafgewohnheiten, Stuhlgang und anderem fragen – sowie die Befunde der Zungen- und Pulsdiagnose. Sobald wir dies getan haben, stehen wir vor einer Vielzahl von Befunden, die den Weg zu einer bestimmten TCM-Diagnose weisen. Im Rahmen der Balance-Akupunktur werden wir diese TCM-Diagnose berücksichtigen, wichtiger jedoch ist eine für Therapie mittels Akupunktur geeignete Diagnose. Der TCM-Therapeut arbeitet mit Kräutern, der Akupunkteur mit Akupunkturpunkten, die auf Meridianen liegen. Deshalb müssen wir die Diagnose in Form von betroffenen Meridianen stellen. Die Therapie erfolgt dann durch das Nadeln von Akupunkturpunkten, die auf 4 einander balancierenden Meridianen liegen und gemeinsam eines der 12 Muster bilden.

Letztendes gilt es jedoch die Entscheidung zu treffen, welches Muster für den individuellen Patienten am geeignetsten erscheint. Ein gangbarer Weg ist die Beantwortung der Frage

> ❯ Welcher Meridian/welche Meridiane ziehen durch oder über das Symptomgebiet?

Hier ist es von Vorteil, zwischen Symptomen an der Vorderseite des Körpers, solchen seitlich am Körper, und solchen an der Hinterseite des Körpers zu differenzieren. Befindet sich das Symptom frontal, lateral, oder dorsal am Körper? (◼ Abb. 5.8).

> ❯ **Wichtig**
> Symptome an der Vorderseite des Körpers (frontal) weisen uns zu den Meridianen von Di und Ma, und somit zum *YangMing*-Syndrom.

YangMing-Syndrom

TaiYin-YangMing-Muster	Lu, Mi, Di, Ma
JueYin-YangMing-Muster	Pc, Le, Di, Ma
Pc/Ni-YangMing-Muster	Pc, Ni, Di, Ma

TaiYang-Syndrom

ShaoYin-TaiYang-Muster	He, Ni, Dü, Bl
TaiYin-TaiYang-Muster	Lu, Mi, Dü, Bl
Lu/Le-TaiYang-Muster	Lu, Le, Dü, Bl

ShaoYang-Syndrom

JueYin-ShaoYang-Muster	Pc, Le, 3E, Gb
ShaoYin-ShaoYang-Muster	He, Ni, 3E, Gb
He/Mi-ShaoYang-Muster	He, Mi, 3E, Gb

Achsen/Element Muster

Tu/Huo-Muster	Ma, Mi, 3E, Pc
Shui/Jin-Muster	Bl, Ni, Lu, Di
Huo/Mu-Muster	Dü, He, Le, Gb

■ **Abb. 5.7** Die 12 Muster in tabellarischer Darstellung

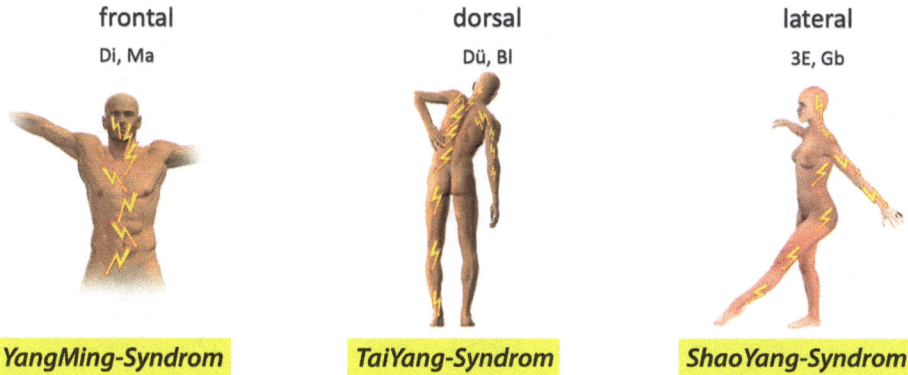

frontal	dorsal	lateral
Di, Ma	Dü, Bl	3E, Gb

YangMing-Syndrom   **TaiYang-Syndrom**   **ShaoYang-Syndrom**

■ **Abb. 5.8** Symptome am Körper frontal, dorsal, oder lateral

> Symptome an der Hinterseite des Körpers (dorsal) weisen uns zu den Meridia-
> nen von Dü und Bl, und somit zum *TaiYang*-**Syndrom.**
>
> Symptome seitlich am Körper (lateral) weisen uns zu den Meridianen von 3E
> und Gb, und somit zum *ShaoYang*-**Syndrom.**

Nachdem eines der 3 möglichen Syndrome erkannt ist, muss noch jeweils eines der
3 möglichen Syndrom-Muster differenziert werden. Dies erfolgt durch Beantwortung der Frage, welche *Yin*-Meridiane am besten zum jeweiligen Patienten passen.
Die 3 möglichen Achsen- oder Element-Muster sollten ebenfalls in die differential-
diagnostischen Überlegungen mit einbezogen werden.

Das geschilderte Vorgehen eignet sich insbesondere bei Vorliegen von muskuloskelettalen Beschwerden im Sinne von äußeren Erkrankungen, aber auch bei
Organerkrankungen im Sinne von inneren Erkrankungen. Bei psycho-emotionalen
Dysbalancen sollte das Hauptaugenmerk auf die Wahl der *Yin*-Meridiane gelenkt
werden. Immer ist jedoch zu bedenken, dass somatische Probleme und psycho-
emotionale Dysbalancen kombiniert auftreten, wobei eine der beiden Symptom-
gruppen im Vordergrund stehen mag. Psycho-emotionale Dysbalancen treten oft
desto mehr in den Vordergrund, je länger die Erkrankung besteht.

5.2 Das *YangMing*-Syndrom – Therapie von Symptomen an der Vorderseite des Kopfes

Symptome Das *YangMing*-Syndrom umfasst Symptome, welche an der Vorder-
seite des Kopfes im Gebiet der *YangMing*-Meridiane (Di und Ma) auftreten
(▪ Abb. 5.9). Eine häufige – durch globale Balance und die Strategie „Abbild des
Kopfes auf die Extremitäten" behandelbare – Erscheinungsform des *YangMing*-
Syndroms sind Allergien im Bereich von Auge, Nase, Rachen und Kehlkopf, aber
auch Atemwegsinfekte in diesem Bereich sowie Akne sind geeignete Indikationen.
▪ Abb. 5.9 zeigt die in Frage kommenden Indikationen und das Symptomgebiet.
▪ Abb. 5.10 zeigt die betroffenen und balancierenden Meridiane als Meridian-
System-Matrix.

Die betroffenen Meridiane Ma und Di sind gleichzeitig auch – nach System 1,
5 und 6 – balancierende Meridiane. Zusätzlich müssen noch 2 *Yin*-Meridiane so gewählt werden, dass sich eine globale Balance (dynamisch und statisch) ergibt.

Innerhalb des *YangMing*-Syndroms werden 3 Muster unterschieden. In jedem
dieser Muster sind die *YangMing*-Meridiane (Ma und Di) als betroffene und gleichzeitig balancierende Meridiane vertreten. Die Muster unterscheiden sich aber
durch die Wahl der jeweiligen *Yin*-Meridiane.

Die 3 Muster des *YangMing*-Syndroms
- *TaiYin-YangMing*-Muster
- *JueYin-YangMing*-Muster
- Pc/Ni-*YangMing*-Muster

5.2 · Das *YangMing*-Syndrom – Therapie von Symptomen an der...

91

5

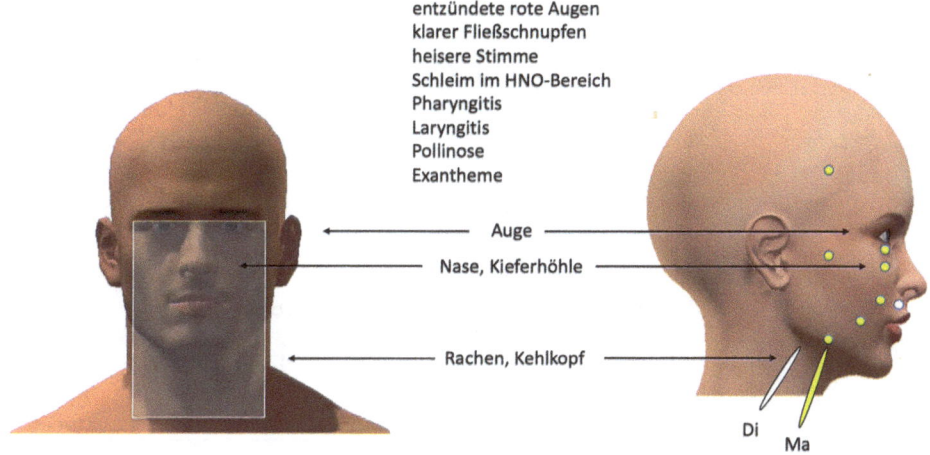

entzündete rote Augen
klarer Fließschnupfen
heisere Stimme
Schleim im HNO-Bereich
Pharyngitis
Laryngitis
Pollinose
Exantheme

Auge

Nase, Kieferhöhle

Rachen, Kehlkopf

Di

Ma

◻ **Abb. 5.9** *YangMing*-Syndrom, Symptomgebiet und Indikationen

YangMing-Syndrom						
Jing Mai	System 1	System 2	System 3	System 4	System 5	System 6
Di	Ma	Le	Lu	Ni	Ma	Di
Ma	Di	Pc	Mi	Pc	Di	Ma

◻ **Abb. 5.10** *YangMing*-Syndrom, Meridian-System-Matrix

5.2.1 *TaiYin-YangMing*-Muster

Das *Tai Yin-Yang Ming*-Muster ist am häufigsten anzutreffen. Es macht etwa drei Viertel aller *Yang Ming*-Syndrome aus.

Symptome Die Symptomatik wird dominiert von Feuchtigkeit, Schleim, Ödem, Schwellung. Der Puls ist oberflächlich und kann schlüpfrig sein.

Die Meridiane von Di und Ma sind vorgegeben, da sie die betroffenen Meridiane sind und sich gleichzeitig auch gegenseitig balancieren. Die vier Meridiane des Musters (Lu, Mi, Di, Ma) werden entsprechend den Forderungen nach dynamischen Achsen und eines stabilen Musters angeordnet. An einer oberen Extremität – ob links oder rechts ist unerheblich – werden also Punkte des Di-Meridians genadelt. Um eine in das Konzept der globalen Balance passende *Yang*-Diagonale zu erhalten, muss der Ma-Meridian an der kontralateralen unteren Extremität gewählt werden.

An der noch freien linken oberen Extremität muss einer der 3 *Yin*-Meridiane der oberen Extremität gewählt werden. Der zu wählende Meridian muss gemeinsam mit den anderen Meridianen ein stabiles Muster ergeben, und er soll zum Krankheitsbild passen. Diese Anforderungen erfüllt der Lu-Meridian. Um zwischen linker oberer und rechter unterer Extremität eine *Yin*-Diagonale zu erhalten, muss auch an der rechten unteren Extremität ein *Yin*-Meridian gewählt werden.

5

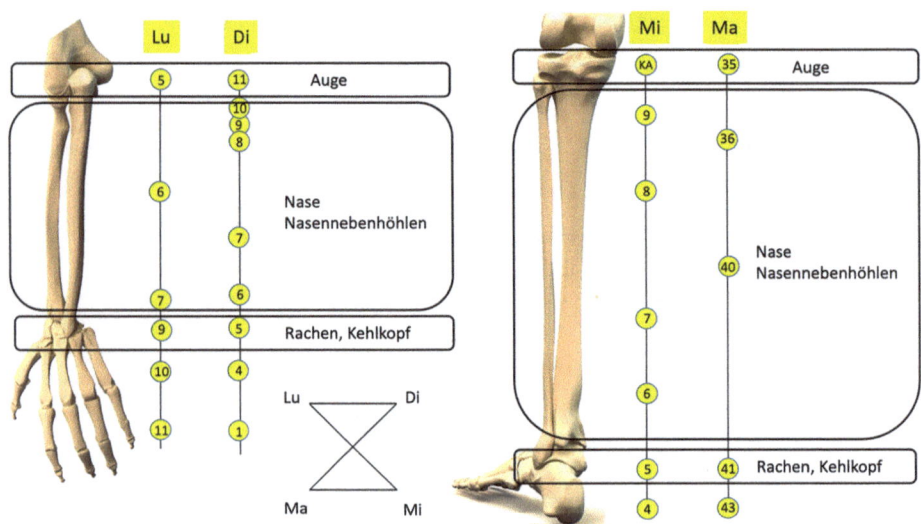

◻ **Abb. 5.11** *Tai Yin-Yang Ming*-Muster, zu nadelnde Areale und Punkte. (Mod. nach iStock-476830985)

Zum Krankheitsbild (Ödem, Schleim, Schwellung) passt der Mi-Meridian, und gemeinsam mit den anderen Meridianen ergibt sich ein stabiles Muster (◻ Abb. 5.11).

Durch diese Verteilung der *Yin*- und *Yang*-Meridiane auf die Extremitäten ist nun nicht nur eine dynamische, sondern auch eine statische Balance – Möglichkeit a in ◻ Abb. 5.2 – erreicht.

Die Auswahl der Punkte erfolgt durch die Strategie „Abbild der Extremitäten auf den Kopf". Dabei projiziert sich das Auge auf Ellbogen und Knie, Nase und Nasennebenhöhlen auf Unterarm und Unterschenkel, Rachen und Kehlkopf auf die Region von Handgelenk und Sprunggelenk. Die entsprechend der jeweilig anzutreffenden Symptomatik zu nadelnden Areale und Punkte sind in ◻ Abb. 5.11 dargestellt.

Bei Symptomen am Auge sind an den Meridianen des *Tai Yin- Yang Ming*-Musters (Lu, Mi, Di, Ma) Punkte im Bereich des Ellbogengelenkes bzw. Punkte im Bereich des Kniegelenkes zu nadeln (Lu 5, Di 11, mediales Knieauge, laterales Knieauge/Ma 35. Bei Symptomen an Nase und Nasennebenhöhlen sind *ashi*-Punkte an den Meridianen von Lu, Di, Mi, Ma am Unterarm bzw. am Unterschenkel zu nadeln. Bei Symptomen an Rachen und Kehlkopf sind Punkte an den genannten Meridianen im Bereich von Handgelenk bzw. Sprunggelenk zu nadeln.

5.2.2 **JueYin-YangMing-Muster**

Symptome Zusätzlich zu den Symptomen der Allergie im *Yang Ming*-Bereich des Kopfes besteht eine mit dem Le-Meridian in Zusammenhang zu bringende Symptomatik, wie etwa muskuläre Verspannungen im Bereich des Schultergürtels oder des

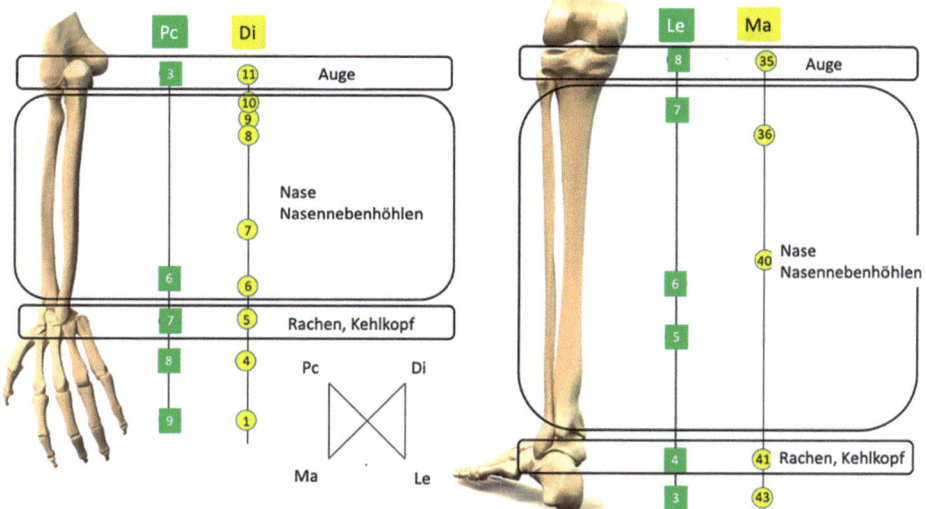

◼ Abb. 5.12 *JueYin-YangMing*-Muster, zu nadelnde Areale und Punkte. (Mod. nach iStock-476830985)

unteren Rückens, abdominelle Symptome, PMS, Stress, Hypertonie, Kopfschmerz, Asthma, sowie eine durch Anspannung und Frustration geprägte psychoemotionale Dysbalance mit Neigung zu emotionalen Ausbrüchen. Die entsprechende TCM-Diagnose lautet Le-*Qi*-Stagnation. Der Puls ist oft saitenförmig.

Hier kommen anstelle der *TaiYin*-Meridiane (Lu, Mi) die *JueYin*-Meridiane (Pc, Le) zum Einsatz. Dadurch ergibt sich auch eine andere Statik, Möglichkeit b in ◼ Abb. 5.2. Die vier Meridiane des Musters (Pc, Le, Di, Ma) werden entsprechend den Forderungen nach dynamischen Achsen und eines stabilen Musters angeordnet (◼ Abb. 5.12). Die zu nadelnden Punkte ergeben sich in Analogie zum *TaiYin-YangMing*-Muster.

Bei Symptomen am Auge sind an den Meridianen des *JueYin-YangMing*-Musters (Pc, Le, Di, Ma) Punkte im Bereich des Ellbogengelenkes bzw. Punkte im Bereich des Kniegelenkes zu nadeln, bei Symptomen an Nase und Nasennebenhöhlen sind Punkte am Unterarm bzw. Punkte am Unterschenkel zu nadeln, bei Symptomen an Rachen und Kehlkopf sind Punkte im Bereich von Handgelenk bzw. Sprunggelenk zu nadeln.

5.2.3 Pc/Ni-*YangMing*-Muster

Symptome Neben den allergiespezifischen Symptomen im *YangMing*-Bereich des Kopfes findet sich die vielfältige Symptomatik einer Schwäche im Funktionskreis Niere, z. B. Knochenschmerzen (Osteoporose), chronische Lumbalgie, chronisches Erschöpfungssyndrom, Tinnitus mit Bezug zur Niere, ängstlich gefärbte Depression, tiefer und schwacher Nierenpuls. Die entsprechende TCM-Diagnose lautet Schwäche der Nierenenergie (*Qi, Yin, Yang* oder *Jing*).

5

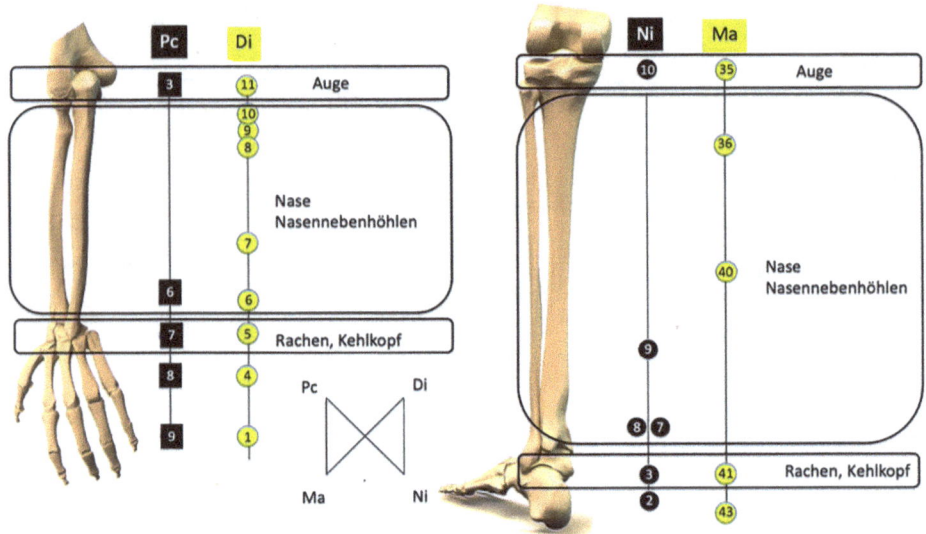

Abb. 5.13 Pc/Ni- *YangMing*-Muster, zu nadelnde Areale und Punkt. (Mod. nach iStock-476830985)

Das Pc/Ni- *YangMing*-Muster unterscheidet sich vom *Jue Yin- YangMing*-Muster lediglich durch die Wahl des Ni-Meridians anstelle des Le-Meridians, bei gleichbleibender Statik. Die vier Meridiane des Musters (Pc, Ni, Di, Ma) werden entsprechend den Forderungen nach dynamischen Achsen und eines stabilen Musters angeordnet (Abb. 5.13).

Bei Symptomen am Auge sind an den Meridianen des Pc/Ni- *YangMing*-Musters (Pc, Ni, Di, Ma) Punkte im Bereich des Ellbogengelenkes bzw. Punkte im Bereich des Kniegelenkes zu nadeln, bei Symptomen an Nase und Nasennebenhöhlen sind Punkte am Unterarm bzw. Punkte am Unterschenkel zu nadeln, bei Symptomen an Rachen und Kehlkopf sind Punkte im Bereich von Handgelenk bzw. Sprunggelenk zu nadeln.

5.3 Das *TaiYang*-Syndrom – Therapie von Symptomen an den dorsalen Arealen des Körpers

Symptome Das *Tai Yang*-Syndrom tritt klinisch in Erscheinung in Form von Schmerzen an der Rückseite des Körpers, im Bereich von Hinterkopf, Nacken, Schultergürtel und Rücken, eventuell auch mit Ausstrahlung des Schmerzes in eine Extremität entlang der Meridiane von Dü oder Bl (Abb. 5.14). Es handelt sich also um Symptome im Bereich der *Tai Yang*-Meridiane (Dü, Bl). Abb. 5.15 zeigt die Meridian-System-Matrix der betroffenen und balancierenden Meridiane.

Innerhalb des *Tai Yang*-Syndroms lassen sich wieder 3 Muster unterscheiden. In jedem Muster sind die *Tai Yang*-Meridiane (Dü, Bl) als betroffene und gleichzeitig

5.3 · Das *TaiYang*-Syndrom – Therapie von Symptomen an den...

95

5

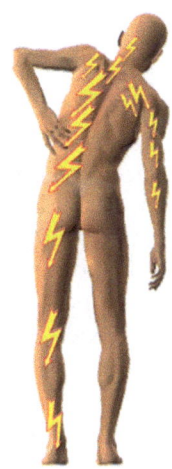

**TaiYang-Syndrom
Dü, Bl**

■ **Abb. 5.14**   *Tai Yang*-Syndrom, Schmerzen an der Rückseite des Körpers

TaiYang-Syndrom						
Jing Mai	System 1	System 2	System 3	System 4	System 5	System 6
Dü	Bl	Mi	He	Le	Bl	Dü
Bl	Dü	Lu	Ni	Lu	Dü	Bl

■ **Abb. 5.15**   *Tai Yang*-Syndrom, Meridian-System-Matrix

auch balancierende Meridiane vertreten. Die Muster unterscheiden sich aber durch die jeweiligen *Yin*- Meridiane.

> **Die 3 Muster des *TaiYang*-Syndroms**
> — *Shao Yin-Tai Yang*-Muster
> — *Tai Yin-Tai Yang*-Muster
> — Lu/Le-*Tai Yang*-Muster

Die Auswahl der Punkte erfolgt durch die Strategie „Abbild von Rumpf und Kopf auf die Extremitäten".

ShaoYin-TaiYang-Muster   Das *Shao Yin-Tai Yang*-Muster (He, Ni, Dü, Bl) ist das am häufigsten vorkommende der 3 Muster des *Tai Yang*-Syndroms. Die Symptomatik an den *Tai Yang*-Meridianen (Dü, Bl) ist in typischen Fällen kombiniert mit der vielfältigen Symptomatik einer Schwäche im Funktionskreis Niere, z. B. Knochenschmerzen (Osteoporose), chronisches Erschöpfungssyndrom, ME/CFS, Tinnitus mit Bezug zur Niere, tiefer und schwacher Nierenpuls. Die Inzidenz steht in positiver Korrelation zum Alter des Patienten. Die entsprechende TCM-Diagnose lautet Schwäche der Nierenenergie (*Qi, Yin, Yang* oder *Jing*). Eine meist zu findende psycho-emotionale Dysbalance äußert sich in Form von allgemeiner Unruhe, leerer Betriebsamkeit, Schlafstörung, ängstlich gefärbter Depression.

TaiYin-TaiYang-Muster   Was das *Tai Yin-Tai Yang*-Muster (Lu, Mi, Dü, Bl) betrifft, so treten zusätzlich zu den Symptomen des *Tai Yang*-Syndroms – Schmerzen im Bereich der *Tai Yang*-Meridiane Dünndarm und Blase – Anzeichen auf, die auf eine Beteiligung der *Tai Yin*-Meridiane Lu und Mi hinweisen. Dabei kann es sich um Feuchtigkeit, Schleim, Schweregefühl, katarrhalische Symptome, Ödeme, muskuläre Atrophie, und anderes mehr handeln. Ein psycho-emotionales Ungleichgewicht im Zusammenhang mit den *Tai Yin*-Meridianen Lu und Mi äußert sich in depressiven Symptomen mit Traurigkeit und Sorge, blockiertes Denken, Gedankenkreisen.

Lu/Le-*TaiYang*-Muster   Beim Lu/Le-*Tai Yang*-Muster (Lu, Le, Dü, Bl) treten zusätzlich zu den Symptomen des *Tai Yang*-Syndroms Anzeichen auf, die auf eine Beteiligung des Lebermeridians hinweisen. Die somatischen Symptome manifestieren sich an Sehnen und Muskeln in Form von Verspannung mit Stagnation des Leber-*Qi*, was auch der Grund für das häufig gleichzeitig auftretende psycho-emotionale Ungleichgewicht ist. Letzteres mag sich äußern in einem Gefühl von allgemeiner Blockiertheit, Unverstandenheit, Frustration, Neigung zu Aggression und Depression. Dieses Muster sollte bei Fibromyalgie-Syndrom und anderen rheumatologischen und autoimmunologischen Erkrankungen mit psycho-emotionaler Komponente berücksichtigt werden.

Aus klinischen und praktikablen Gründen wird im Folgenden unterschieden zwischen

- Symptome an der Rückseite im gesamten Bereich von Kopf und Rumpf
- Symptome an Hinterkopf, Nacken und Schultergürtel
- Symptome am unteren Rücken
- Symptome gleichzeitig am oberen und unteren Rücken.

5.3.1 Symptome an der Rückseite von Kopf und Rumpf

Hier sind wir konfrontiert mit Schmerzen im Bereich von Hinterkopf, Nacken, Schultergürtel, gesamter Rücken, inklusive Kreuzbein und Steißbein. Die zu nadelnden Punkte ergeben sich durch normales und gleichzeitig inverses Abbild der Extremitäten auf Kopf und Rumpf. Dadurch wird das gesamte Symptomgebiet auf die Extremitäten zwischen *Jing*-Brunnen-Punkt (1. Antiker Punkte) und *Ho*-Meer-Punkt (5. Antiker Punkt) abgebildet (◻ Abb. 5.16).

Um das gesamte betroffene Areal zu balancieren, sind an jedem der 4 Meridiane mindestens 4 Punkte zu nadeln, jeweils der *Jing*-Brunnen-Punkt (1. Antiker Punkt), der *Ho*-Meer-Punkt (5. Antiker Punkt), weiters 1 Punkt im Bereich des Handgelenkes bzw. Sprunggelenkes, sowie 1 Punkt am Unterarm bzw. Unterschenkel.

5.3 · Das *TaiYang*-Syndrom – Therapie von Symptomen an den...

97   **5**

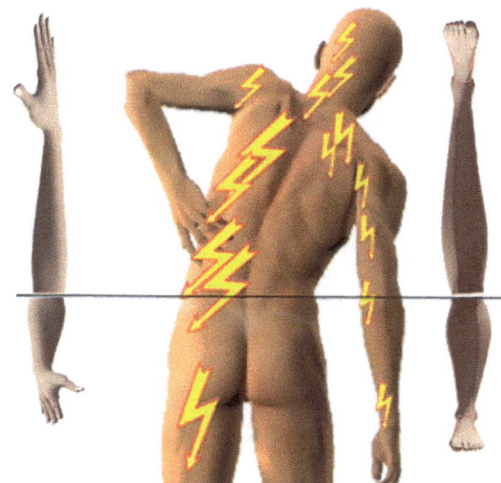

🔲 **Abb. 5.16**   *Tai Yang*-Syndrom, Symptome an der Rückseite von Kopf und Rumpf

5.3.1.1 *ShaoYin-TaiYang*-Muster

Um das gesamte betroffene Areal zu balancieren, sind an den 4 Meridiane des *Shao Yin-Tai Yang*-Musters (He, Ni, Dü, Bl) mindestens 4 Punkte zu nadeln. Diese Punkte sind: He 3, 3.5, 7, 9; Dü 1, 5, 7, 8; Ni 1, 3, 9, 10; Bl 40, 58, 60, 67 (🔲 Abb. 5.17).

5.3.1.2 *TaiYin-TaiYang*-Muster

Um das gesamte betroffene Areal zu balancieren, sind an 4 Meridiane des *Tai Yin-Tai Yang*-Musters (Lu, Mi, Dü, Bl) mindestens 4 Punkte zu nadeln. Diese Punkte sind: Lu 5, 6, 9, 11; Dü 1, 5, 7, 8; Mi 1, 5, 7, 9; Bl 40, 58, 60, 67 (🔲 Abb. 5.18).

5.3.1.3 *Lu/Le-TaiYang*-Muster

Um das gesamte betroffene Areal zu balancieren, sind an 4 Meridiane des Lu/Le-*Tai Yang*-Musters mindestens 4 Punkte zu nadeln. Diese Punkte sind: Lu 5, 6, 9, 11; Dü 1, 5, 7, 8; Le 1, 4, 6, 8; Bl 40, 58, 60, 67 (🔲 Abb. 5.19).

5.3.2 Symptome an Hinterkopf, Nacken und Schultergürtel

Beschränkt sich das Schmerzgebiet auf Hinterkopf, Nacken und Schultergürtel, kann die Punktfindung durch inverses Abbild der Extremitäten auf Kopf und Rumpf erfolgen. Symptomgebiet und Abbildungsareal sind kleiner, die Nadelanzahl reduziert sich auf Punkte zwischen Mittelhand und distalem Unterarm, bzw. auf Punkte zwischen Mittelfuß und distalem Unterschenkel (🔲 Abb. 5.20).

5.3.2.1 *ShaoYin-TaiYang*-Muster

An den Meridianen des *Shao Yin-Tai Yang*-Musters (He, Ni, Dü, Bl) sind jeweils Punkte im Bereich des Handgelenkes/Sprunggelenkes sowie im Bereich des distalen Unterarmes/Unterschenkels zu nadeln. Diese Punkte finden sich im Bereich

5

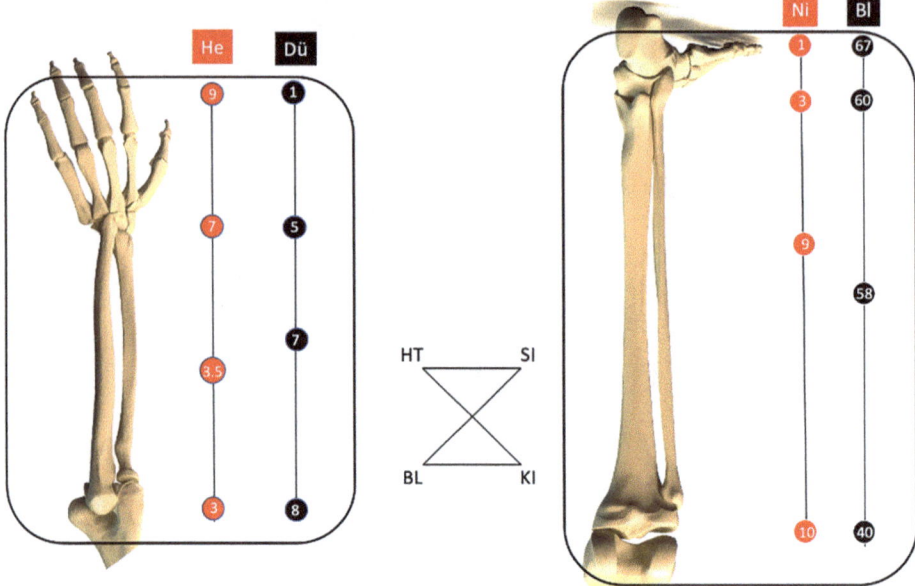

■ **Abb. 5.17** *Shao Yin-Tai Yang*-Muster, Symptom an der Rückseite von Kopf und Rumpf, zu nadelnde Areale und Punkte. (Mod. nach iStock-476830985)

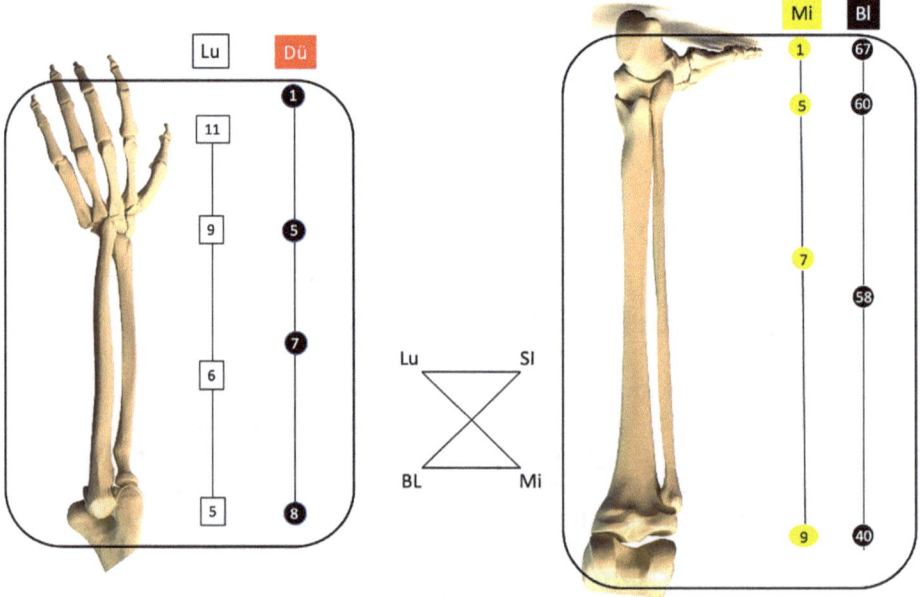

■ **Abb. 5.18** *Tai Yin-Tai Yang*-Muster, Symptome an der Rückseite von Kopf und Rumpf, zu nadelnde Areale und Punkte. (Mod. nach iStock-476830985)

5.3 · Das *TaiYang*-Syndrom – Therapie von Symptomen an den...

99

5

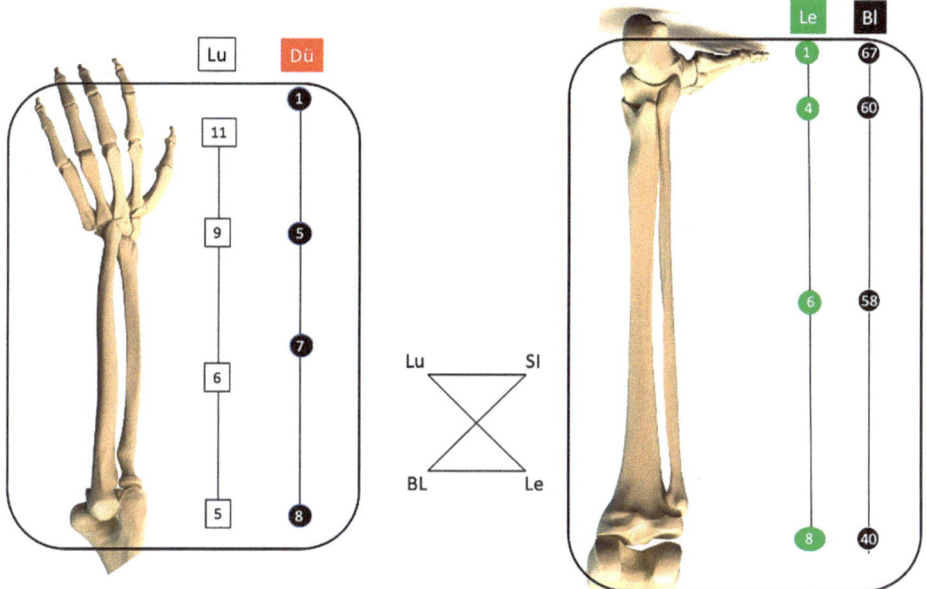

■ **Abb. 5.19** Lu/Le-*TaiYang*-Muster, Symptome an der Rückseite von Kopf und Rumpf, zu nadelnde Areale und Punkte. (Mod. nach iStock-476830985)

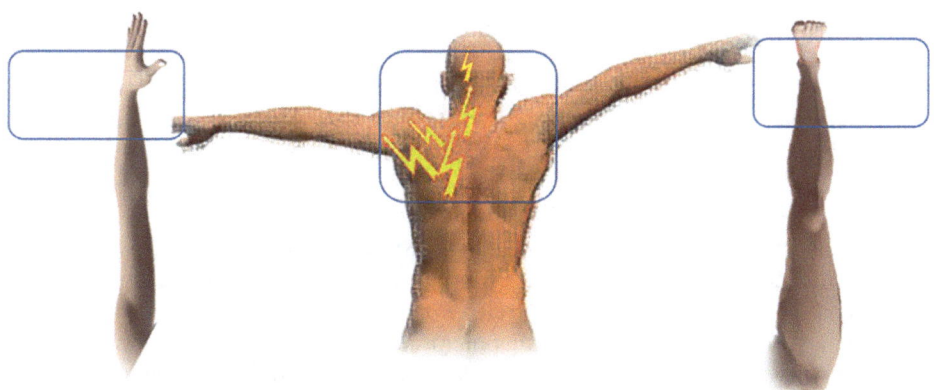

■ **Abb. 5.20** *TaiYang*-Syndrom, Schmerzen l an Hinterkopf, Nacken und Schultergürtel, Symptomgebiet und balancierende Areale

von: He 4–8, Dü 3–6, Ni 2–7, Bl 59–64 (■ Abb. 5.21). An jedem Meridian müssen
allerdings nicht alle genannten Punkte genadelt werden. Die Auswahl der Punkte
muss aber dem Symptomgebiet entsprechen.

5

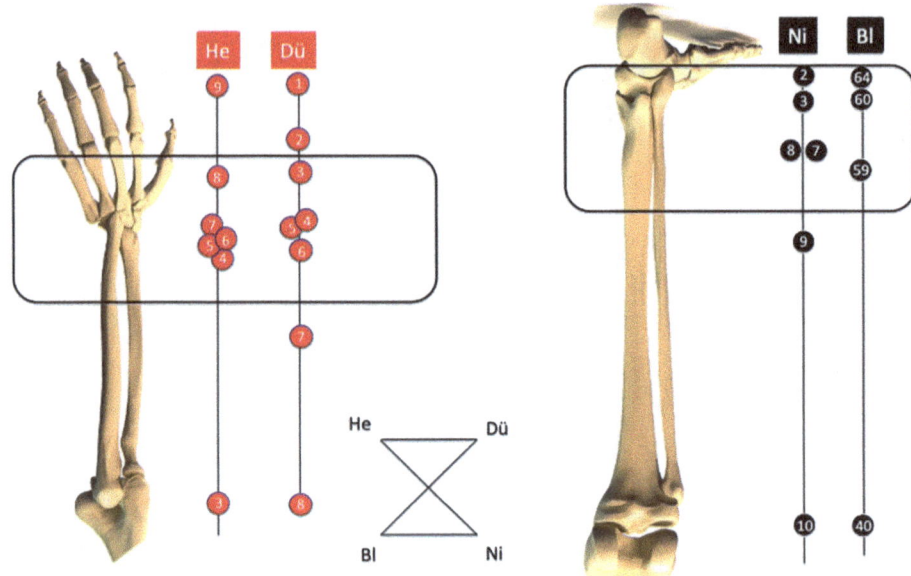

Abb. 5.21 *Shao Yin-Tai Yang*-Muster, Symptome an Hinterkopf, Nacken und Schultergürtel, zu nadelnde Areale und Punkte.   (Mod. nach iStock-476830985)

5.3.2.2 *TaiYin-TaiYang*-Muster

An den Meridianen des *Tai Yin-Tai Yang*-Musters (Lu, Mi, Dü, Bl) sind jeweils Punkte im Bereich des Handgelenkes/Sprunggelenkes sowie im Bereich des distalen Unterarmes/Unterschenkels zu nadeln. Diese Punkte finden sich im Bereich von: Lu 7–10, Dü 3–6, Mi 4–6, Bl 59–64 (Abb. 5.22). An jedem Meridian müssen allerdings nicht alle genannten Punkte genadelt werden. Die Auswahl der Punkte muss aber dem Symptomgebiet entsprechen.

5.3.2.3 *Lu/Le-TaiYang*-Muster

An den Meridianen des Lu/Le-*Tai Yang*-Musters (Lu, Le, Dü, Bl) sind jeweils Punkte im Bereich des Handgelenkes bzw. im Bereich des Sprunggelenkes zu nadeln. Diese Punkte finden sich im Bereich von: Lu 7–10, Dü 3–6, Le 3–4, Bl 59–64 An jedem Meridian müssen allerdings nicht alle genannten Punkte genadelt werden. Die Auswahl der Punkte muss aber dem Symptomgebiet entsprechen (Abb. 5.23).

5.3.3 Symptome am Unteren Rücken

Beschränkt sich das Schmerzgebiet auf die Regionen von LWS, Kreuzbein und Steißbein, und somit auf den unteren Rücken, so kann die Punktfindung durch normales Abbild der Extremitäten auf Kopf und Rumpf erfolgen (Abb. 5.24). Auf jedem der 4 Meridiane müssen 3 Nadeln gesetzt werden, jeweils an Ellbogen, Handgelenk und Mittelhand, bzw. an Knie, Sprunggelenk und Mittelfuß.

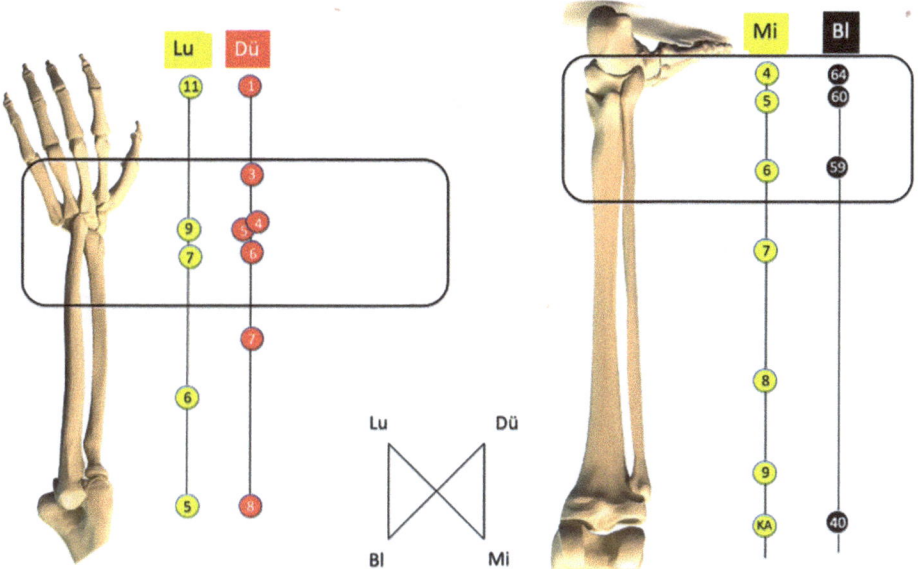

◼ **Abb. 5.22** *Tai Yin-Tai Yang*-Muster, Symptome an Hinterkopf, Nacken und Schultergürtel, zu nadelnde Areale und Punkte. (Mod. nach iStock-476830985)

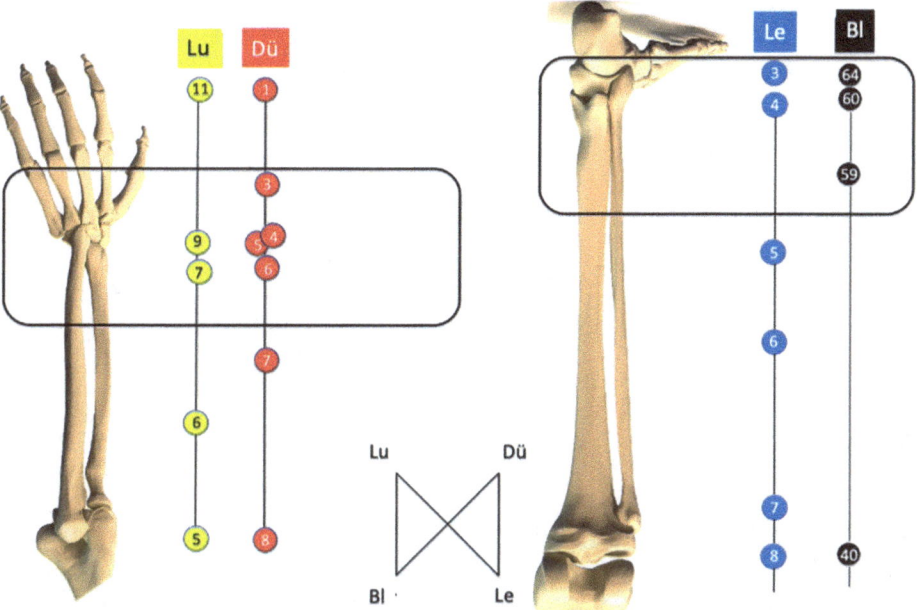

◼ **Abb. 5.23** Lu/Le-*Tai Yang*-Muster, Symptome an Hinterkopf, Nacken und Schultergürtel,zu nadelnde Areale und Punkte. (Mod. nach iStock-476830985)

5

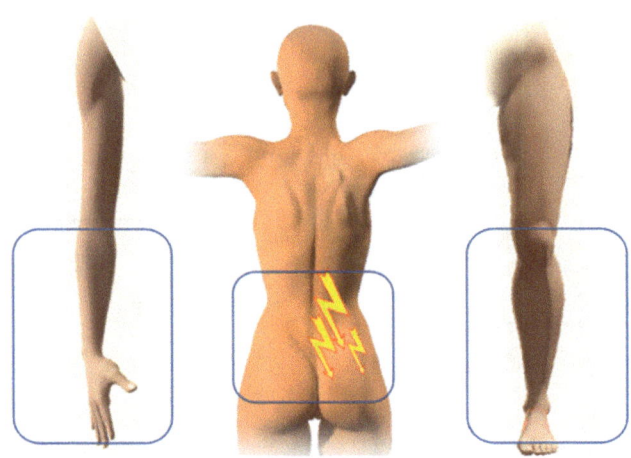

◘ **Abb. 5.24**   *Tai Yang*-Syndrom, Schmerzen am Unteren Rücken, Symptomgebiet und balancierende Areale

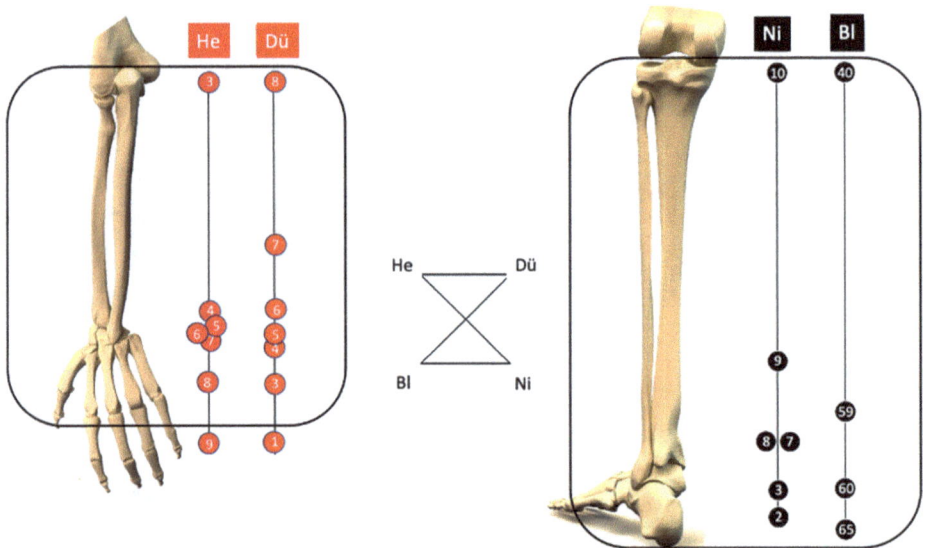

◘ **Abb. 5.25**   *Shao Yin-Tai Yang*-Muster, Schmerzen am unteren Rücken, zu nadelnde Areale und Punkte.   (Mod. nach iStock-476830985)

5.3.3.1 *Shao Yin-Tai Yang*-Muster

An den Meridianen des *Shao Yin-Tai Yang*-Musters (He, Ni, Dü, Bl) sind jeweils Punkte im Bereich von Ellbogen, Handgelenk und Mittelhand bzw. im Bereich von Knie, Sprunggelenk und Mittelfuß zu nadeln. Diese Punkte finden sich im Bereich von: He 3–8, Dü 3–8, Ni 2–10, Bl 40–65 (◘ Abb. 5.25). An jedem Meridian müssen allerdings nicht alle genannten Punkte genadelt werden. Die Auswahl der Punkte muss aber dem Symptomgebiet entsprechen.

103　　5

5.3 · Das *TaiYang*-Syndrom – Therapie von Symptomen an den...

5.3.3.2 *TaiYin-TaiYang*-Muster

An den Meridianen des *Tai Yin-Tai Yang*-Musters (Lu, Mi, Dü, Bl) sind jeweils Punkte im Bereich von Ellbogen, Handgelenk und Mittelhand bzw. im Bereich von Knie, Sprunggelenk und Mittelfuß zu nadeln. Diese Punkte finden sich im Bereich von: Lu 5–10, Mi 4-inneres Knieauge, Dü 3–8, Bl 40–65. An jedem Meridian müssen allerdings nicht alle genannten Punkte genadelt werden. Die Auswahl der Punkte muss aber dem Symptomgebiet entsprechen (◘ Abb. 5.26).

5.3.3.3 *Lu/Le-TaiYang*-Muster

An den Meridianen des Lu/Le-*Tai Yang*-Musters (He, Ni, Dü, Bl) sind jeweils Punkte im Bereich von Ellbogen, Handgelenk und Mittelhand bzw. im Bereich von Knie, Sprunggelenk und Mittelfuß zu nadeln. Diese Punkte finden sich im Bereich von: Lu 5–10, Dü 3–8, Le 3–8, Bl 40–65 (◘ Abb. 5.27). An jedem Meridian müssen allerdings nicht alle genannten Punkte genadelt werden. Die Auswahl der Punkte muss aber dem Symptomgebiet entsprechen.

5.3.4 Symptome am oberen- und unteren Rücken

Bei Schmerzen am oberen- und unteren Rücken eignet sich zur Punktfindung die Abbildung von Kopf und Rumpf auf einen Mittelhandknochen. An den Meridianen des gewählten Musters sind lediglich Punkte an der Mittelhand bzw. am Mit-

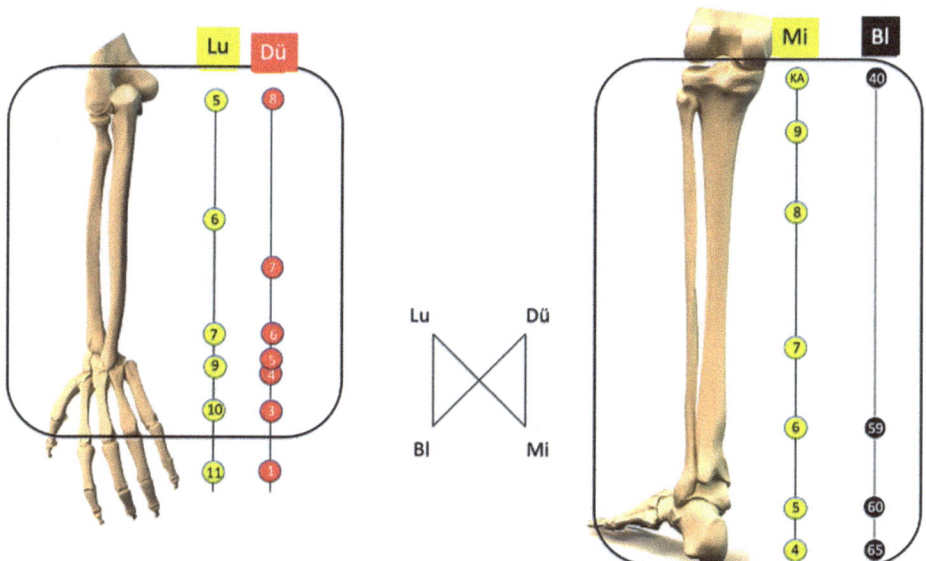

◘ **Abb. 5.26** *Tai Yin-Tai Yang*-Muster, Schmerzen am unteren Rücken, zu nadelnde Areale und Punkte.　(Mod. nach iStock-476830985)

5

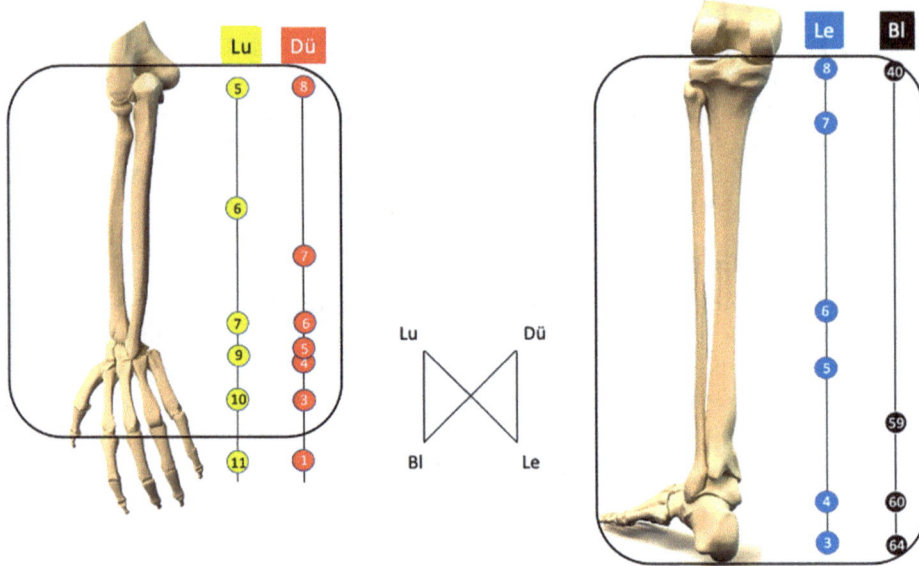

🔲 **Abb. 5.27** Lu/Le-*TaiYang*-Muster, Schmerzen am unteren Rücken, zu nadelnde Areale und Punkte. (Mod. nach iStock-476830985)

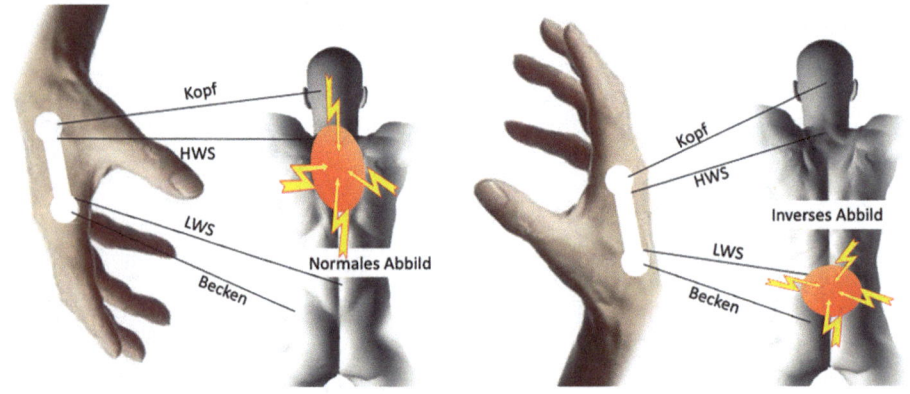

🔲 **Abb. 5.28** Abbildung von Kopf und Rumpf auf einen Mittelhandknochen, invers und normal

telfuß zu nadeln, jeweils zwischen Schaft und Köpfchen oder zwischen Schaft und Basis der Mittelhandknochen/Mittelfußknochen (🔲 Abb. 5.28).

5.3.4.1 *ShaoYin-TaiYang*-Muster

An den Meridianen des *Shao Yin-Tai Yang*-Musters (He, Ni, Dü, Bl) sind folgende Punkte zu nadeln: He 8, Dü 3, Ni 2, Bl 65 (🔲 Abb. 5.29).

5.3.4.2 *TaiYin-TaiYang*-Muster

An den Meridianen des *Tai Yin-Tai Yang*-Musters (Lu, Mi, Dü, Bl) sind folgende Punkte zu nadeln: Lu 10 (besser *ChongXi*), Dü 3, Mi 3, Bl 65 (🔲 Abb. 5.29).

5.4 · Das *ShaoYang*-Syndrom – Therapie von Symptomen an den...

105   **5**

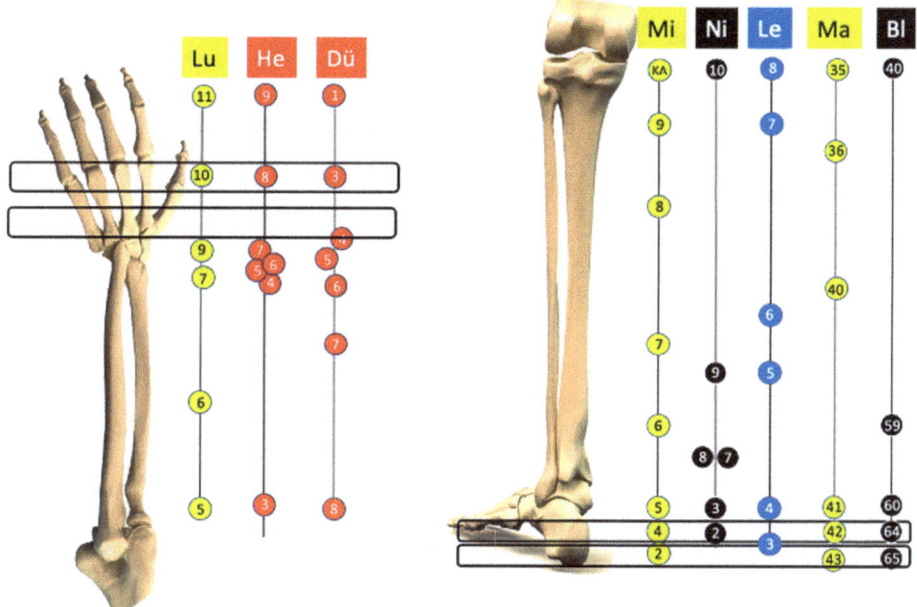

Abb. 5.29 *TaiYang*-Syndrom, Schmerzen am oberen- und unteren Rücken, Punktfindung durch Abbild von Kopf und Rumpf auf einen Mittelhandknochen. (Mod. nach iStock-476830985)

5.3.4.3 *Lu/Le-TaiYang*-Muster

An den Meridianen des Lu/Le-*TaiYang*-Musters (Lu, Mi, Dü, Bl) sind folgende Punkte zu nadeln: Lu 10 (besser *ChongXi*), Dü 3, Le 3, Bl 65 (◘ Abb. 5.29).

5.4 Das *ShaoYang*-Syndrom – Therapie von Symptomen an den lateralen Arealen des Körpers

Symptome Zum *ShaoYang*-Syndrom zählen alle Symptome, die lateral am Körper an den *ShaoYang*-Meridianen (3E und Gb) auftreten. Dazu zählen die seitlichen Regionen von Kopf, Nacken, oberer Extremität, Thorax, Hüfte, unterer Extremität (◘ Abb. 5.30). ◘ Abb. 5.31 zeigt die Meridian-System-Matrix der betroffenen und balancierenden Meridiane.

Innerhalb des *ShaoYang*-Syndroms lassen sich wieder 3 Muster unterscheiden. In jedem Muster sind die *ShaoYang*-Meridiane (3E, Gb) vertreten. Die Muster unterscheiden sich aber durch die jeweiligen *Yin*- Meridiane.

Die 3 Muster des *ShaoYang*-Syndroms
- *JueYin-ShaoYang*-Muster
- *ShaoYin-ShaoYang*-Muster
- He/Mi-*ShaoYang*-Muster

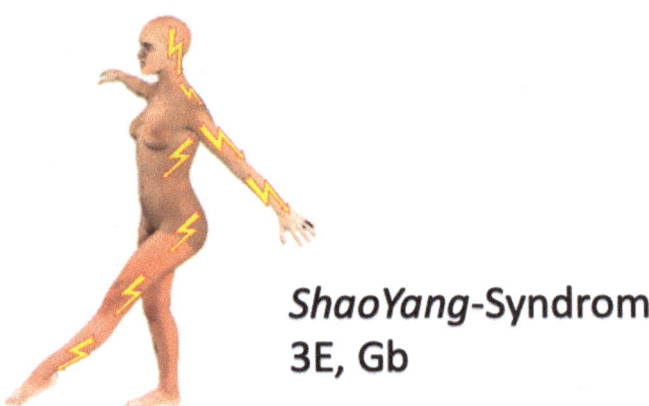

**ShaoYang-Syndrom
3E, Gb**

■ **Abb. 5.30**   Schmerzen an den lateralen Arealen des Körpers

JueYin-ShaoYang-Muster   Das *Jue Yin-Shao Yang*-Muster (Pc, Le, 3E, Gb) ist das häufigste der drei möglichen Muster des *Shao Yang*-Syndroms. Zusätzlich zu den Symptomen des *Shao Yang*-Syndroms an der Seite des Körpers treten Symptome auf, die auf eine Beteiligung der Leber hinweisen. Wie meistens, wenn der Leber-meridian in einem Muster vertreten ist, liegt eine Fülle vor, meist im Sinne einer Stagnation des Leber-*Qi*, mit einer entsprechenden somatischen und psychischen Symptomatik.

He/Mi-*ShaoYang*-Muster   Was das He/Mi-*Shao Yang*-Muster (He, Mi, 3E, Gb) be-trifft, so treten zusätzlich zu den Symptomen des *Shao Yang*-Syndroms an der Seite des Körpers Symptome auf, die auf eine Beteiligung der Meridiane von He u/o Mi hinweisen. Auf somatischer Ebene sollten Muskelschwäche oder Symptome von Feuchtigkeit u/o Schleim berücksichtigt werden. Auf psycho-emotionaler Ebene können verschiedene Formen von depressiver Verstimmung bis hin zur manifesten Depression auftreten.

Aus klinischen und praktikablen Gründen sollen 2 in der Praxis häufig auf-tretende Symptombilder dargestellt werden:

- Symptome lateral an Kopf, Nacken, Oberrand des M. trapezius
- Symptome betreffend das Ohr

5.4.1 Symptome lateral am Kopf, Nacken, Oberrand des M. trapezius

Häufig in der Praxis anzutreffen sind laterale Kopfschmerzen, oft auch kombiniert mit Verspannungsschmerz lateral am Nacken und Schultergürtel mit Ausstrahlung in den Bereich des *M. trapezius* (■ Abb. 5.32). Die Punktfindung ergibt sich durch

107

5

5.4 · Das *ShaoYang*-Syndrom – Therapie von Symptomen an den...

ShaoYang-Syndrom						
Jing Mai	System 1	System 2	System 3	System 4	System 5	System 6
3E	Gb	Ni	Pc	Mi	Gb	3E
Gb	3E	He	Le	He	3E	Gb

▣ **Abb. 5.31** *ShaoYang*-Syndrom, Meridian-System-Matrix

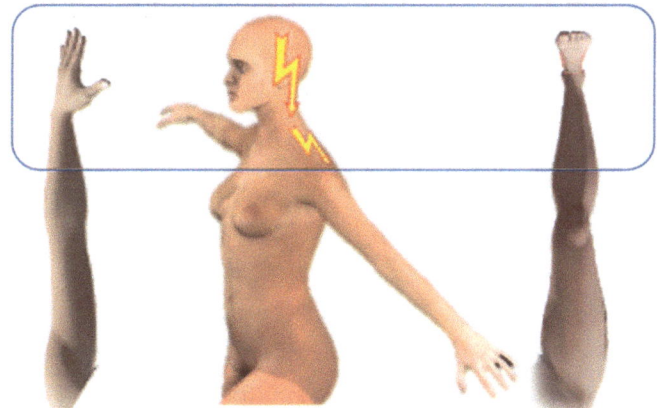

▣ **Abb. 5.32** *ShaoYang*-Syndrom, Symptome lateral an Kopf und Nacken, Symptomgebiet und balancierende Areale

inverses Abbild der Extremitäten auf Kopf und Stamm. Genadelt werden Punkte an der Hand und am distalen Unterarm, bzw. am Fuß und am distalen Unterschenkel.

5.4.1.1 JueYin-ShaoYang-Muster

An den Meridianen des *JueYin-ShaoYang*-Musters (Pc, Le, 3E, Gb) finden sich die zu nadelnden Punkte an der Hand und distalem Unterarm, bzw. am Fuß und distalem Unterschenkel. Dies sind die Punkte Pc 6–9, 3E 1–7, Le 1–5, Gb 37–44 (▣ Abb. 5.33).

5.4.1.2 ShaoYin-ShaoYang-Muster

An den Meridianen des *ShaoYin-ShaoYang*-Musters (He, Ni, 3E, Gb) finden sich die zu nadelnden Punkte an der Hand und distalem Unterarm, bzw. am Fuß und distalem Unterschenkel. Dies sind die Punkte He 4–9, 3E 1–7, Ni 1–9, Gb 37–44 (▣ Abb. 5.34).

5.4.1.3 He/Mi-ShaoYang-Muster

An den Meridianen des He/Mi-*ShaoYang*-Musters (He, Mi, 3E, Gb) finden sich die zu nadelnden Punkte an der Hand und distalem Unterarm, bzw. am Fuß und distalem Unterschenkel. Dies sind die Punkte He 4–9, 3E 1–7, Mi 1–7, Gb 37–44 (▣ Abb. 5.35).

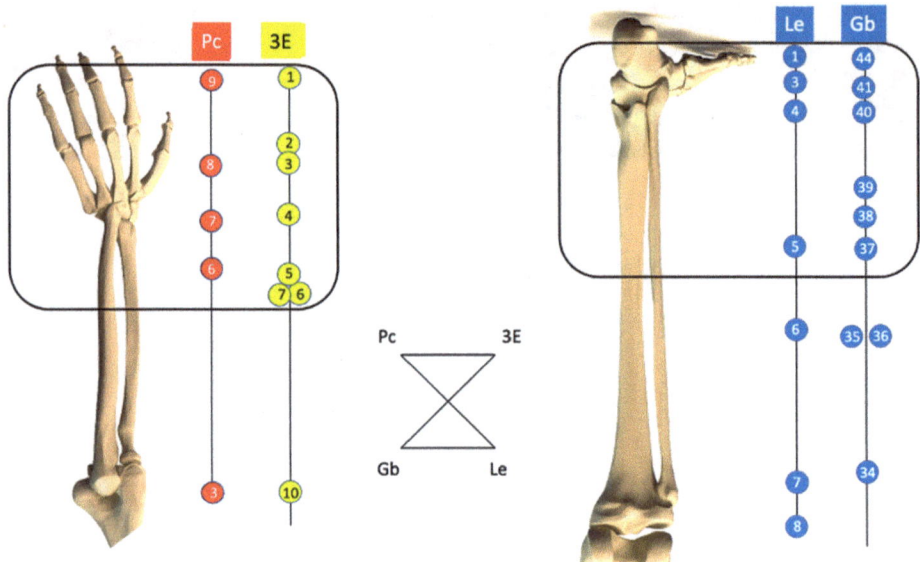

☐ **Abb. 5.33** *Jue Yin-Shao Yang*-Muster, Symptome lateral an Kopf und Nacken, zu nadelnde Areale und Punkte.   (Mod. nach iStock-476830985)

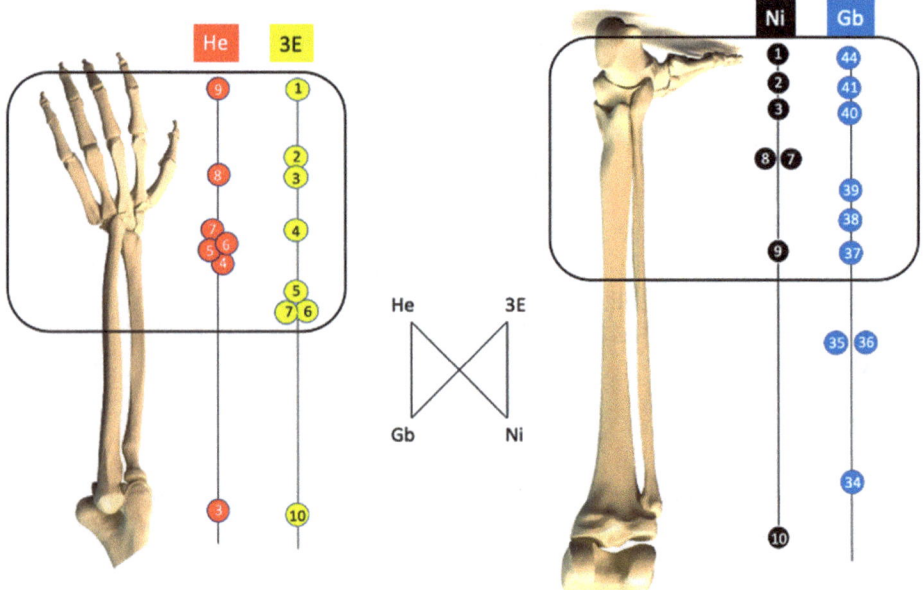

☐ **Abb. 5.34** *Shao Yin-Shao Yang*-Muster, Symptome lateral an Kopf und Nacken, zu nadelnde Areale und Punkte.   (Mod. nach iStock-476830985)

5.4.2 Symptome, welche das Ohr betreffen

Bei Symptomen die das Ohr betreffen (z. B. Otitis media, Otitis externa, Tinnitus, otogener Schwindel, neuralgische Symptome), kann die Punktauswahl durch die Strategie „Abbild des Kopfes auf die Extremitäten" erfolgen (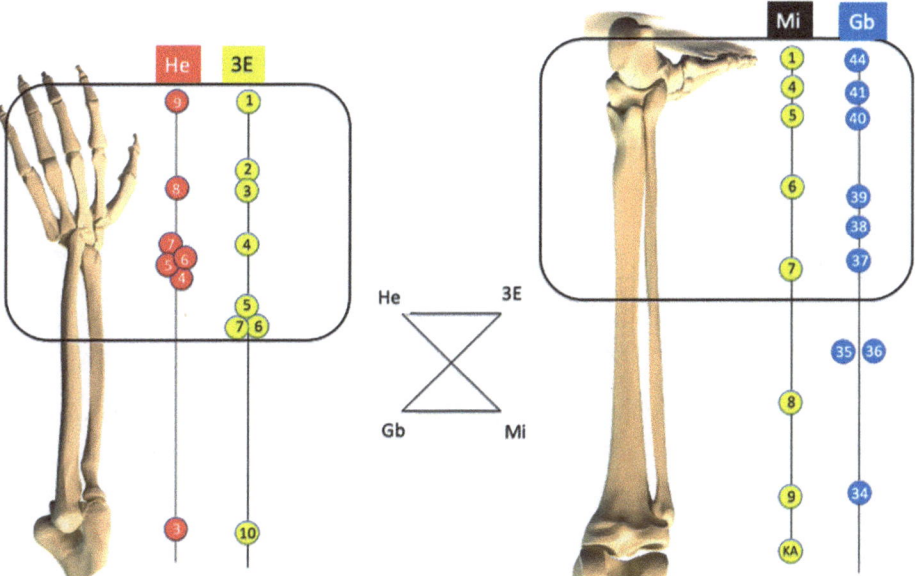 Abb. 5.36). Als balancierende Areale ergeben sich die Bereiche von Ellbogen und Knie, als balancierende Punkte die Ho-Punkte (5. Antike Punkte) der Meridiane des gewählten Musters.

5.4.2.1 JueYin-ShaoYang-Muster

An den Meridianen des *Jue Yin-Shao Yang*-Musters (Pc, Le, 3E, Gb) finden sich die zu nadelnden Punkte im Bereich von Ellbogen und Knie. Dies sind die Punkte Pc 3, 3E 10, Le 8, Gb 34 (Abb. 5.37).

5.4.2.2 ShaoYin-ShaoYang-Muster

An den Meridianen des *Shao Yin-Shao Yang*-Musters (He, Ni, 3E, Gb) finden sich die zu nadelnden Punkte im Bereich von Ellbogen und Knie. Dies sind die Punkte He 3, 3E 10, Ni 10, Gb 34 (Abb. 5.38).

5.4.2.3 He/Mi-ShaoYang-Muster

An den Meridianen des He/Mi-*Shao Yang*-Musters (He, Mi, 3E, Gb) finden sich die zu nadelnden Punkte im Bereich von Ellbogen und Knie. Dies sind die Punkte He 3, 3E 10, Mi 9, inneres Knieauge, Gb 34 (Abb. 5.39).

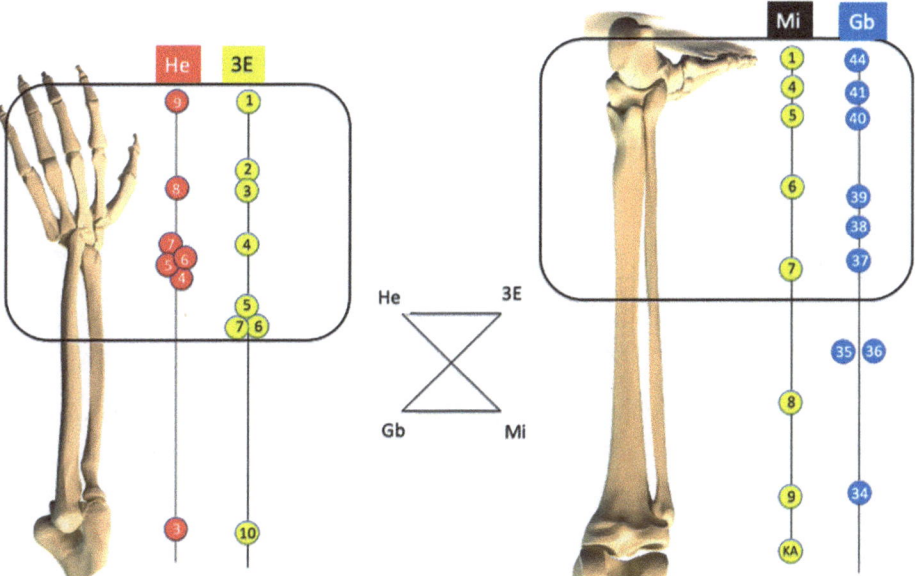

Abb. 5.35 Mi/He-*Shao Yang*-Muster, Symptome lateral an Kopf und Nacken, zu nadelnde Punkte und Areale. (Mod. nach iStock-476830985)

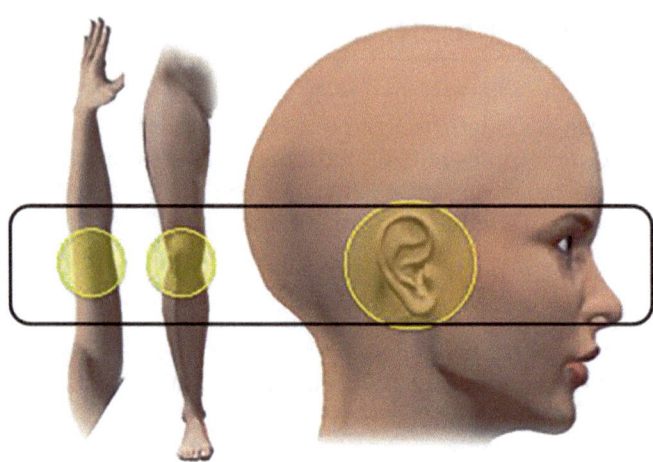

◘ **Abb. 5.36** *Shao Yang*-Muster, Symptomgebiet Ohr, Abbildung der ganzen Extremität auf den Kopf

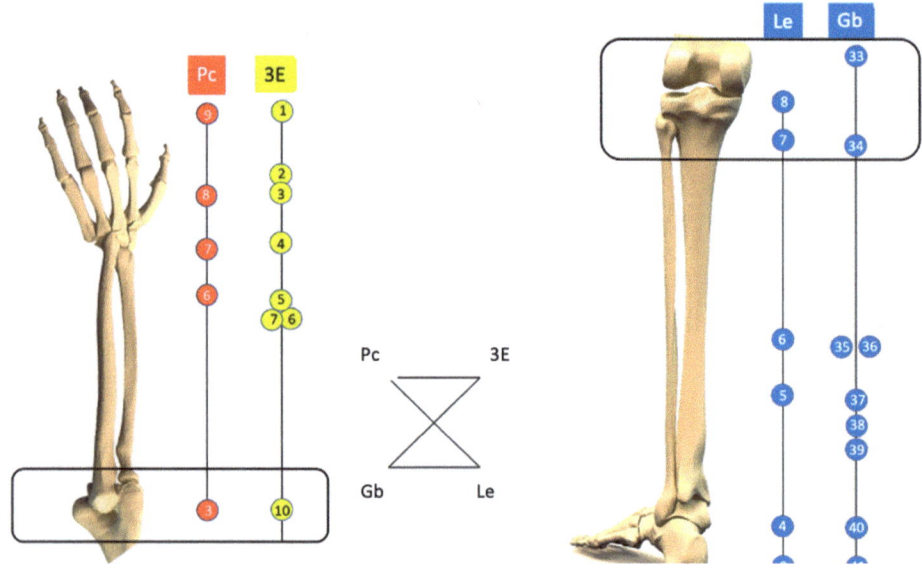

◘ **Abb. 5.37** *Jue Yin-Shao Yang*-Muster, balancierende Areale und Punkte bei Symptomen am Ohr. (Mod. nach iStock-476830985)

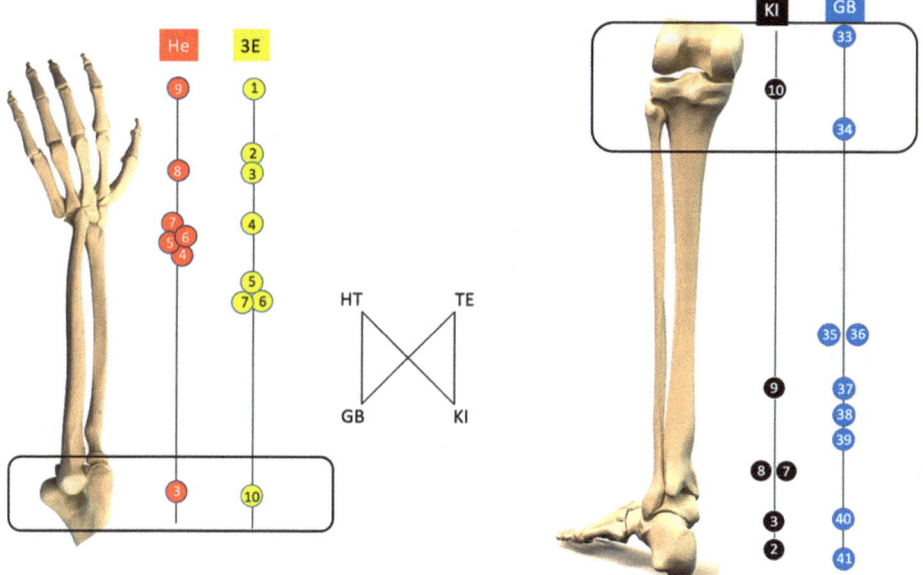

■ **Abb. 5.38** *Shao Yin-Shao Yang*-Muster, Balancierende Areale und Punkte bei Symptomen am Ohr. (Mod. nach iStock-476830985)

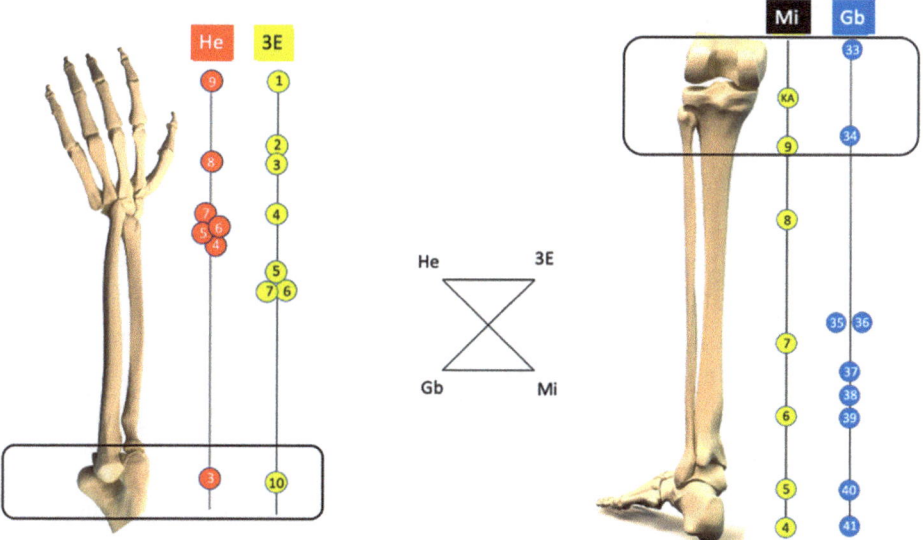

■ **Abb. 5.39** Mi/He-*Shao Yang*-Muster, Balancierende Areale und Punkte bei Symptomen am Ohr. (Mod. nach iStock-476830985)

5.5   Die „4 Magischen Meridiane" – Therapie von Symptomen frontal am Körperstamm im Bereich der Meridiane von Konzeptionsgefäß, Niere und Magen

Die Strategie der „4 Magischen Meridiane" kann angewendet werden bei allen Beschwerden am Stamm frontal im Einflussgebiet von Konzeptionsgefäß, Ni-Meridian, Ma-Meridian und KG (◼ Abb. 5.40 und 5.41).

2 der insgesamt 4 magischen Meridiane sind die betroffenen Meridiane von Ni und Ma. Diese beiden Meridiane balancieren sich auch selbst nach System 6. Zusammen mit den Meridianen von Di und Pc ergibt sich ein Muster, welches den Anforderungen einer Globale Balance entspricht. ◼ Abb. 5.41 zeigt die betroffenen und balancierenden Meridiane in Form der Meridian-System-Matrix.

Das hier und in den folgenden Abbildungen nicht berücksichtigte Konzeptionsgefäß – dieses ist ja ebenfalls als betroffener Meridian definiert – kann balanciert werden durch Punkte am Lenkergefäß.

Es wird wie immer vorgegangen:

1. Schritt   Diagnose: Meridiane von Magen und Niere.

2. Schritt   Ermittlung einer globalen Balance durch die Meridiane von Ma, Di, Ni und Pc.

3. Schritt   Ermittlung der zu stechenden Punkte durch die Strategie „Abbild von Kopf und Stamm auf die Extremitäten".

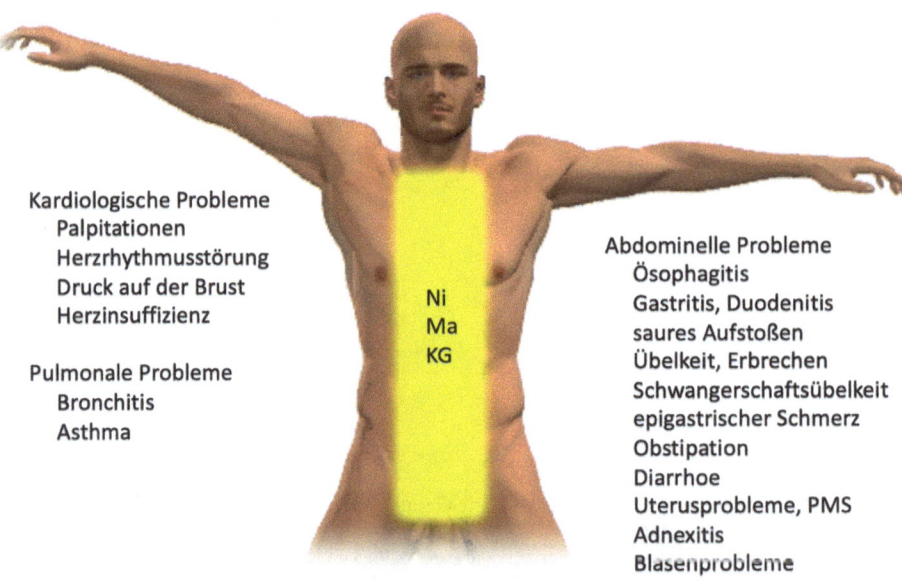

Kardiologische Probleme
  Palpitationen
  Herzrhythmusstörung
  Druck auf der Brust
  Herzinsuffizienz

Pulmonale Probleme
  Bronchitis
  Asthma

Ni
Ma
KG

Abdominelle Probleme
  Ösophagitis
  Gastritis, Duodenitis
  saures Aufstoßen
  Übelkeit, Erbrechen
  Schwangerschaftsübelkeit
  epigastrischer Schmerz
  Obstipation
  Diarrhoe
  Uterusprobleme, PMS
  Adnexitis
  Blasenprobleme

◼ **Abb. 5.40**   Symptomgebiet und Indikationen für die Strategie „4 Magische Meridiane"

Vier Magische Meridiane						
Jing Mai	System 1	System 2	System 3	System 4	System 5	System 6
Ma	Di	Pc	Mi	Pc	Di	Ma
Ni	He	3E	Bl	Di	Pc	Ni

○ **Abb. 5.41**   „4 Magische Meridiane", Meridian-System-Matrix

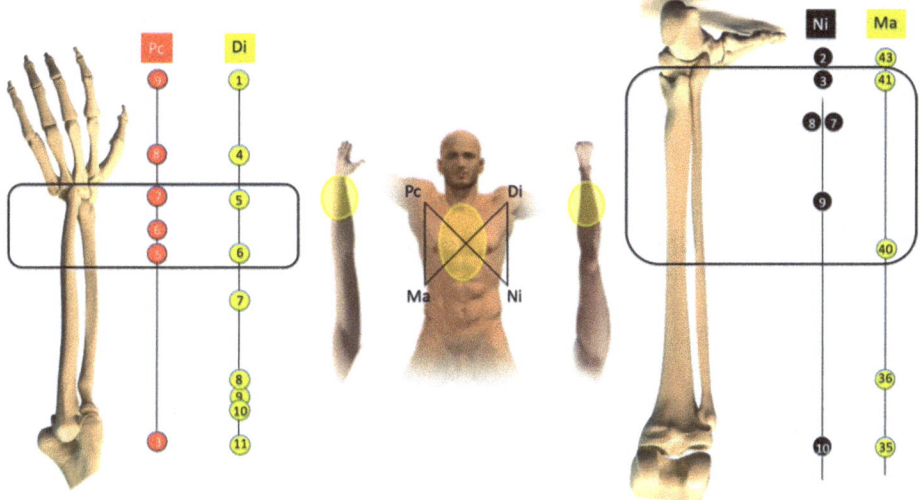

○ **Abb. 5.42**   „4 Magische Meridiane", Symptome oberhalb des Rippenbogens. (Mod. nach iStock-476830985)

Je nach betroffener Region am Stamm sind 4 unterschiedliche Punkte-kombinationen zu unterscheiden:

> **4 Regionen am Stamm**
> – Beschwerden oberhalb des Rippenbogens
> – Beschwerden zwischen Rippenbogen und Nabel
> – Beschwerden in Nabelhöhe
> – Beschwerden im Bereich des Unterbauchs

5.5.1   Beschwerden oberhalb des Rippenbogens

Indikationen sind kardiologische Probleme wie Palpitationen, Herzrhythmus-störungen, Druck auf der Brust, Herzinsuffizienz, weiters pulmonale Probleme wie Bronchitis, Asthma, COPD, sowie gastrointestinale Probleme wie Ösophagitis und saures Aufstoßen. Die Ermittlung der zu stechenden Punkte erfolgt durch die Stra-tegie „Inverses Abbild von Kopf und Stamm auf die Extremitäten" (○ Abb. 5.42).

Die Nadelung erfolgt an Punkten zwischen Handgelenk und distalem Unterarm bzw. an Punkten zwischen Sprunggelenk und distalem Unterschenkel. Dies sind *ashi*-Punkte im Bereich von Pc 5, 6, 7, Di 5, 6, Ni 3, 8, 7, 9, Ma 40–41.

5.5.2 Beschwerden zwischen Rippenbogen und Nabel

Hier sind die wichtigsten Indikationen Gastritis, Duodenitis, Übelkeit, Erbrechen, Schwangerschaftsübelkeit, Schmerzen im epigastrischen Winkel. Die Ermittlung der zu stechenden Punkte erfolgt durch die Strategie „Inverses Abbild von Kopf und Stamm auf die Extremitäten" (Abb. 5.43). Die Nadelung erfolgt an Punkten zwischen Ellbogen und proximalem Unterarm bzw. an Punkten zwischen Knie und proximalem Unterschenkel. Dies sind *ashi*-Punkte im Bereich von Pc 3–4, Di 7–11, Ni 9.25-Ni 10, Ma 35–40.

5.5.3 Beschwerden in Nabelhöhe

Als Indikationen stehen hier im Vordergrund Verdauungsunregelmäßigkeiten, Obstipation, Diarrhoe, oder auch Nabelkoliken. Die Ermittlung der zu stechenden Punkte erfolgt durch die Strategie „Abbild von Kopf und Stamm auf die Extremitäten". Ob die Abbildung „normal" oder „invers" erfolgt, ist in diesem Fall ohne Relevanz (Abb. 5.44). Die Nadelung erfolgt jeweils am Ho-Punkt (5. Antiker Punkt) Pc 3, Di 11, Ni 10, Ma 35, 36.

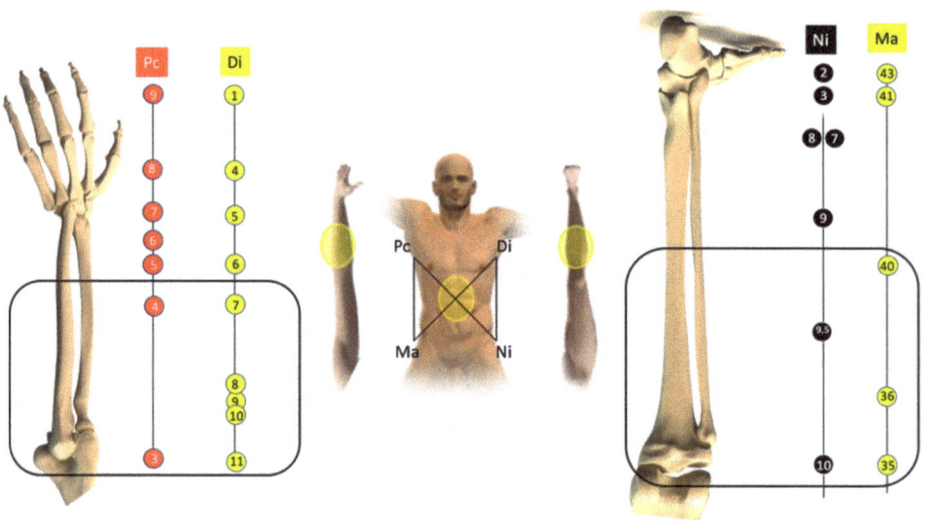

 Abb. 5.43   „4 Magische Meridiane", Symptome zwischen Rippenbogen und Nabel.   (Mod. nach iStock-476830985)

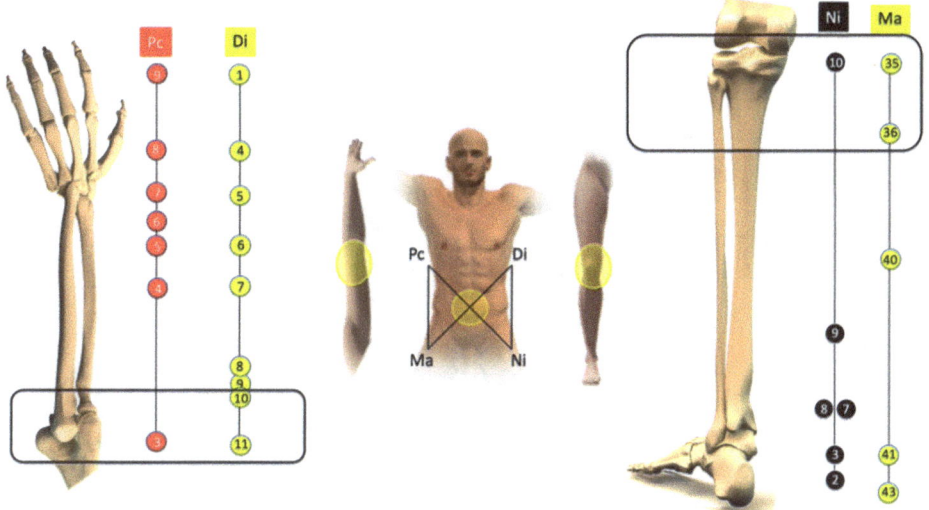

■ **Abb. 5.44**   „4 Magische Meridiane", Symptome in Nabelhöhe.   (Mod. nach iStock-476830985)

5.5.4   Beschwerden im Unterbauch

Die im Vordergrund stehenden Indikationen sind Menstruationsbeschwerden, Uterusbeschwerde, PMS, Probleme von Blase, Prostata, inneres Genitale. Die Ermittlung der zu stechenden Punkte erfolgt durch die Strategie „Normales Abbild von Kopf und Stamm auf die Extremitäten" (■ Abb. 5.45). Die Nadelung erfolgt an Punkten zwischen Handgelenk und distalem Unterarm bzw. an Punkten zwischen Sprunggelenk und distalem Unterschenkel, also ident zur Nadelung an den „4 magischen Meridianen" zur Therapie von Symptomen oberhalb des Rippenbogens.

5.6   Die „8 Magischen Punkte plus 1" – Therapie von Symptomen frontal am gesamten Körperstamm

Die Strategie der „8 Magischen Punkte plus 1" kann angewendet werden bei allen Beschwerden, die frontal den gesamten Körperstamm umfassen (■ Abb. 5.46). Hier wird ein breiteres Gebiet angesprochen als bei der Strategie der „4 Magischen Meridiane". Das Symptomgebiet umfasst die Versorgungsgebiete der Meridiane von Ni, Ma, Mi, Gb, Le, und Konzeptionsgefäß.

An der unteren Extremität werden Punkte an den betroffenen und gleichzeitig balancierenden (System 6) Meridianen von Mi, Le, Ma und Gb genadelt. An der oberen Extremität wählt man Punkte der balancierenden Meridiane von 3E, Di, Pc und Lu (■ Abb. 5.47).

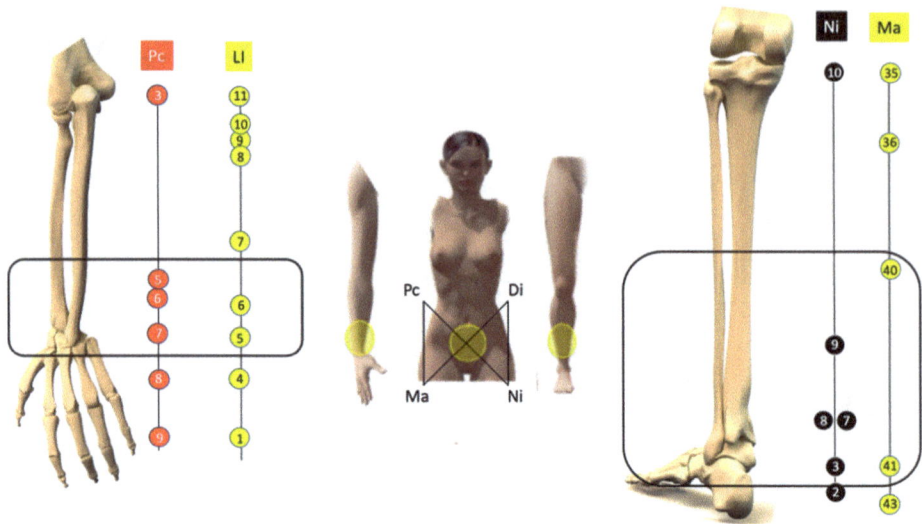

Abb. 5.45 „4 Magische Meridiane", Symptome Unterbauch, inneres Genitale, Blase. (Mod. nach iStock-476830985)

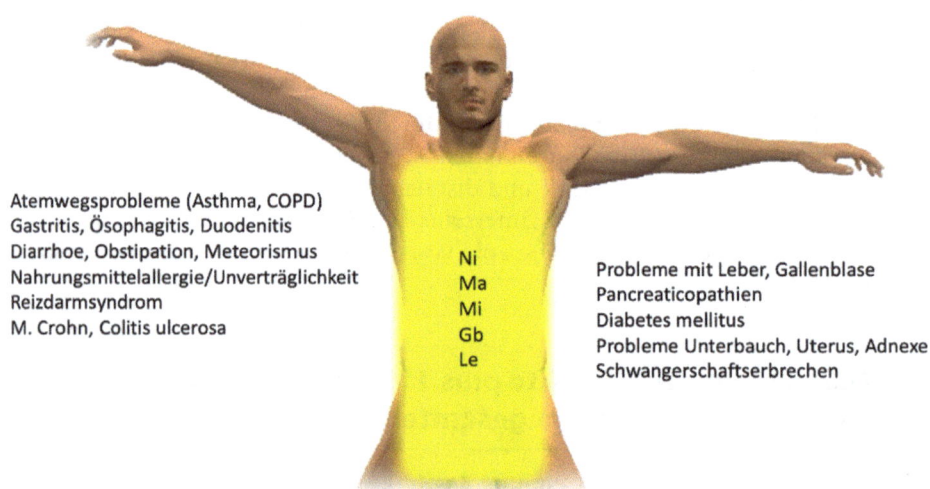

Atemwegsprobleme (Asthma, COPD)
Gastritis, Ösophagitis, Duodenitis
Diarrhoe, Obstipation, Meteorismus
Nahrungsmittelallergie/Unverträglichkeit
Reizdarmsyndrom
M. Crohn, Colitis ulcerosa

Ni
Ma
Mi
Gb
Le

Probleme mit Leber, Gallenblase
Pancreaticopathien
Diabetes mellitus
Probleme Unterbauch, Uterus, Adnexe
Schwangerschaftserbrechen

Abb. 5.46 „8 Magische Punkte +1", betroffene Meridiane, Symptomgebiet und Indikationen

Anstelle von Pc oder Lu könnte auch He genommen werden, wodurch sich die gleiche Balance ergeben würde. Wird aber He **zusätzlich** (8 magische Punkte **plus 1**) zu Pc und Lu genommen, ergibt sich eine doppelt abgesicherte Statik und darüber hinaus auch eine Wirkung auf eine eventuell zusätzlich vorhandene psychoemotionale Begleitkomponente.

Die zu nadelnden Punkte sind: 3E 5, Di 4, Pc 6, Lu 7, He 5, Mi 9, Le 8, Gb 34, Ma 36 (Abb. 5.47).

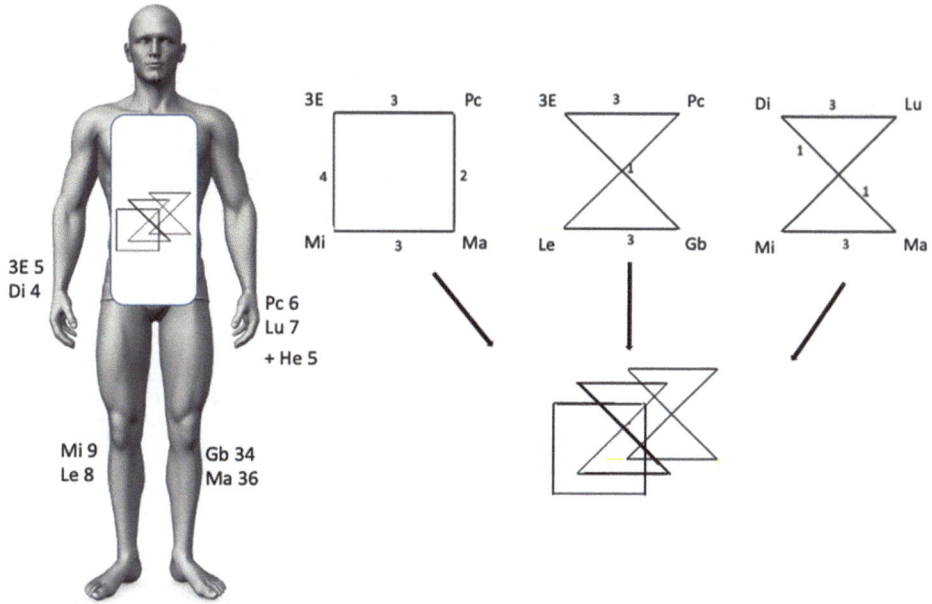

3E 5
Di 4

Pc 6
Lu 7
+ He 5

Mi 9
Le 8

Gb 34
Ma 36

■ **Abb. 5.47**   „8 magische Punkte +1", globale Balance durch ein mehrfach abgesichertes stabiles Must

5.7 Die „4 Magischen Hormonmeridiane" – Therapie von hormonellem Ungleichgewicht beim weiblichen Geschlecht

Die Strategie der „4 Magischen Hormonmeridiane" wird angewendet zur Therapie von hormonellem Ungleichgewicht bei Frauen. Die beiden wichtigsten „Hormonmeridiane" – die betroffenen Meridiane – sind die Meridiane von Mi und 3E.

Mi 5 führt auch die Bezeichnung „Östrogenpunkt", Mi 2 ist der „Pankreaspunkt", Mi 6 ist auch als „Uteruspunkt" bekannt. Der Mi-Meridian ist auch zuständig für Verdauungsstörungen, Blähungen, Wassereinlagerungen, Menstruationsstörungen, Denken und emotionalen Problemen.

3E 3 gilt als „Cortisonpunkt", 3E 4 als „Insulinpunkt", 3E 6 als „Punkt der Schilddrüse", 3E7 als „Punkt der Nebenschilddrüse". Darüber hinaus erfüllt der 3E eine wichtige Funktion in der Physiologie der Flüssigkeiten, wobei er der Milz hilft, die Flüssigkeiten zu regulieren und der Ansammlung von Feuchtigkeit vorzubeugen.

In der Meridian-System-Matrix (■ Abb. 5.48) finden sich die betroffenen und die balancierenden Meridiane. Als balancierende Meridiane eignen sich hervorragend die Meridiane von He und Gb. Punkte am He-Meridian balancieren psychoemotionale Dysbalancen. Der Gb-Meridian therapiert Hitze im *Shao Yang*.

Durch die Wahl der genannten 4 Meridiane sind die Voraussetzungen für eine globale Balance gegeben. Die Auswahl der Punkte erfolgt durch die Strategie „Normales Abbild von Kopf und Stamm auf die Extremitäten". Hand und Fuß

Vier Magische Hormonmeridiane						
Jing Mai	System 1	System 2	System 3	System 4	System 5	System 6
Mi	Lu	Dü	Ma	3E	He	Mi
3E	Gb	Ni	Pc	Mi	Gb	3E
	Kontra	Ipsi/kontra	Kontra	Ipsi/kontra	Kontra	Ipsi/kontra

Abb. 5.48   „4 Magische Hormonmeridiane", Meridian-System-Matrix

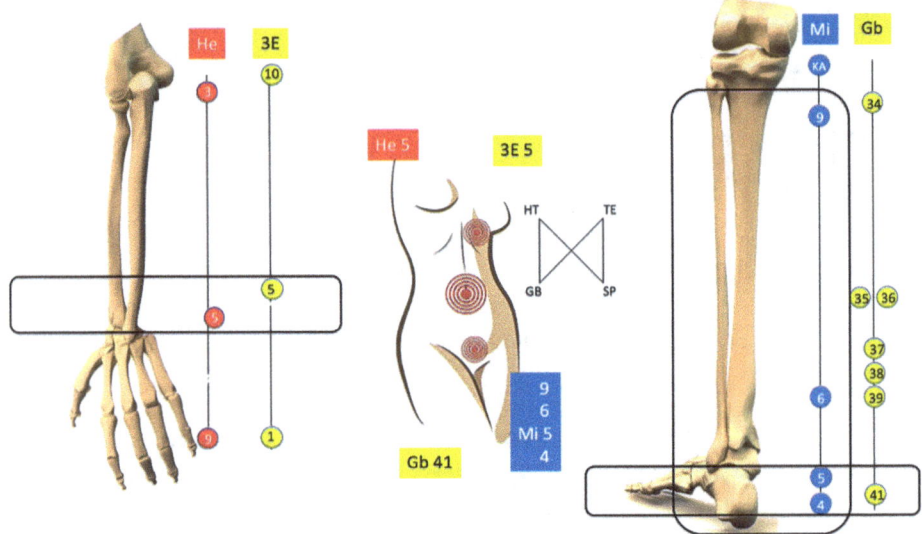

Abb. 5.49   „4 Magische Hormonmeridiane", zu nadelnde Punkte.   (Mod. nach iStock-476830985 u. ollaweila/▶ stock.adobe.com)

balancieren das innere Genitale. Der Unterarm und der Unterschenkel entsprechen dem Stamm unterhalb des Nabels (■ Abb. 5.49). Die zu nadelnden Punkte sind He 5, 3E 5, Mi 4, 5, 6, 9, Gb 41.

5.8   Die „8 Magischen Meridiane für jedes gynäkologische Problem"

Durch Hinzufügen der Strategie der „4 Magischen Meridiane" zur Strategie der „4 Magischen Hormonmeridiane" ergibt sich die Strategie der „8 Magischen Meridiane für jedes gynäkologische Problem" (■ Abb. 5.50). Die zu nadelnden Punkte sind He 7.2, Pc 7.2, 3E 5, *LingGu* (Di 4.5), Gb 41, Ma 36, Mi 4, 6, 9, Ni 7.

Der Punkt Pc 7.2 (Pc 7.2-Areal nach **Dr. Tan**) ist ein Areal im Bereich der Handballen, etwa 1–1,5 Cun distal der distalen Handgelenksfalte. Hier sind 2 Nadeln zu stechen, jeweils ca. 1 cun von der Mittellinie nach medial und lateral.

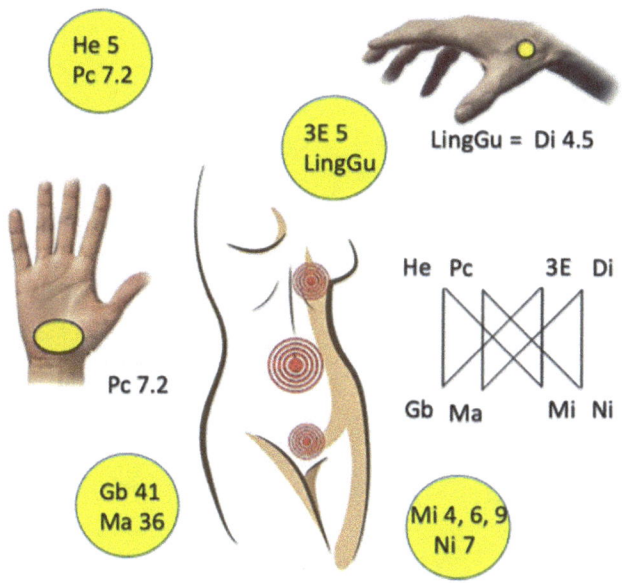

◻ **Abb. 5.50** „8 Magische Meridiane für jedes gynäkologische Problem". (Mod. nach olla-weila/▶ stock.adobe.com)

Der Punkt Di 4.5 (*LingGu* nach **Master Tung**) befindet sich dort, wo die Mittel-handknochen 1 und 2 an ihrer Basis zusammentreffen.

Pc 7.2 und *LingGu* gemeinsam gestochen sind eine effektive Hilfe bei schmerz-haftem Menstruationskrampf.

> **Rasche Hilfe bei Dysmenorrhö**
> Pc 7.2 und *LingGu,* beiderseits gestochen, führen zu rascher Besserung eines schmerz-haften Menstruationskrampfes.

Sowohl bei der Strategie „4 Magische Hormonmeridiane" als auch bei der Strate-gie „8 Magische Meridiane für jedes gynäkologische Problem" können noch wei-tere Punkte aus der Master-*Tung*-Akupunktur hinzugenommen werden. Es bieten sich an *FuKe* 11.24 an der *Yin*-Hand und *HuanChao* 11.06 an der *Yang*-Hand.

Weiterführende Literatur

Chuan-Min W (2014) Introduction to Tung's acupuncture. Institute Publications, Lombard
Maciocia G (2008) Grundlagen der chinesischen Medizin. Elsevier, München
McCann H, Ross H (2015) Practical atlas of Tung's acupuncture. Müller & Steinicke, München
Ross H, Winarto F (2008) Die balance-Methode in der Akupunktur. Müller & Steinicke, München
Tan R (2006) Dr. Tan's klinische Erfahrungen zur unmittelbar wirksamen Akupunkturbehandlung,
    1. Teil. Müller & SteinickeMüller & Steinicke, München
Whisnant B, Bleecker D (2015) Treat back pain distally. Draycott Publishing, Plano

Die „12 Magischen Punkte"

Inhaltsverzeichnis

© Der/die Autor(en), exklusiv lizenziert an Springer-Verlag GmbH, DE, ein Teil von Springer Nature 2026
J. Hickelsberger, *Das Dao der Balance Akupunktur*, https://doi.org/10.1007/978-3-662-72350-0_6

6.1 Theoretische Grundlagen zur Strategie „12 Magische Punkte"

Man stelle sich Folgendes vor:
- Ein Patient mittleren Alters stürzt beim Schifahren und verletzt sich das rechte Knie. Das ganze Knie schmerzt und ist geschwollen.
- Zusätzlich ist bei ihm eine Hypertonie bekannt. Er leidet unter Schlafstörungen, gelegentlichen Kopfschmerzen, Verdauungsbeschwerden, Schultergürtel-beschwerden und Beschwerden am unteren Rücken.
- Möglicherweise ist er auch noch übergewichtig, seine Blutfette sind erhöht, und er neigt zu einer diabetischen Stoffwechsellage.
- Gelegentlich ist er auch depressiv verstimmt und mit seinem Leben nicht so recht zufrieden.

Wie soll man diesen Patienten diagnostizieren? Welche Meridiane sind betroffen? Allein durch die Kniebeschwerden sind bereits 6 Meridiane betroffen. Hinzu kommen die anderen Beschwerden: hier finden sich multiple *Zang-Fu*-Diagnosen – ein wahres „Eldorado" für den TCM-Kräuter-Arzt.

Wie also ist vorzugehen bei einem Patienten, bei dem viele bis alle Meridiane oder multiple Organe oder Funktionskreise betroffen sind? Das Vorgehen ist – wie immer – das Folgende:

1. Schritt   Die Diagnose (Akupunktur-Diagnose) lautet: Es sind alle Meridiane betroffen.

2. Schritt   Ermittlung der balancierenden Meridiane: Zur Balancierung müssen alle Meridiane herangezogen werden.

3. Schritt   Die auf den balancierenden – auf allen – Meridianen zu stechenden Punkte sind die „12 Magischen Punkte".

Im Folgenden werden die Bausteine herausgearbeitet, aus denen sich diese Therapie zusammensetzt.

Zu beachten
- 12 Punkte, 4 Punktgruppen
- Gliedere jede Extremität in 4 Areale
- Nadle in jedem Areal eine Punktgruppe bestehend aus 3 Punkten
- Bilde dynamische Achsen
- Gehe vor im oder gegen den Uhrzeigersinn

6.1.1 12 Punkte, 4 Punktgruppen

Im Rahmen der Strategie „12 Magischen Punkte" gilt folgende Faustregel: Es werden nur *Shu*-Transportpunkte (Antike Punkte) genadelt. Insgesamt gibt es 60 *Shu*-Transportpunkte, jeweils 5 Punkte auf jedem der 12 Meridiane, jeweils zwischen Fingerspitzen/Zehenspitzen und Ellenbogengelenk/Kniegelenk.

An jedem der 12 Meridiane wird nur 1 *Shu*-Transportpunkt genadelt. Um festzulegen, welcher dieser Punkte an welchem Meridian genadelt wird, müssen wir die Punkte in Gruppen einteilen. Von den insgesamt 60 Punkten sind 30 *Yin*-Punkte und 30 *Yang*-Punkte. Da auf jedem Meridian nur 1 Punkt genadelt wird, werden in jeder Sitzung 12 Punkte genadelt, 6 *Yin*-Punkte, und 6 *Yang*-Punkte.

Diese 12 Punkte müssen in 4 Punktgruppen unterteilt werden, wobei jede Gruppe aus 3 Punkten derselben Polarität besteht, entweder *Yin* oder *Yang*. An jeder Extremität wird eine Punktgruppe genadelt. Diese Gruppen bezeichnen wir als *Yin*-Gruppen 1–4 bzw. *Yang*-Gruppen 1–4, siehe ◘ Abb. 6.1.

Bei der Anordnung der 4 Gruppen an den 4 Extremitäten ergeben sich insgesamt 16 Muster (◘ Abb. 6.10). Für jeden Patienten müssen wir 1 dieser 16 Muster auswählen.

6.1.2 Dynamische Achsen

Die 4 Punktgruppen – 2 *Yin,* 2 *Yang* – müssen in Form von dynamischen Achsen an den Extremitäten angeordnet werden (▶ Kap. 5, ▶ Abb. 5.1).

Da entgegengesetzte Pole sich anziehen, resultiert ein energetischer Bewegungsimpuls. Eine geordnete Bewegung kommt allerdings erst dann zustande, wenn eine Bewegungsrichtung vorgegeben wird. Dies geschieht durch eine entsprechende Verteilung der zu nadelnden Punktgruppen auf die Extremitäten. An jeder Extremität wird eine der 4 Punktgruppen einem von 4 Arealen zugeordnet.

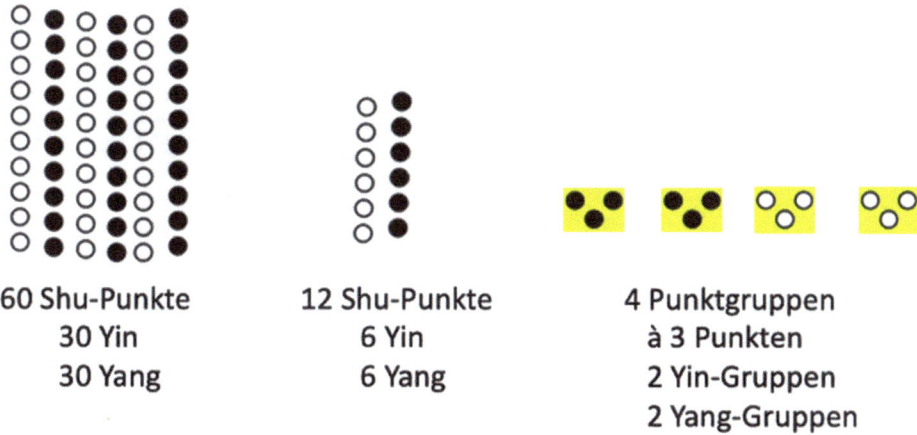

60 Shu-Punkte
30 Yin
30 Yang

12 Shu-Punkte
6 Yin
6 Yang

4 Punktgruppen
à 3 Punkten
2 Yin-Gruppen
2 Yang-Gruppen

◘ **Abb. 6.1** 12 Magische Punkte, 4 Punktgruppen

6.1.3   4 Areale an jeder Extremität

Unterarme und Unterschenkel werden jeweils in **4 Areale** gegliedert, wobei sich benachbarte Areale überschneiden (■ Abb. 6.2, 6.3, 6.4 und 6.5).

An der Oberen Extremität, sowohl im *Yin* als auch im *Yang* (beugeseitig und streckseitig), bilden die Finger das Areal 1, die Mittelhand das Areal 2, das Handgelenk und der distale Unterarm das Areal 3, sowie das Ellbogengelenk und der proximale Unterarm das Areal 4 (■ Abb. 6.2 und 6.3).

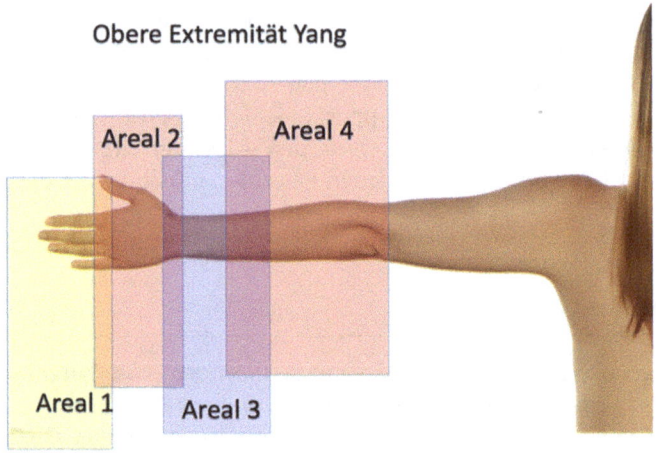

■ **Abb. 6.2**   Die 4 Areale an der Oberen Extremität, *Yang* (Mod. nach vladimirfloyd/▶ stock.adobe.com)

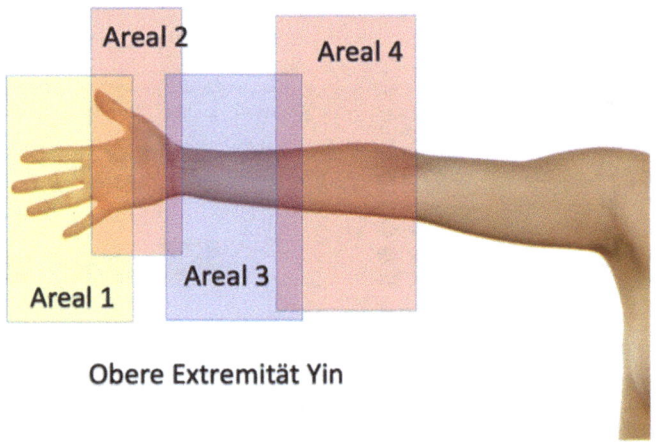

■ **Abb. 6.3**   Die 4 Areale an der Oberen Extremität, *Yin* (Mod. nach vladimirfloyd/▶ stock.adobe.com)

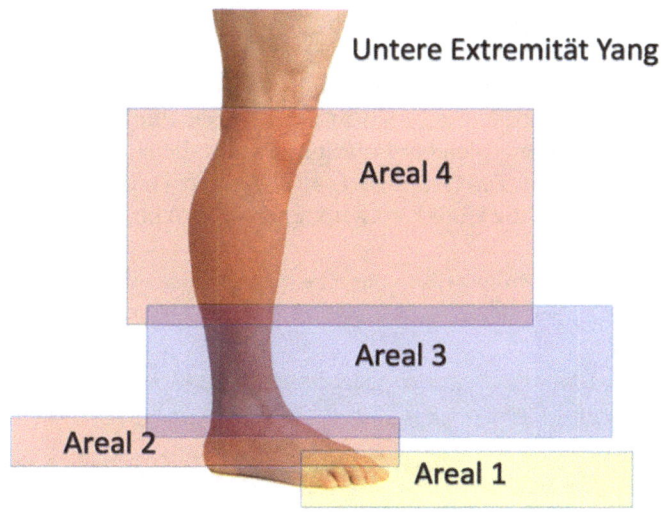

■ **Abb. 6.4** Die 4 Areale an der Unteren Extremität, *Yang*
(Mod. nach goanovi/▶ stock.adobe.com)

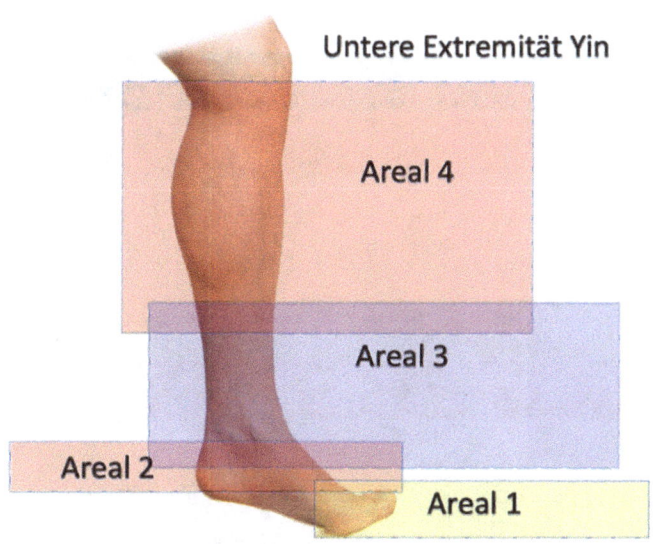

■ **Abb. 6.5** Die 4 Areale an der Unteren Extremität, *Yin*
(Mod. nach goanovi/stock.adobe.com)

An der Unteren Extremität, sowohl im *Yin* als auch im *Yang,* bilden die Zehen das Areal 1, der Mittelfuß das Areal 2, das Sprunggelenk und der distale Unterschenkel das Areal 3, sowie das Kniegelenk und der proximale Unterschenkel das Areal 4 (■ Abb. 6.4 und 6.5).

6.1.4 4 Punktgruppen

Alle zu nadelnden Punkte sind „Antike Punkte". Sie werden in **4 Punktgruppen** zusammengefasst (◻ Abb. 6.6, 6.7, 6.8 und 6.9). Jede Punktgruppe besteht aus 3 „Antiken Punkten" jeweils gleicher Polarität. Es gibt die Hand-*Yang*-Gruppen 1–4 (◻ Abb. 6.6), die Hand-*Yin*-Gruppen 1–4 (◻ Abb. 6.7), die Fuß-*Yang*-Gruppen 1–4 (◻ Abb. 6.8) sowie die Fuß-*Yin*-Gruppen 1–4 (◻ Abb. 6.9).

> An jeder Extremität wird jeweils in nur einem Areal genadelt. In jedem Areal werden die Punkte einer Punktgruppe – jeweils 3 Punkte – genadelt.

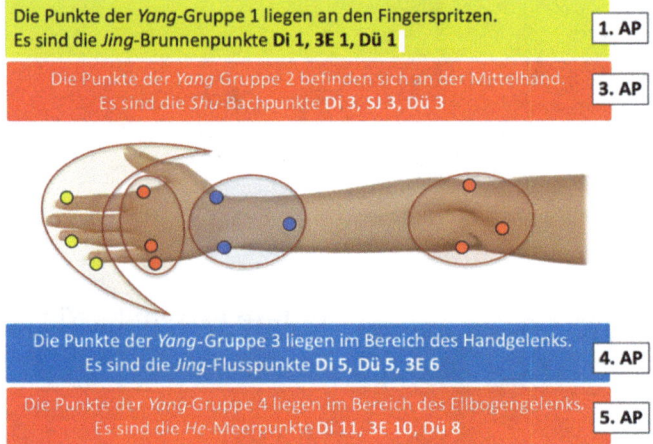

◻ **Abb. 6.6** Areale und Punkte im *Yang* der Oberen Extremität
(Mod. nach vladimirfloyd/▶ stock.adobe.com)

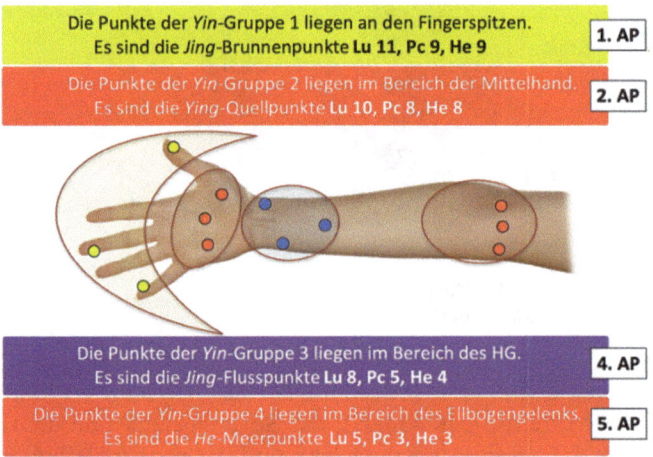

◻ **Abb. 6.7** Areale und Punkte im *Yin* der Oberen Extremität
(Mod. nach vladimirfloyd/▶ stock.adobe.com)

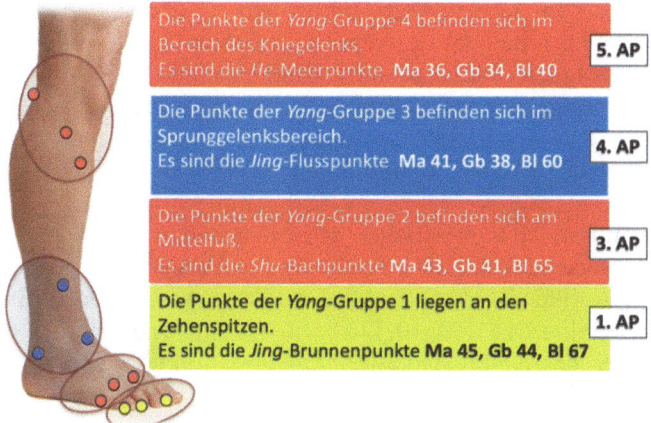

Die Punkte der *Yang*-Gruppe 4 befinden sich im Bereich des Kniegelenks.
Es sind die *He*-Meerpunkte Ma 36, Gb 34, Bl 40   **5. AP**

Die Punkte der *Yang*-Gruppe 3 befinden sich im Sprunggelenksbereich.
Es sind die *Jing*-Flusspunkte Ma 41, Gb 38, Bl 60   **4. AP**

Die Punkte der *Yang*-Gruppe 2 befinden sich am Mittelfuß.
Es sind die *Shu*-Bachpunkte Ma 43, Gb 41, Bl 65   **3. AP**

Die Punkte der *Yang*-Gruppe 1 liegen an den Zehenspitzen.
Es sind die *Jing*-Brunnenpunkte Ma 45, Gb 44, Bl 67   **1. AP**

◘ **Abb. 6.8**   Areale und Punkte im *Yang* der Unteren Extremität
(Mod. nach goanovi/▶ stock.adobe.com)

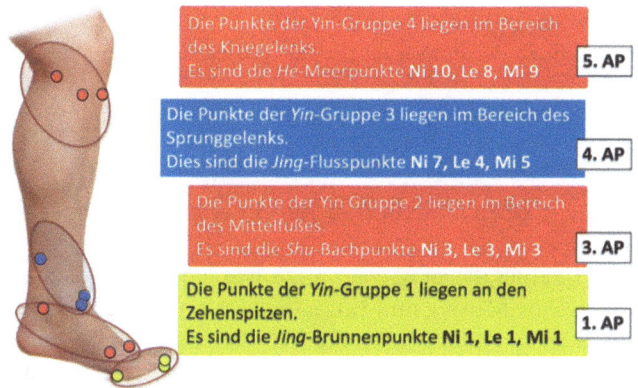

Die Punkte der Yin-Gruppe 4 liegen im Bereich des Kniegelenks.
Es sind die *He*-Meerpunkte Ni 10, Le 8, Mi 9   **5. AP**

Die Punkte der *Yin*-Gruppe 3 liegen im Bereich des Sprunggelenks.
Dies sind die *Jing*-Flusspunkte Ni 7, Le 4, Mi 5   **4. AP**

Die Punkte der Yin-Gruppe 2 liegen im Bereich des Mittelfußes.
Es sind die *Shu*-Bachpunkte Ni 3, Le 3, Mi 3   **3. AP**

Die Punkte der *Yin*-Gruppe 1 liegen an den Zehenspitzen.
Es sind die *Jing*-Brunnenpunkte **Ni 1, Le 1, Mi 1**   **1. AP**

◘ **Abb. 6.9**   Areale und Punkte im *Yin* der Unteren Extremität
(Mod. nach goanovi/▶ stock.adobe.com)

Areal 1   ist lokalisiert an Fingern bzw. Zehen. Genadelt werden in diesem Areal die Punkte der **Punktgruppe 1.** Diese besteht aus den 1. Antiken Punkten (*Jing*-Brunnen-Punkte). Diese sind an der oberen Extremität im *Yang* die Punkte Di 1, 3E 1 und Dü 1. Im *Yin* sind es die Punkte Lu 11, Pc 9 und He 9. An der unteren Extremität sind es im *Yang* die Punkte Ma 45, Gb 44, Bl 67. Im *Yin* sind es die Punkte Ni 1, Le 1, Mi 1.

Areal 2   befindet sich im Bereich von Mittelhand bzw. Mittelfuß. Hier werden die Punkte der **Punktgruppe 2** genadelt. An der oberen Extremität sind es im *Yang* die 3. Antiken Punkte (*Shu*-Bach-Punkte) Di 3, 3E 3, Dü 3. Im *Yin* sind es die 2. Antiken Punkte (*Ying*-Quell-Punkte) Lu 10, Pc 8, He 8. An der unteren Extremität sind es die 3. Antiken Punkte (*Shu*-Bach-Punkte), im *Yang* die Punkte Ma 43, Gb 41, Bl 65, im *Yin* sind es die Punkte Ni 3, Le 3, Mi 3.

Areal 3 umfasst den Bereich von Handgelenk und distalem Unterarm, bzw. Sprunggelenk und distalem Unterschenkel. In diesem Areal werden die Punkte der **Punktgruppe 3** genadelt. Dies sind die 4. Antiken Punkte (*Jing*-Fluss-Punkte). An der oberen Extremität sind es im *Yang* die Punkte Di 5, 3E 6, Dü 5. Im *Yin* sind es die Punkte Lu 8, Pc 5, He 4. An der unteren Extremität sind es im *Yang* die Punkte Ma 41, Gb 38, Bl 60. Im *Yin* sind es die Punkte Ni 7, Le 4, Mi 5.

Areal 4 liegt im Bereich von Ellbogen und proximalem Unterarm bzw. Knie und proximalem Unterschenkel. Hier werden die Punkte der **Punktgruppe 4** genadelt. Dies sind die 5. Antiken Punkte (*He*-Meer-Punkte). An der oberen Extremität sind es im *Yang* die Punkte Di 11, 3E 10, Dü 8. Im *Yin* sind es die Punkte Lu 5, Pc 3, He 3. An der unteren Extremität sind es im *Yang* die Punkte Ma 36, Gb 34, Bl 40. Im *Yin* sind es die Punkte Ni 10, Le 8, Mi 9.

6

> **Wichtig**
>
> Die Punkte einer Punktgruppe sind immer innerhalb des entsprechenden Areals zu nadeln. Es muss sich dabei nicht zwingend um einen „Antiken Punkt" handeln, es kann auch ein benachbarter Punkt genadelt werden. Wichtig ist lediglich, dass jeder Punkt innerhalb seines Areales genadelt wird.
>
> Bei der Verteilung der Punktgruppen auf die Extremitäten sind 2 Regeln zu beachten
>
> 1. Gehe vor von 1 nach 2 nach 3 nach 4
> 2. Gehe vor im oder gegen den Uhrzeigersinn

Unter Befolgung der oben angeführten Regeln ergeben sich insgesamt 16 Muster (◘ Abb. 6.10).

Zur Therapie ist eines dieser Muster auszuwählen. Die therapeutische Entscheidung darüber, welches Muster nun tatsächlich auszuwählen ist, bereitet dem Anfänger meist Schwierigkeiten. Man halte sich dabei an das folgende Vorgehen: beginne immer mit lokaler Balance des Hauptsymptomes (meistens ist das ein Schmerzsymptom) und wähle dazu die passende Punktgruppe.

Ist das Hauptsymptom Schmerz im rechten Kniegelenk, so kann dieses mit lokaler Balance an der linken oberen Extremität durch die Punkte Di 11, 3E 10 und Dü 8 balanciert werden (Spiegelung der betroffenen unteren Extremität auf die obere Extremität der Gegenseite). Bei den genannten Punkten handelt es sich um die Punkte der *Yang*-Gruppe-4 an der oberen Extremität. Ausgehend von der *Yang*-Gruppe-4 an der oberen Extremität ist nun das weitere Vorgehen möglich im oder gegen den Uhrzeigersinn. Wird im Uhrzeigersinn vorgegangen, so ergibt sich – von 4 nach 1 nach 2 nach 3 – das Muster 14. Wird entgegen dem Uhrzeigesinn vorgegangen, so ergibt sich – von 4 nach 1 nach 2 nach 3 – das Muster 2.

Stehen Nackenschmerzen im Vordergrund der Symptomatik, so können diese durch lokale Balance an der unteren Extremität balanciert werden (inverses Abbild der unteren Extremität auf Kopf und Rumpf) durch die Punkte Mi 5, Le 4 und Ni 7. Diese bilden die *Yin*-Gruppe-3 an der unteren Extremität. *Yin*-Gruppe-3 an der unteren Extremität ist Bestandteil der Muster 1, 2, 9, 10. Alle diese Muster können bei Nackenschmerzen genadelt werden. Möglich ist aber auch die Balance über

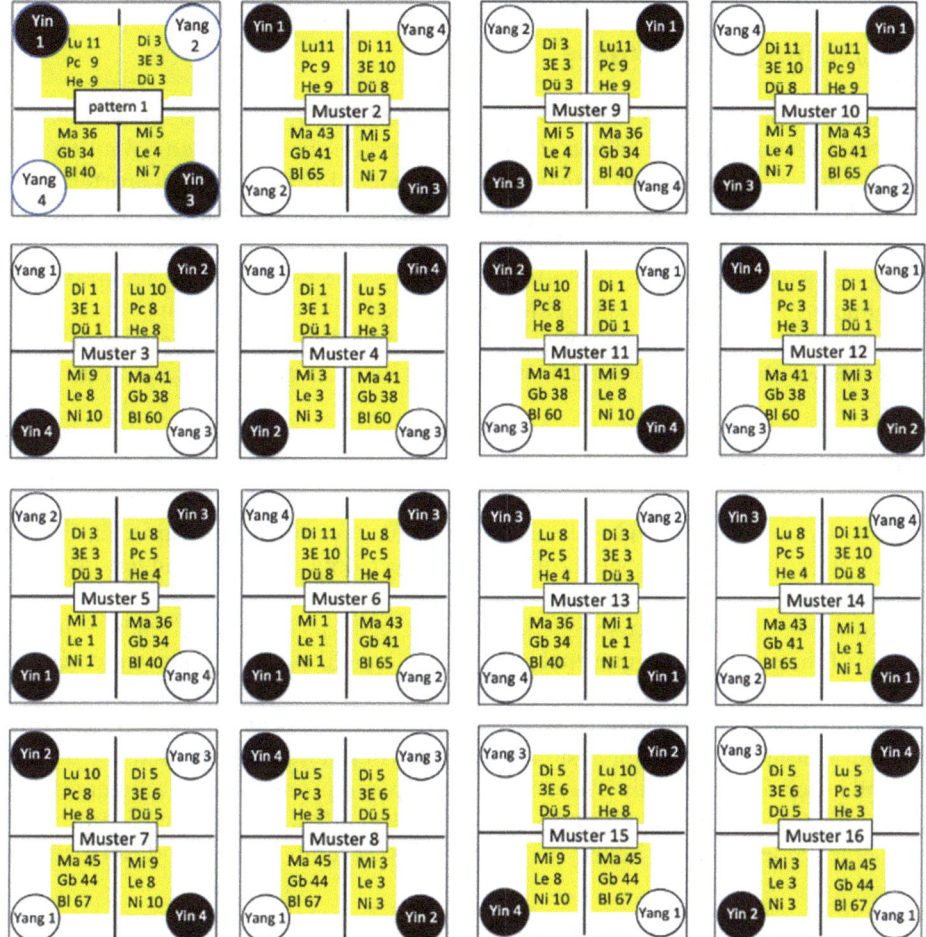

Abb. 6.10   Die 16 möglichen Muster

Yang-Gruppe-3 an der unteren Extremität, wodurch sich die Möglichkeit zur Nadelung der Muster 3, 4, 11 oder 12 ergibt.

■ **Vorgehen**

1. Entwicklung der Strategie der „12 Magischen Punkte" ausgehend vom **vorherrschenden Symptom**. Durch Anwendung der Strategie der „lokalen Balance" ergibt sich die erste Punktgruppe. Diese kann eine der *Yin*-Gruppen 1–4 oder eine der *Yang*-Gruppen 1–4 sein.
2. Die Ermittlung der übernächsten Gruppe erfolgt durch Legen einer **dynamischen Achse zur kontralateralen Extremität**.
3. Die nächste Gruppe wird ermittelt ausgehend von der im 1. Schritt ermittelten Gruppe durch **Vorgehen im oder gegen den Uhrzeigersinn**.

4. Die letzte Punktgruppe ergibt sich wieder durch eine **dynamische Achse**.

6.2 Häufig vorkommende Beispiele zur Strategie „12 Magische Punkte"

Auf den ersten Blick mag die Strategie der „12 Magischen Punkte" etwas kompliziert und verwirrend erscheinen. Um diesen „gordischen Verständnisknoten" zu lösen, werden im Folgenden einige Beispiele aus der Praxis im Detail erörtert:

In den allermeisten Fällen ist es unabdingbar, vor einer Akupunkturtherapie eine kompetente schulmedizinische Abklärung durchzuführen. Im Idealfall ist – sowohl die Diagnostik als auch die Therapie betreffend – eine Kombination aus westlicher Schulmedizin und traditioneller chinesischer Medizin, sei es nun eine Nadel- oder Kräutertherapie oder eine kombinierte Nadel- und Kräutertherapie, anzustreben. Moderne westliche Medizin und TCM sollten sich nicht gegenseitig ausschließen.

6.2.1 Nackenschmerz

Eine Patient kommt wegen Nackenschmerzen zur Akupunkturtherapie. Zusätzlich berichtet er über eine Gewichtszunahme, Hypertonie, Schlafstörungen und Depression.

Um eine Therapie entsprechend der Strategie der „12 Magischen Punkte" durchzuführen, gibt es immer mehr als eine Möglichkeit. Es können unterschiedliche Muster zum Einsatz kommen (◘ Abb. 6.11, 6.12). Das beste Muster ist das Muster, das dem Patienten hilft. Wenn nach dreimaliger Nadelung mit einem Muster kein Erfolg zu verzeichnen ist, sollte das Muster gewechselt werden.

Im 1. Schritt erfolgt die Therapie des Hauptsymptoms Nackenschmerz durch lokale Balance, inverses Abbild der unteren Extremität auf Kopf und Stamm. Die sich ergebenden Punkte liegen im Bereich des Sprunggelenkes und entsprechen

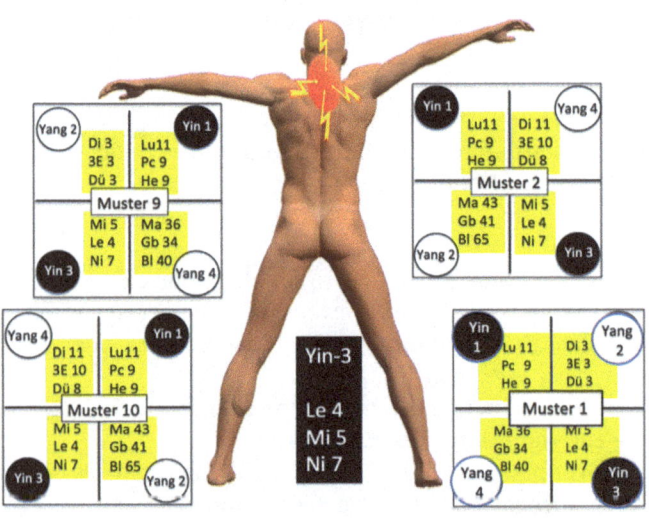

◘ **Abb. 6.11** Nackenschmerzen, 12 Magische Punkte; Muster 1, 2, 9, 10

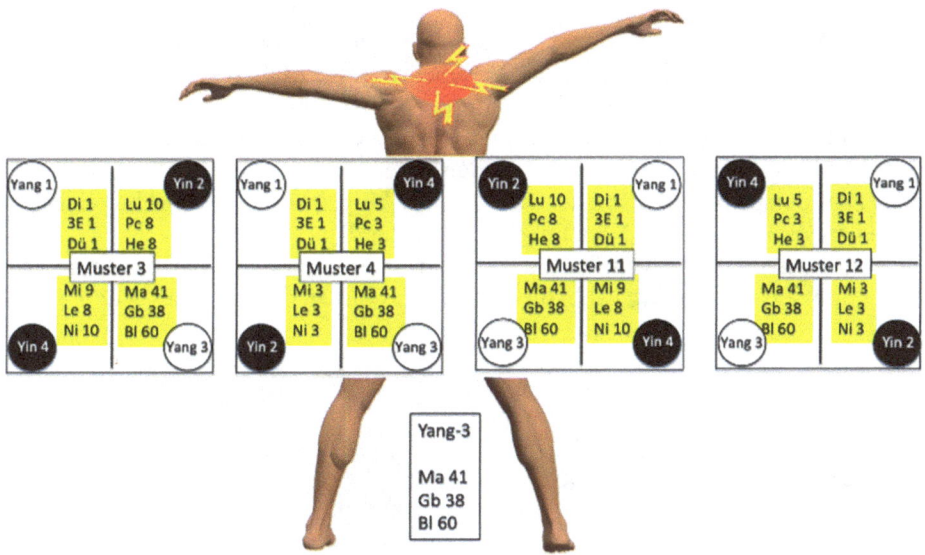

◻ **Abb. 6.12**   Nackenschmerzen, 12 Magische Punkte; Muster 3, 4, 11, 12

somit Punkten an der unteren Extremität, Yin-Gruppe-3 (◻ Abb. 6.11) oder Yang-Gruppe 3 (◻ Abb. 6.12).

Ausgehend von Yin-Gruppe-3 an der unteren Extremität ergeben sich die Muster 1, 2, 9 und 10 (◻ Abb. 6.11). Ausgehend von Yang-Gruppe −3 an der unteren Extremität ergeben sich die Muster 3, 4, 11 und 12 (◻ Abb. 6.12).

Der 1. Schritt ist auch möglich durch lokale Balance, inverses Abbild der oberen Extremität auf Kopf und Stamm. Dabei ergeben sich als den Nacken balancierende Punkte die am Handgelenk gelegenen Punkte der *Yin*-Gruppe-3 (Lu 8, He 4, Pc 5), oder der am Handgelenk gelegenen Punkte der *Yang*-Gruppe-3 (Di 5, Dü 5, 3E 6). Dadurch ergeben sich als weitere mögliche Muster die Muster 5, 6, 13, 14 und 7, 8, 15 und 16.

Es ergibt sich somit die Tatsache, dass jedes der 16 Muster zur Therapie von Nackenbeschwerden geeignet ist.

Zusätzlich ist in Rechnung zu stellen, dass die Punkte Di 3 und Dü 3 – diese sind Bestandteil der *Yang*-Gruppe-3 an der oberen Extremität – ebenfalls den Nacken balancieren, dies durch die Abbildung von Kopf und Stamm auf einen Mittelhandknochen.

6.2.2 Schulterschmerz

Wenn das Leitsymptom Schmerz in der rechten Schulter ist, so ist die balancierende Punktgruppe an der linken unteren Extremität entweder die *Yang*-Gruppe-3 mit den Punkten Ma 41, Gb 38, Bl 60 oder die *Yin*-Gruppe-3 mit den Punkten Mi 5, Le 4, Ni 7.

6

Wenn wir uns für die *Yin*-Gruppe-3 an der linken unteren Extremität entscheiden (☐ Abb. 6.13), ergibt sich das weitere Vorgehen entweder im Uhrzeigersinn oder gegen den Uhrzeigersinn. Bei Vorgehensweise im Uhrzeigersinn werden die Punkte der *Yang*-Gruppe-4 – ST 36, GB 34, BL 40 – an der rechten unteren Extremität genadelt. Anschließend muss die *Yin*-Gruppe-1 an der rechten oberen Extremität und die *Yang*-Gruppe-2 an der linken oberen Extremität genadelt werden. Dies entspricht dem Muster 1. Wenn wir hingegen gegen den Uhrzeigersinn vorgehen, ergibt sich eine Nadelung nach Muster 2.

Wenn wir und hingegen für die *Yang*-Gruppe-3 an der an der linken unteren Extremität entscheiden (☐ Abb. 6.14) führt und das zu den Mustern 3 und 4.

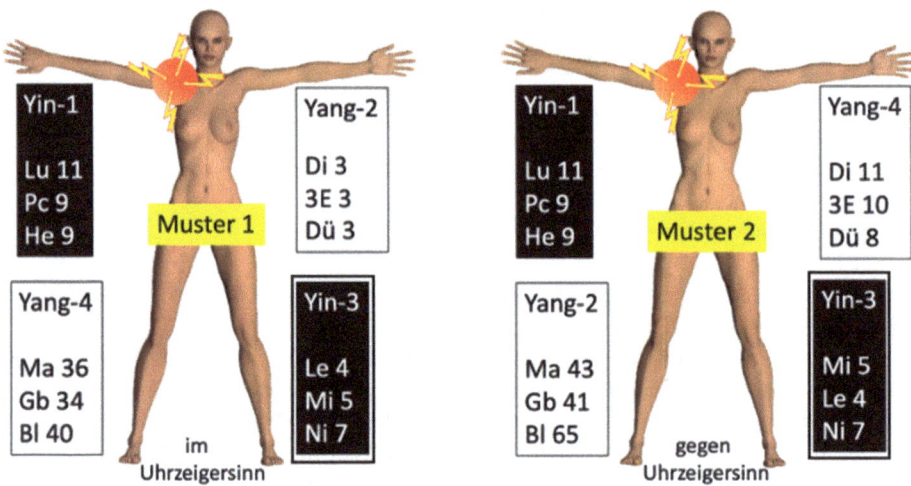

☐ **Abb. 6.13**   Schulterschmerz, 12 Magische Punkte; Muster 1 und 2

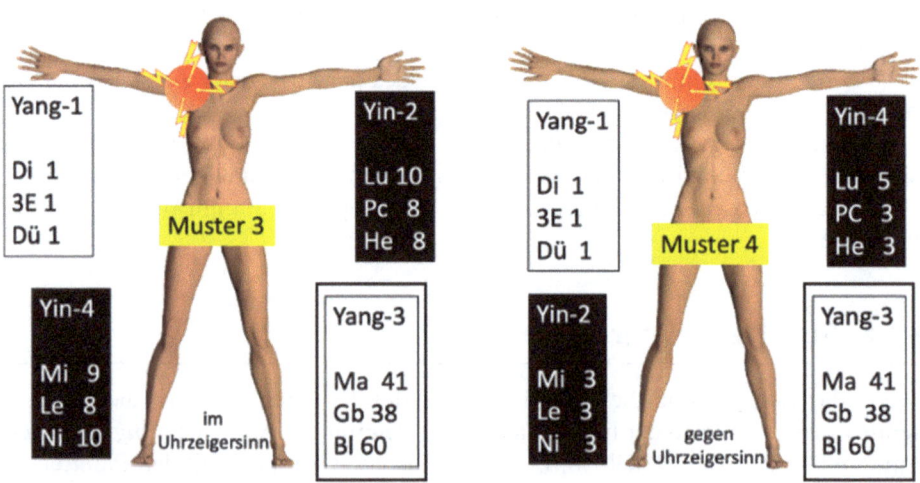

☐ **Abb. 6.14**   Schulterschmerz, 12 Magische Punkte; Muster 3 und 4

Wir sehen, dass die Punktgruppen an den Gliedmaßen nacheinander – von 1 über 2 bis 3 und 4 – im Uhrzeigersinn oder gegen den Uhrzeigersinn genadelt werden müssen. Wenn wir dies tun, ergibt sich automatisch eine diagonale *Yin*-Achse und eine diagonale *Yang*-Achse.

6.2.3 Schmerz im Bereich des unteren Rückens

Bei Schmerzen im Bereich des unteren Rückens kann an der oberen Extremität mit *Yang*-Gruppe-2 begonnen werden. Diese liegt an der Mittelhand, welche – entsprechend der Strategie „normales Abbild der oberen Extremität auf Kopf und Rumpf" – den unteren Rücken distal von L2 balanciert. Wir können hier 3E 3 durch *SanChaSan* ersetzen. In ◘ Abb. 6.15 wurde die Vorgehensweise entgegen dem Uhrzeigersinn gewählt.

6.2.4 Kopfschmerz, Migräne

Eine ausgezeichnete Strategie zur Behandlung von Kopfschmerzen ist die Kombination der Gruppen *Yin*-1 und *Yang*-2 an den unteren Extremitäten. Beide Gruppen liegen am Fuß, und der Fuß balanciert – entsprechend der Strategie „inverses Abbild von Kopf und Rumpf auf die untere Extremität" – den Kopf. Bei einseitigen Kopfschmerzen sollte die *Yang*-Gruppe-2 kontralateral genadelt werden (◘ Abb. 6.16). Durch Vorgehen gegen den Uhrzeigersinn ergibt sich das Muster 6.

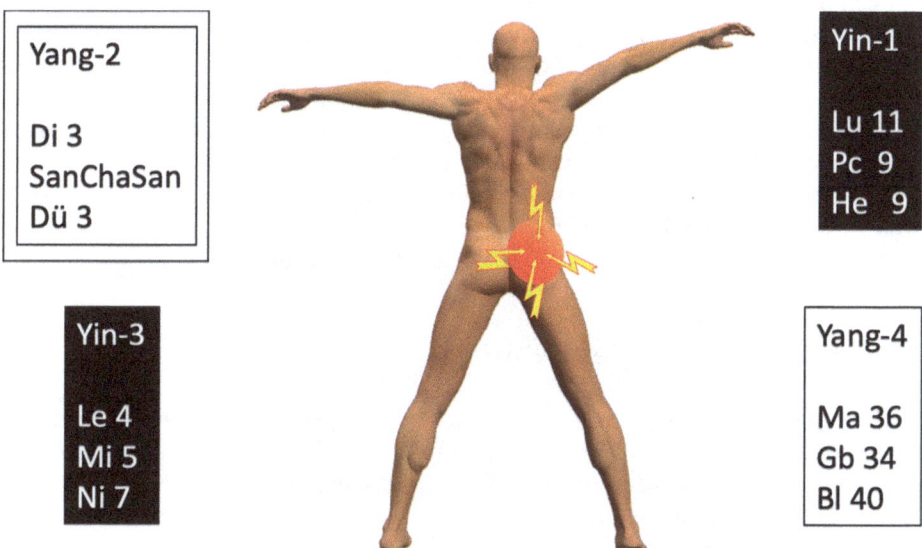

◘ **Abb. 6.15** Schmerzen unterer Rücken, 12 Magische Punkte; Muster 9

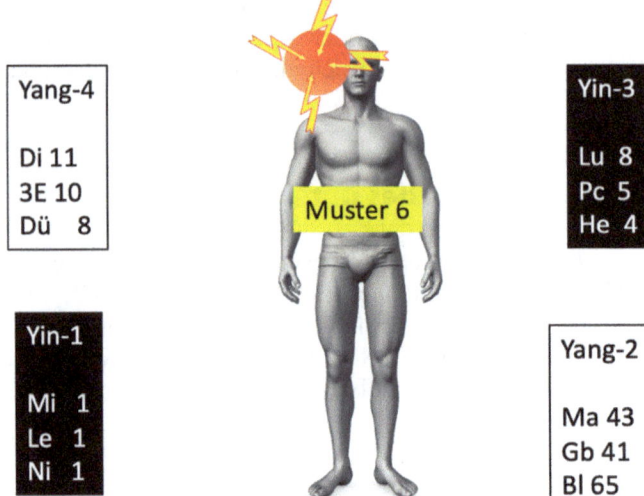

Yang-4

Di 11
3E 10
Dü 8

Yin-1

Mi 1
Le 1
Ni 1

Muster 6

Yin-3

Lu 8
Pc 5
He 4

Yang-2

Ma 43
Gb 41
Bl 65

Abb. 6.16   Migräne, 12 Magische Punkte, Muster 6
(Mod. nach Adobe Stock_31952349)

6.2.5 Durchblutungsstörungen (pAVK, cAVK, KHK)

Durchblutungsstörungen des Gehirns, des Herzens oder der Extremitäten sind ebenfalls eine gute Indikation, im Sinne der Strategie der 12 magischen Punkte vorzugehen. Wenn wir das Muster 10 nadeln (Abb. 6.17), können wir zusätzlich zu den Punkten des Musters den *ChongMai* aktivieren. Dieser außerordentliche Meridian ist auch als „Meer von *Yin* und *Yang*" sowie als „Meer des Blutes" bekannt und wird zur Behandlung von Durchblutungsstörungen empfohlen. Eine detailliertere Analyse des Verlaufs des *ChongMai* auf der Grundlage der klassischen chinesischen Literatur (*HuangDiNeiJing SuWen* und *LingShu* sowie *NanJing*) zeigt den Zusammenhang zwischen diesem außerordentlichen Meridian und dem Blutgefäßsystem. Wir aktivieren den *ChongMai*, indem wir zusätzlich zu den Punkten der *Yin*-Gruppe-3 an der rechten unteren Extremität den Kardinalpunkt des *Chong-Mai* Mi 4, sowie zusätzlich zu den Punkten der *Yin*-Gruppe-1 an der linken oberen Extremität seinen Ankopplungspunkt Pc 6 nadeln (■ Abb. 6.17).

6.2.6 Erkrankungen des Gehirns

In ■ Abb. 6.18 ist die Anwendung des Musters 14 in Kombination mit dem außerordentlichen Meridian *DuMai*, dem „Meer des *Yang*", dargestellt. Es wird durch die Nadelung seines Kardinalpunktes Dü 3 und seines Ankopplungspunktes Bl 62 aktiviert. Ni 1 wird an der Fußsohle 2 cun hinter der klassischen Lokalisation genadelt. Dies entspricht dem Projektionsareal des Gehirns an der Fußsohle. Mögliche westliche Indikationen sind Erkrankungen des Gehirns wie M. Parkinson, Multiple Sklerose, Demenz und andere Erkrankungen.

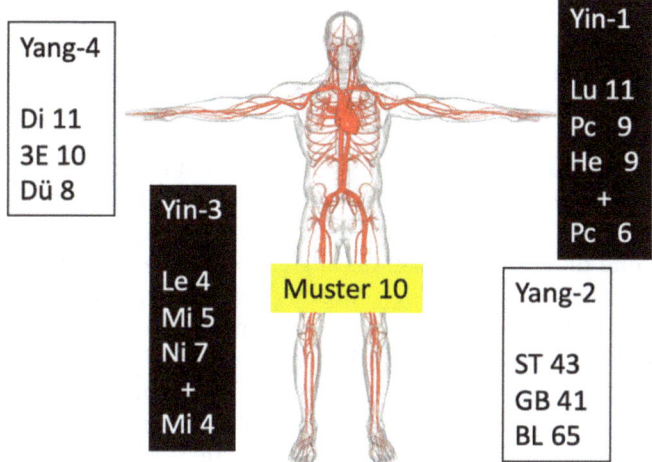

🔹 **Abb. 6.17**   Durchblutungsstörungen, 12 Magische Punkte, Muster 10
(Mod. nach istock_1305330647)

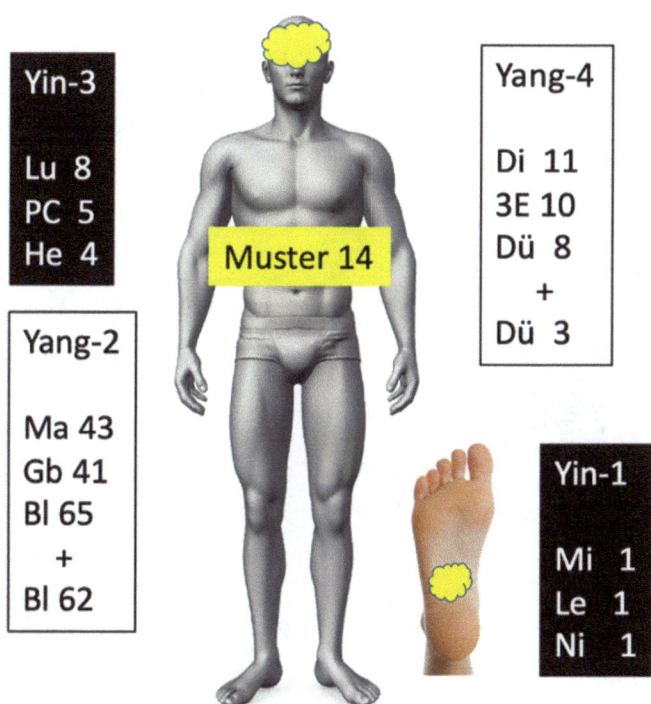

🔹 **Abb. 6.18**   Erkrankungen des Gehirns, 12 Magische Punkte, Muster 14
(Mod. nach Adobe Stock_31952349 u. istock_12877499)

6.2.7 Erkrankungen des Herzens

Um die Therapie von Herzerkrankungen im Rahmen der Strategie „12 magischen Punkte" zu veranschaulichen, wird der folgende Fall aus der Praxis des Autors beschrieben (◘ Abb. 6.19).

Eine 50-jährige Patientin hatte vor 7 Jahren einen bösartigen Tumor (Leiomyosarkom) im HNO-Bereich. Der Tumor wurde operativ entfernt und anschließend radioaktiv bestrahlt (Spickung). In den folgenden Jahren war die Patientin symptomfrei und die bösartige Erkrankung galt als geheilt. Fünf Jahre später trat jedoch eine Metastase in der rechten Augenhöhle auf, bald darauf folgten Metastasen in Lunge, Knochen (beidseitiger Femur), im rechten Sehnerv und in der rechten Schläfenregion. Die Patientin wurde wiederholt operiert, mehrfach chemotherapeutisch behandelt und radioaktiv bestrahlt. Über einen Zeitraum von zwei Jahren wurde sie vom Autor zusätzlich komplementärmedizinisch (photodynamischer Lasertherapie, Akupunktur und TCM-Kräutertherapie) behandelt. Dadurch konnten die aggressiven Nebenwirkungen der Chemotherapie und Strahlentherapie auf ein Minimum reduziert werden, sodass die Patientin insgesamt eine gute Lebensqualität hatte. Alle Laborwerte lagen bis auf eine leichte Leukopenie im Normbereich. Trotz aller Bemühungen konnte der Tumor jedoch nicht besiegt werden. Es kam zu Atemnot bei Anstrengung, eine Untersuchung ergab Metastasen im Herzen.

Eines Tages sucht die Patientin in sehr schlechtem Zustand die Praxis des Autors auf. Sie klagte über Herzklopfen, Druckgefühl in der Brust, Schwindel, Atemnot, konnte nur mit Unterstützung gehen. Der Blutdruck betrug 80 mmHg systo-

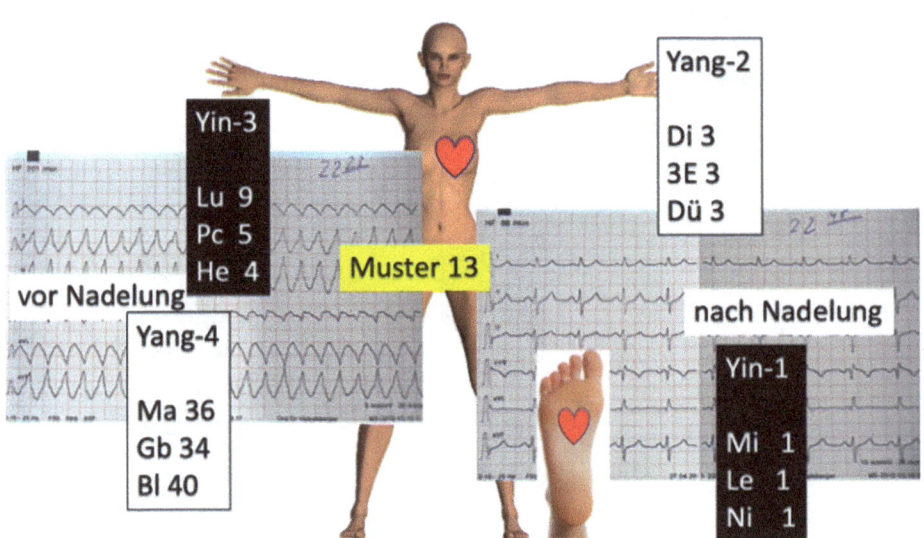

◘ **Abb. 6.19** Erkrankungen des Herzens, 12 Magische Punkte, Muster 13 (Mod. nach istock_12877499)

lisch zu 50 mmHg diastolisch. Nach Anlegen eines intravenösen Zugangs wurde ein Elektrokardiogramm geschrieben, welches eine ventrikuläre Tachykardie mit einer Herzfrequenz >200/min zeigte. Dabei handelt sich um ein akutes, lebensbedrohliches Krankheitsbild. Alle Bemühungen, die Patientin zur Akutaufnahme in einem Krankenhaus zu bewegen, scheitern.

Die „12 magischen Punkte", Muster 13, wurden genadelt. Dadurch konnte normaler Sinusrhythmus wiederhergestellt werden. Während einer Beobachtungszeit von etwa 1 h blieb der Sinusrhythmus stabil, die Patientin fühlte sich wohl und konnte nach Hause entlassen werden.

Dieser Fall zeigt, wie ein äußerst gefährlicher und lebensbedrohlicher Zustand mit Hilfe der „12 magischen Punkte"-Strategie erfolgreich behandelt werden kann. Dennoch ist anzumerken, dass in einem derart lebensbedrohlichen Fall – wenn möglich – einer konventionellen westlichen medizinischen Therapie unter stationären Bedingungen der Vorzug gegeben werden sollte.

In den folgenden Wochen traten wiederholt Rhythmusstörungen in Form eines bi- und trigeminalen Rhythmus auf, die durch die in ■ Abb. 6.19 gezeigte Akupunkturbehandlung immer wieder in Sinusrhythmus übergeführt werden konnten. Eine ventrikuläre Tachykardie trat nicht mehr auf.

Es sei noch hinzugefügt, dass eine von einem Rhythmologen verordnete Therapie – Betablocker und andere Antiarrhythmika – die Rhythmusstörungen nicht verbessern konnte. Diese westliche medizinische Therapie führte lediglich zu einem massiven Blutdruckabfall mit Kollaps, die Arrhythmie selbst verbesserte sich nicht.

Die Wirksamkeit der Akupunkturtherapie in diesem Fall zeigt sich in der Integration bestimmter Punkte in die Strategie der 12 Magischen Punkte, um eine globale Balance zu erreichen. Einer dieser Punkte ist der Akupunkturpunkt Ni 1 an der Fußsohle, der zur Gruppe *Yin*-1 gehört. Die Lage dieses Punktes entspricht dem Reflexareal des Herzens an der Fußsohle. Der andere im Rahmen dieses konkreten Vorgehens wichtige Akupunkturpunkt ist Lu 9, der zur Gruppe *Yin*-3 gehört. Er ist nicht nur der klassische Meisterpunkt der Gefäße, sondern kann auch als Meisterpunkt des Rhythmus, oder auch als Meisterpunkt des Herzrhythmus bezeichnet werden.

Weiterführende Literatur

Chieng-Lien K, Schnorrenberger C (Übersetzer) (1974) Klassische Akupunktur Chinas. Hippokrates, Stuttgart, S 203

Jing-Nuan W (Übersetzer) (1993) Ling Shu or the spiritual pivot. University of Hawai'i Press, Honolulu

Kendall D (2002) Dao of Chinese medicine. Oxford University Press, New York

Maciocia G (2008) Grundlagen der chinesischen Medizin. Elsevier, München

Tan R (2006) Li Gan Jian Ying – die Balancemethode und Dr. Tan's Strategie der Zwölf Magischen Punkte. Müller & Steinicke, München

Unschuld P (2015) Antike Klassiker der Chinesischen Medizin. 3. In: Huang Di Nei Jing Ling Shu (Der vollständige chinesische Text mit kommentierter deutscher Übersetzung). Cygnus, Berlin

BaGua-Balance durch Meridiankonversion

Inhaltsverzeichnis

J. Hickelsberger, *Das Dao der Balance Akupunktur*, https://doi.org/10.1007/978-3-662-72350-0_7

7.1 Grundlagen und Prinzip

In der späteren Meridianzuordnung (*Song*-Dynastie) des *BaGua*-Kreises nach **FuXi** ist (oder sind) jedem *BaGua* (Trigramm) ein oder zwei Meridiane zugeordnet. Werden diese 8 *BaGua* (8 Trigramme) miteinander kombiniert, ergibt sich die maximale Anzahl von 64 Hexagrammen. Diese sind die 64 Hexagramme des *YiJing*. Lediglich 8 dieser 64 Hexagramme sind Meridianhexagramme. Ausgehend vom *FuXi-BaGua*-Kreis mit späterer Meridianzuordnung (*Song*-Dynastie) ergibt sich das entsprechende Meridianhexagramm durch Verdoppelung des jeweiligen Trigrammes (● Abb. 7.1).

Es gibt 12 Hauptmeridiane, aber nur 8 Hexagramme, welche Meridianhexagramme sind. Daher teilen sich einige Meridiane den Strichcode eines Hexagrammes. Die Meridiane von Blase und Gallenblase, von Niere und Leber, von Dünndarm und 3E, sowie von Herz und Pericard teilen sich jeweils ein Hexagramm.

Jeder Linie eines Hexagrammes ist ein Akupunkturpunkt zugeordnet. In ● Abb. 7.2 finden sich die 8 Meridianhexagramme, sowie die Zuordnung von Akupunkturpunkten zu jeder Linie (*Yao*) eines jeden Meridianhexagrammes. Die Punkte rekrutieren sich aus der Gruppe der Antiken Punkte (*Shu*-Punkte). Da jeder Meridian nur 5 Antike Punkte besitzt, andererseits aber jedes Hexagramm aus 6 Linien besteht, muss für jedes Meridianhexagramm noch ein zusätzlicher Punkt definiert werden. Diese zusätzlichen Punkte sind bei den *Yin*-Meridianen die

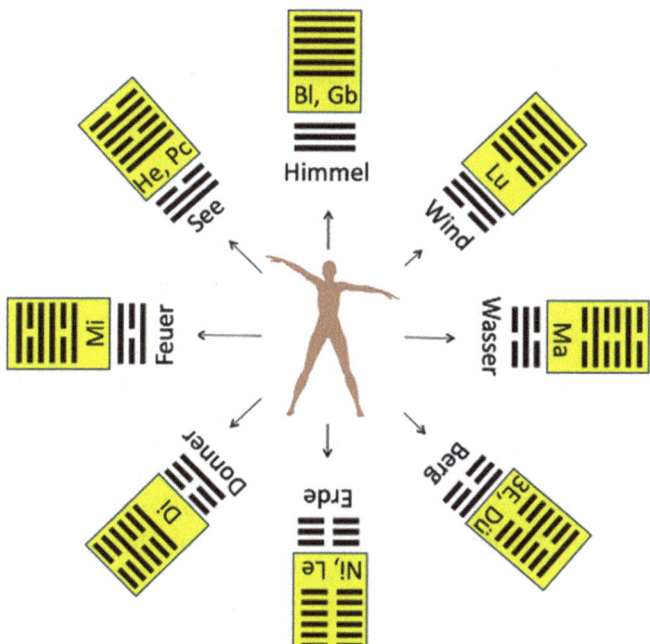

● **Abb. 7.1** *FuXi-BaGua*-Kreis (*Song*-zeitliche Meridianzuordnung), Meridianhexagramme ergeben sich durch Verdopplung der Trigramme

7

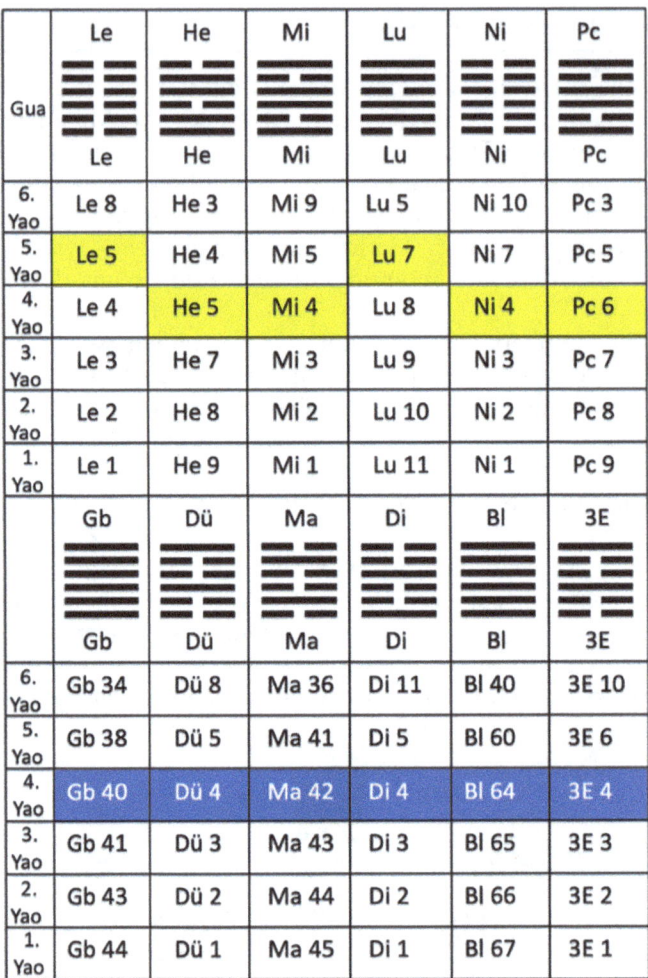

Gua	Le	He	Mi	Lu	Ni	Pc
	Le	He	Mi	Lu	Ni	Pc
6. Yao	Le 8	He 3	Mi 9	Lu 5	Ni 10	Pc 3
5. Yao	Le 5	He 4	Mi 5	Lu 7	Ni 7	Pc 5
4. Yao	Le 4	He 5	Mi 4	Lu 8	Ni 4	Pc 6
3. Yao	Le 3	He 7	Mi 3	Lu 9	Ni 3	Pc 7
2. Yao	Le 2	He 8	Mi 2	Lu 10	Ni 2	Pc 8
1. Yao	Le 1	He 9	Mi 1	Lu 11	Ni 1	Pc 9
	Gb	Dü	Ma	Di	Bl	3E
	Gb	Dü	Ma	Di	Bl	3E
6. Yao	Gb 34	Dü 8	Ma 36	Di 11	Bl 40	3E 10
5. Yao	Gb 38	Dü 5	Ma 41	Di 5	Bl 60	3E 6
4. Yao	Gb 40	Dü 4	Ma 42	Di 4	Bl 64	3E 4
3. Yao	Gb 41	Dü 3	Ma 43	Di 3	Bl 65	3E 3
2. Yao	Gb 43	Dü 2	Ma 44	Di 2	Bl 66	3E 2
1. Yao	Gb 44	Dü 1	Ma 45	Di 1	Bl 67	3E 1

Abb. 7.2 Meridianhexagramme, IDs der Meridiane und Zuordnung ihrer *Yao* zu Akupunktur-punkten. *Luo*-Punkte gelb, *Yuan*-Punkte blau

jeweiligen *Luo*-Punkte (gelb in ◼ Abb. 7.2), bei den *Yang*-Meridianen die *Yuan* (Quell)-Punkte (blau in ◼ Abb. 7.2).

Die Linien 1, 2, 3 und 6 entsprechen immer den *Shu*-Transport-Punkten (An-tike Punkte) 1, 2, 3 und 6. Für die *Luo*-Verbindungs-Punkte der *Yin*-Meridiane gilt: bei Le und Lu ist es die 5. Linie, bei den anderen *Yin*-Meridianen ist es die 4. Linie. Bei allen *Yang*-Meridianen entspricht die 4. Linie dem *Yuan*-Quell-Punkt.

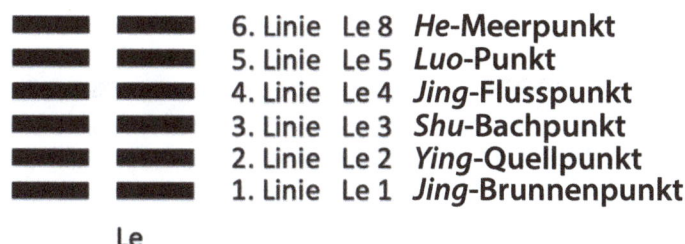

6. Linie   Le 8   *He*-Meerpunkt
5. Linie   Le 5   *Luo*-Punkt
4. Linie   Le 4   *Jing*-Flusspunkt
3. Linie   Le 3   *Shu*-Bachpunkt
2. Linie   Le 2   *Ying*-Quellpunkt
1. Linie   Le 1   *Jing*-Brunnenpunkt

Le

🔲 **Abb. 7.3**   Zuordnung von Akupunkturpunkten zu den Linien *(Yao)* des Le-Meridians

■ **Beispiel: der Le-Meridian**
— Die 1. Linie ist immer, sowohl im *Yin* als auch im *Yang*, die unterste Linie. Sie steht für den *Jing*-Brunnen-Punkt. Am Le-Meridian ist das der Punkt Le 1.
— Die 2. Linie entspricht immer dem *Ying*-Quell-Punkt. Am Le-Meridian ist das der Punkt Le 2.
— Die 3. Linie steht immer für den *Shu*-Bach-Punkt. Am Le-Meridian ist das Punkt Le 3.
— Die 4. Linie steht für den *Jing*-Fluss-Punkt, am *Yin*-Meridian der Leber ist das der Punkt Le 4.
— Die 5. Linie steht am Yin-Meridian der Leber für den *Luo*-Verbindungs-Punkt Le 5.
— Die 6. Linie steht immer für den *He*-Meer-Punkt. Am Le-Meridian ist das der Punkt Le 8.

Die Punkte Le 1 bis Le 8 befinden sich zwischen Zehen und Knie. Unter dem Gesichtspunkt der Strategie „Normales Abbild der unteren Extremität auf Kopf und Rumpf" entspricht Le 1 dem Genitale, bei „Inversem Abbild der unteren Extremität auf Kopf und Rumpf" entspricht Le 1 dem Kopf. Unter dem Gesichtspunkt der „Spiegelung einer unteren Extremität auf die anderen Extremitäten" werden alle Extremitäten – im Bereich der vom Le-Meridian balancierten Meridiane – balanciert. Bei Nadelung von Le 1 bis Le 8 wird somit der ganze Körper abgebildet. Das Hexagramm des Le-Meridians findet sich in 🔲 Abb. 7.3.

7.1.1   Was bedeutet Meridiankonversion?

Jeder der 12 Hauptmeridiane besitzt einen Strichcode in Form eines Hexagramms. Jedes Hexagramm besteht aus 6 Linien. Jede Linie ist entweder eine durchgezogene *Yang*-Linie (1 Strich) oder eine unterbrochene *Yin*-Linie (2 Striche). Jede Linie eines Hexagramms repräsentiert einen Akupunkturpunkt zwischen Fingerspitzen und Ellbogengelenk bzw. zwischen Zehenspitzen und Kniegelenk. Wird ein Punkt gestochen, der einer *Yang*-Linie entspricht, so wird diese umgewandelt (konvertiert) in eine *Yin*-Linie. Wird ein Punkt gestochen, der einer *Yin*-Linie entspricht, so wird diese geschlossen bzw. umgewandelt (konvertiert) in eine *Yang*-Linie (🔲 Abb. 7.4).

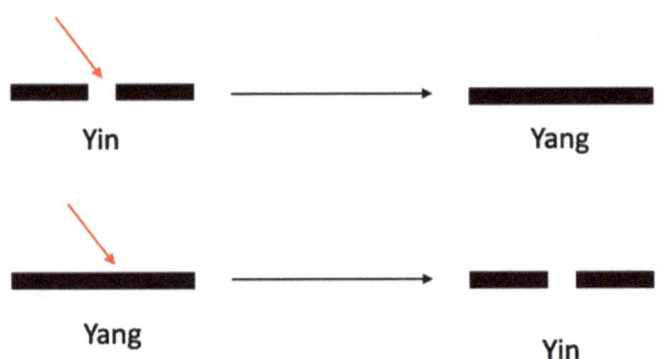

7

■ **Abb. 7.4**   Konversion eines *Yin-Yao* in ein *Yang-Yao* und eines *Yang-Yao* in ein *Yin-Yao*

Um das Hexagramm eines Meridians in das Hexagramm eines anderen Meridians umzuwandeln, müssen meistens lediglich 2 Linien des umzuwandelnden
Hexagramms bzw. 2 Punkte gestochen werden (■ Abb. 7.5).

7.1.2   Vorgehen bei Meridiankonversion

1. Schritt   Es wird wie immer die **Diagnose** in Form der betroffenen Meridiane gestellt.

2. Schritt   Wie immer werden die **balancierenden Meridiane** ermittelt. Diese werden so gewählt, dass gemeinsam mit den betroffenen Meridianen die Kriterien
einer globalen Balance erfüllt sind.

3. Schritt   Die **zu stechenden Punkte** werden durch die Strategie „*BaGua*-
Meridiankonversion" ermittelt. Diese kann vertikal oder horizontal erfolgen. Sowohl bei vertikaler als auch bei horizontaler Konversion bleibt die globale Balance
erhalten; es wird jedoch häufiger nach der vertikalen Konversion vorgegangen, da
diese praktikabler ist (es müssen weniger Punkte genadelt werden).
Für die Meridiankonversion gelten folgende Regeln:

Regeln bei vertikaler Konversion
- Fuß-*Yang* wird zu Hand-*Yin*
- Fuß-*Yin* wird zu Hand-*Yang*
- Hand-*Yang* wird zu Fuß-*Yin*
- Hand-*Yin* wird zu Fuß-*Yang*

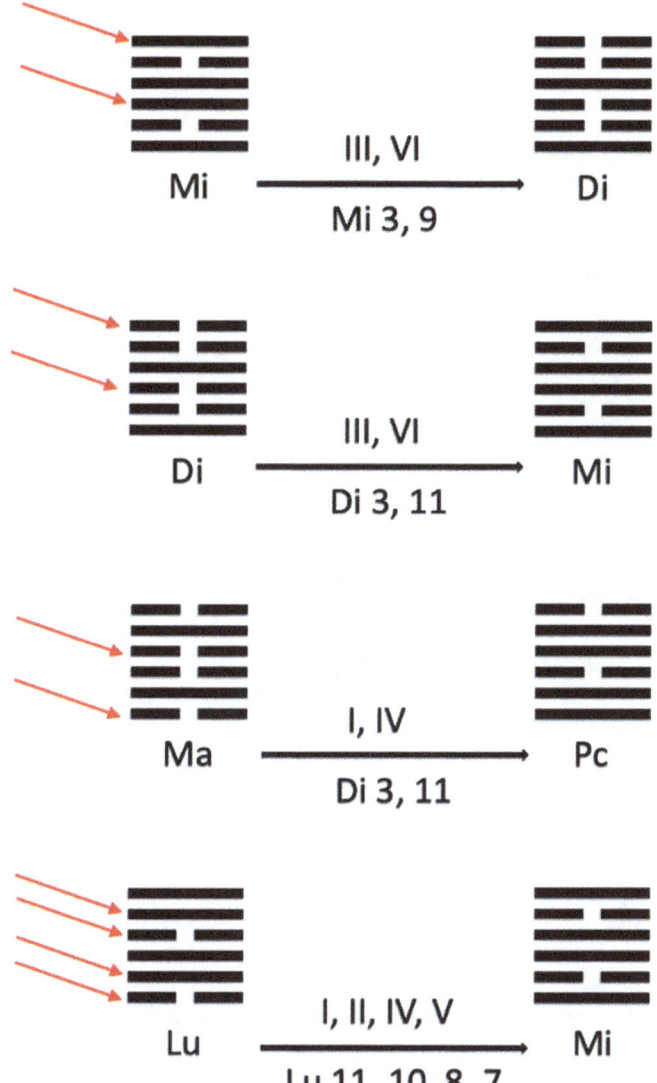

Abb. 7.5 Beispiele zur Konversion von Meridian-Hexagrammen

Regeln bei horizontaler Konversion

- Fuß-*Yang* wird zu Fuß-*Yin*
- Fuß-*Yin* wird zu Fuß-*Yang*
- Hand-*Yang* wird zu Hand-*Yin*
- Hand-*Yin* wird zu Hand-*Yang*

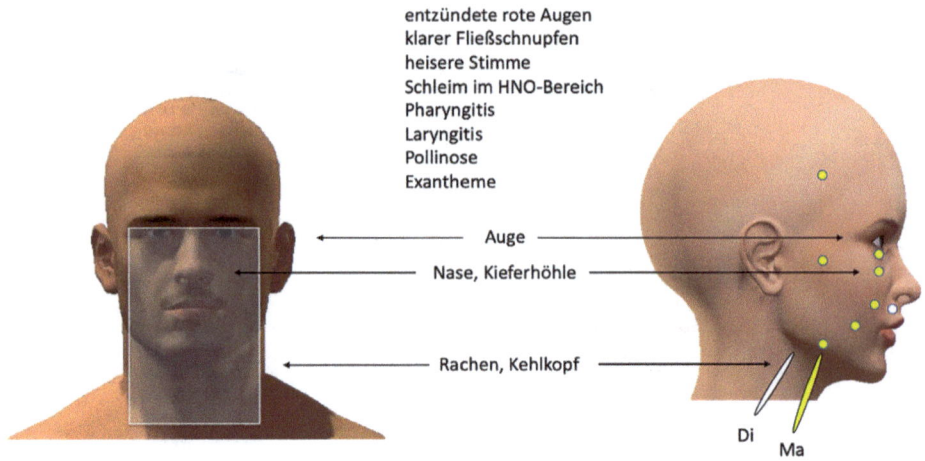

entzündete rote Augen
klarer Fließschnupfen
heisere Stimme
Schleim im HNO-Bereich
Pharyngitis
Laryngitis
Pollinose
Exantheme

Auge

Nase, Kieferhöhle

Rachen, Kehlkopf

Di   Ma

7   ◘ **Abb. 7.6**   *Yang Ming*-Syndrom, betroffenes Areal, betroffene Meridiane und Symptome

7.2 *YangMing*-Syndrom, Therapie mit *BaGua*-Balance durch Meridiankonversion

Innerhalb des *Yang Ming*-Syndroms lassen sich drei Muster unterscheiden: das *Tai Yin- Yang Ming*-Muster, das *Jue Yin- Yang Ming*-Muster und das Pc/Ni-*Yang Ming*-Muster (s. ▶ Kap. 5). Allen diesen Mustern gemeinsam ist das Vorhandensein der *Yang Ming*-Meridiane Dickdarm und Magen. Die Muster unterscheiden sich jedoch durch die Wahl der *Yin*-Meridiane. Die Symptome jedes dieser drei möglichen Muster finden sich an der Vorderseite von Kopf und Hals – wo sich die Meridiane von Magen und Dickdarm konzentrieren, siehe ◘ Abb. 7.6 – an Augen, Nase, Rachen und Kehlkopf, wie bei Bindehautentzündung, Rhinitis, Sinusitis, Pharyngitis oder Laryngitis infektiösen oder allergischen (Pollinose) Ursprungs. Exantheme wie Akne, Lupus erythematodes usw. sind ebenfalls geeignete Indikationen. Die Symptome befinden sich im Versorgungsgebiet der Magen- und Dickdarmmeridiane und sind typischerweise oft durch Feuchtigkeit und Schleim gekennzeichnet.

> **Muster innerhalb des** *YangMing*-**Syndroms**
> – *Tai Yin- Yang Ming*-Muster
> – *Jue Yin- Yang Ming*-Muster
> – PC/Ni-*Yang Ming*-Muster

7.2.1 *TaiYin-YangMing*-Muster

Von den drei Mustern des *Yang Ming*-Syndroms ist das *Tai Yin- Yang Ming*-Muster das am häufigsten vorkommende Muster. Es setzt sich aus den Meridianen Lunge,

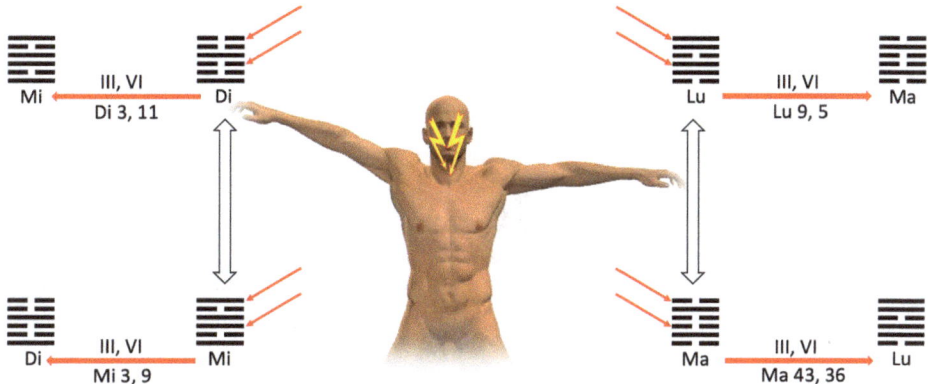

Abb. 7.7   *Tai Yin-Yang Ming*-Muster, Meridiankonversion III, VI

Milz, Magen und Dickdarm zusammen. Im Vordergrund stehen hier Symptome, die durch Feuchtigkeit und Schleim gekennzeichnet sind. Die Meridiane des Musters – Lu, Mi, Di, Ma – werden entsprechend der Anforderung nach dynamischen Achsen angeordnet. Die Konversion der Meridiane bzw. ihrer Hexagramme erfolgt vertikal, d. h. die Hexagramme von Lunge und Magen sowie die Hexagramme von Dickdarm und Milz werden ineinander konvertiert. Dies führt zu einer Umwandlung der Linien (*Yao*) III und VI, wobei die beiden Punkte, die den Hexagrammlinien III und VI entsprechen, an jedem Meridian genadelt werden. Die Nadelung erfolgt an den Punkten Di 3, Di 11, Ma 43, Ma 36, Lu 9, Lu 5, Mi 3, Mi 9 (◘ Abb. 7.7).

Eine horizontale Umwandlung – Umwandlung der Hexagramme von Lunge und Dickdarm sowie Magen und Milz – ist theoretisch möglich, aber nicht praktikabel, da in diesem Fall jede Hexagrammlinie umgewandelt werden müsste, was zu 6 Nadeln auf jedem Meridian führen würde.

7.2.2 *JueYin-YangMing*-Muster

Das Muster kommt zur Anwendung, wenn zu den Symptomen des *Yang Ming*-Syndroms an der Vorderseite von Kopf und Hals zusätzliche Symptome auftreten, die mit der Leber in Zusammenhang stehen – insbesondere mit einer *Qi*-Stagnation der Leber.

Die Meridiane des Musters – Pc, Le, Di, Ma – werden entsprechend der Anforderung nach dynamischen Achsen angeordnet. Auch hier erfolgt die Umwandlung aus dem gleichen Grund wie im oben beschriebenen *Tai Yin-Yang Ming*-Muster vertikal. Dies führt jedoch zu einer Umwandlung der Hexagrammlinien I und IV, wobei die den Linien I und IV zugeordneten Meridianpunkte auf allen Meridianen des *Jue Yin-Yang Ming*-Musters genadelt werden. Auch hier sind wieder 2 Punkte auf jedem Meridian erforderlich. Die Nadelung erfolgt an den Punkten Di 1, Di 4, Ma 45, Ma 42, Pc 9, Pc 6, Le 1, Le 4 (◘ Abb. 7.8).

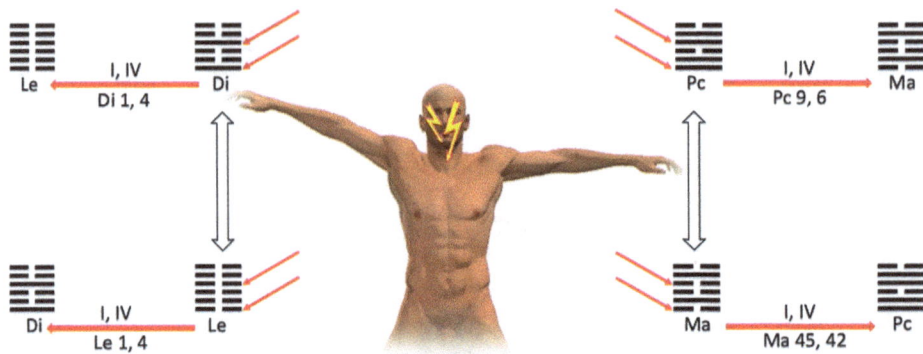

◼ **Abb. 7.8**   *Jue Yin-YangMing*-Muster, Meridiankonversion I, IV

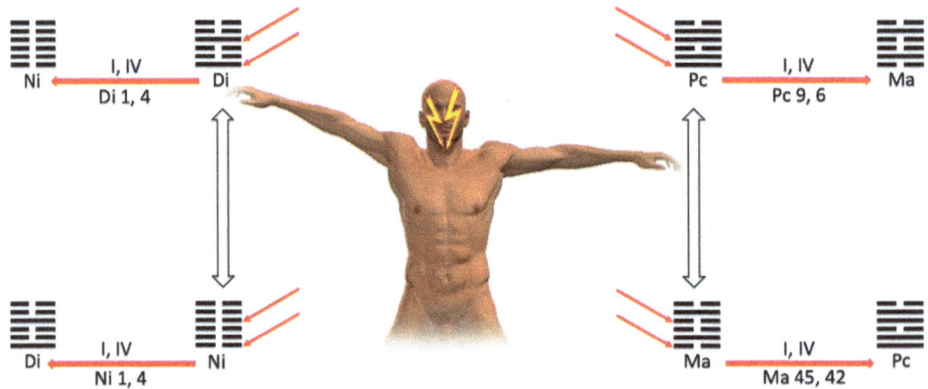

◼ **Abb. 7.9**   Pc/Ni-*YangMing*-Muster, Meridiankonversion I, IV

7.2.3 **PC/Ni-*YangMing*-Muster**

Das Muster unterscheidet sich vom vorherigen Muster nur dadurch, dass die Nadelung nun nicht am Lebermeridian, sondern am Nierenmeridian erfolgt. Da die Hexagramme von Leber und Niere identisch sind, erfolgt die Nadelung am Nierenmeridian ebenfalls an den Punkten, die den Hexagrammlinien I und IV entsprechen. Dies sind die Punkte Di 1, Di 4, Ma 45, Ma 42, Pc 9, Pc 6, Ni 1, Ni 4 (◼ Abb. 7.9).

Wie immer gilt: Wenn der Nierenmeridian in einem Muster auftritt, so weist das hin auf Schwäche oder Mangel. Das Pc/Ni-*YangMing*-Muster wird daher angewendet, wenn die Symptome des *YangMing*-Syndroms an der Vorderseite des Kopfes und Halses von zusätzlichen Symptomen begleitet werden, die eine Stärkung der Nierenenergie erfordern.

7.3 *TaiYang*-Syndrom, Therapie mit *BaGua*-Balance durch Meridiankonversion

Das *Tai Yang*-Syndrom umfasst das Gebiet der *Tai Yang*-Meridiane von Blase und Dünndarm.

Klinisch tritt das *Tai Yang*-Syndrom als Schmerzsyndrom im Bereich von Schultergürtel, Rücken und Dorsalseite der Extremitäten, uni- oder bilateral in Erscheinung.

— Prinzipiell kann die Auswahl der Punkte durch die Strategien „Abbild von Kopf und Rumpf auf eine Extremität" und „Spiegelung der unteren Extremität auf die obere Extremität der Gegenseite" getroffen werden. Dies ist sinnvoll, wenn das Symptomgebiet klein ist, wie z. B. bei Hinterkopf- und Nackenschmerzen.

— Ist das betroffene Gebiet jedoch groß, werden viele Nadeln benötigt. Daher ist es oft sinnvoller, nach der Strategie „*BaGua*-Meridiankonversion" vorzugehen.

Auch innerhalb des *Tai Yang*-Syndroms werden 3 Muster unterschieden. Die Meridiane von Bl und Dü sind bei jedem Muster beteiligt. Die Muster unterscheiden sich aber durch die Wahl der beiden *Yin*- Meridiane.

> **Muster innerhalb des** *TaiYang*-**Syndroms**
> — *Shao Yin-Tai Yang*-Muster
> — *Tai Yin-Tai Yang*-Muster
> — Lu/Le-*Tai Yang*-Muster

7.3.1 *ShaoYin-TaiYang*-Muster

Von den drei Mustern des *Tai Yang*-Syndroms ist das *Shao Yin-Tai Yang*-Muster das am häufigsten vorkommende Muster. Die Symptome des *Shao Yin-Tai Yang*-Musters sind gekennzeichnet durch Symptome im Bereich der *Tai Yang*-Meridiane Dünndarm und Blase, wobei der *Shao Yin*-Meridian Niere in Form von deutlichen Schwächeerscheinungen mit allgemeiner Müdigkeit, Erschöpfung und einem schwachen Rücken beteiligt ist. Die Beteiligung der *Shao Yin*-Achse kann sich in Form von Antriebslosigkeit, Verlust der Spontaneität, chronischem Erschöpfungssyndrom oder Depressionen äußern. Oft kommt es zu Tagesmüdigkeit und nächtlicher Schlaflosigkeit. Diese durch Schwäche geprägten Anzeichen eines psychoemotionalen Ungleichgewichts sind typisch für alle Muster, in denen die *Shao Yin*-Meridiane Herz und Niere auftreten. Es können auch Symptome vonseiten des Marks (Gehirn, Rückenmark, Nerven, Knochen) im Vordergrund stehen.

Zur Therapie werden die Meridiane des Musters – He, Ni, Dü, Bl – entsprechend der Forderung nach dynamischen Achsen den Extremitäten zugeordnet. Bei

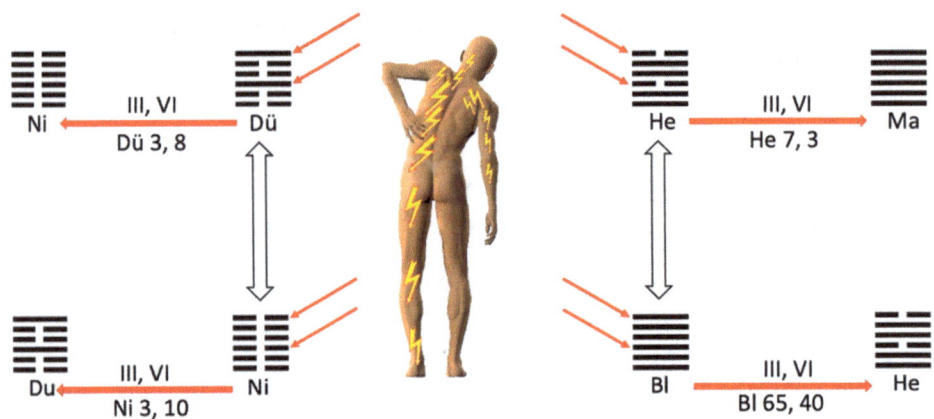

Abb. 7.10   *Shao Yin-Tai Yang*-Muster, Meridiankonversion III, VI

der vertikalen Umwandlung der Linien III und VI werden 2 Nadeln auf jeden Meridian gesetzt, es ergibt sich eine Meridiankonversion III und VI. Die zu stechenden Punkte sind Dü 3, Dü 8, Bl 65, Bl 40, He 7, He 3, Ni 3, Ni 10 (■ Abb. 7.10).

7.3.2   *TaiYin-TaiYang*-Muster

Zusätzlich zu den Symptomen des *Tai Yang*-Syndroms – Symptome im Bereich der *Tai Yang*-Meridiane Dünndarm und Blase – gibt es Anzeichen, die auf eine Beteiligung der *Tai Yin*-Meridiane Lunge und Milz hinweisen. Dabei kann es sich um Feuchtigkeit, Schleim, Schweregefühl, katarrhalische Symptome oder Ödeme handeln.

Ein psycho-emotionales Ungleichgewicht im Zusammenhang mit den *Tai Yin*-Meridianen Lunge und Milz äußert sich in depressiven Symptomen mit Traurigkeit und Sorgen, bis hin zu Gedankenkreisen. Hier zeigt sich die Verbindung zwischen Lunge und Blase. Das typische Krankheitsbild ist eine Person, die sich vor Sorge und Rückenschmerzen nach vorne beugt, wobei die innere pathogene Energie von der Lunge auf den Blasenmeridian übertragen wird.

Auch hier werden die Meridiane des Musters – Lu, Mi, Dü, Bl – unter Berücksichtigung einer dynamischen Verteilung an den Extremitäten zur Therapie angeordnet. Für die vertikale Umwandlung der Linien I und IV werden 2 Nadeln auf jeden Meridian gesetzt. Die zu stechenden Punkte sind Dü 1, Dü 4, Bl 67, Bl 64, Lu 11, Lu 8, Mi 1, Mi 4 (■ Abb. 7.11).

7.3.3   **Lu/Le-*TaiYang*-Muster**

Zusätzlich zu den Symptomen des *Tai Yang*-Syndroms – Symptome im Bereich der *Tai Yang*-Meridiane Dünndarm und Blase – gibt es Zeichen, die auf eine besondere Beteiligung des Lebermeridians hinweisen. Die somatischen Symptome manifestieren sich in Sehnen und Muskeln in Form von Völle, Gefühl von Einschnürung und Beengung, mit Stagnation des Leber-*Qi*, was auch die Ursache für das häufig gleichzeitig auftretende psycho-emotionale Ungleichgewicht mit Frustration, Neigung zu aggressivem Verhalten, oder auch Zurückgezogenheit und Depression ist.

Die Nadelung erfolgt an den Meridianen des Musters – Lu, Le, Dü, Bl – unter Berücksichtigung der Forderung nach dynamischen Achsen und vertikaler Konversion. Zwischen dem Dü-Meridian und dem Le-Meridian findet eine Konversion der Linien III und VI statt, zwischen den Meridianen Lu und Bl eine Konversion der Linien I und IV. Die zu stechenden Punkte sind Dü 3, Dü 8, Bi 67, Bl 64, Lu 11, Lu 8, Le 3, Le 8 (☐ Abb. 7.12).

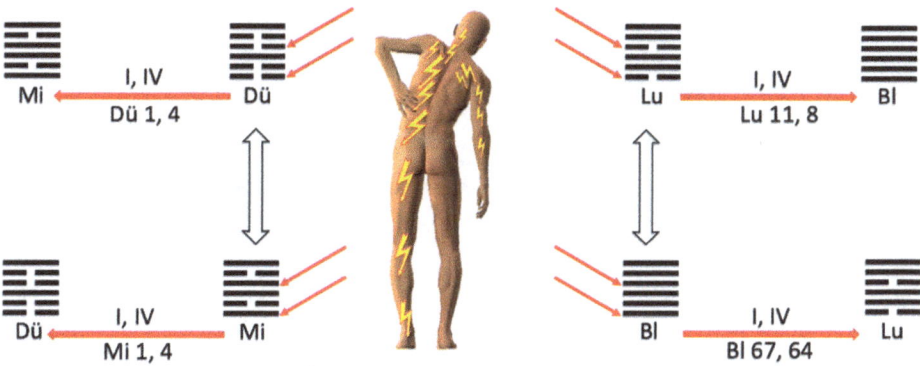

☐ **Abb. 7.11**   *Tai Yin-Tai Yang*-Muster, Meridiankonversion I, IV

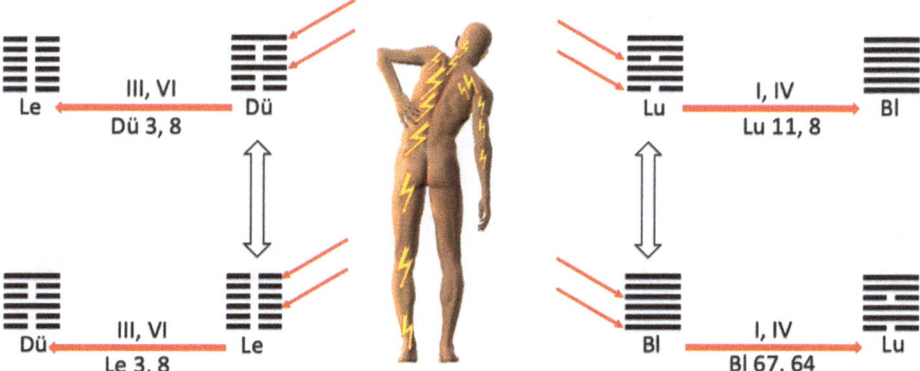

☐ **Abb. 7.12**   Lu/Le-*Tai Yang*-Muster, Konversion I, IV (Lu, Bl) und III, VI (Dü, Le)

7.4 *ShaoYang*-Syndrom, Therapie mit *BaGua*-Balance durch Meridiankonversion

Das *Shao Yang*-Syndrom äußert sich durch Symptome – meist Schmerzen oder auch Exantheme wie bei *Herpes zoster* – lateral am Körper im Bereich der Meridiane des Dreifachen Erwärmers und der Gallenblase. Dazu gehören die seitlichen Bereiche des Kopfes, des Halses, des Brustkorbs, des Bauches, der Hüften und der Extremitäten. Auch Erkrankungen des Ohres sind seitlich am Kopf lokalisiert und somit eine Manifestation des *Shao Yang*-Syndroms.

Die drei möglichen Muster sind das *Jue Yin-Shao Yang*-Muster, das *Shao Yin-Shao Yang*-Muster und das He/Mi-*Shao Yang*-Muster.

Muster innerhalb des *ShaoYang*-Syndroms
- *Jue Yin-Shao Yang*-Muster
- *Shao Yin-Shao Yang*-Muster
- He/Mi-*Shao Yang*-Muster

7.4.1 *JueYin-ShaoYang*-Muster

Das *Jue Yin-Shao Yang*-Muster ist das am häufigsten vorkommende Muster der drei möglichen Muster des *Shao Yang*-Syndroms. Zusätzlich zu den Symptomen des *Shao Yang*-Syndroms an der Körperseite treten Symptome auf, die auf eine Beteiligung der Leber hinweisen. Wie immer, wenn der Lebermeridian Teil eines Musters ist, handelt es sich oft um Füllesymptome, meist im Sinne einer Stagnation des Leber-*Qi*, mit einer entsprechenden somatischen und psycho-emotionalen Symptomatik. Die Therapie des Musters erfolgt an den Meridianen des Musters – Pc, Le, 3E, Gb – unter Berücksichtigung der Forderung nach dynamischen Achsen und vertikaler Konversion III, VI. Zu nadeln sind die Punkte Pc 7, Pc 3, Le, 3, Le 8, 3E 3, 3E 10, Gb 41, Gb 34 (◘ Abb. 7.13).

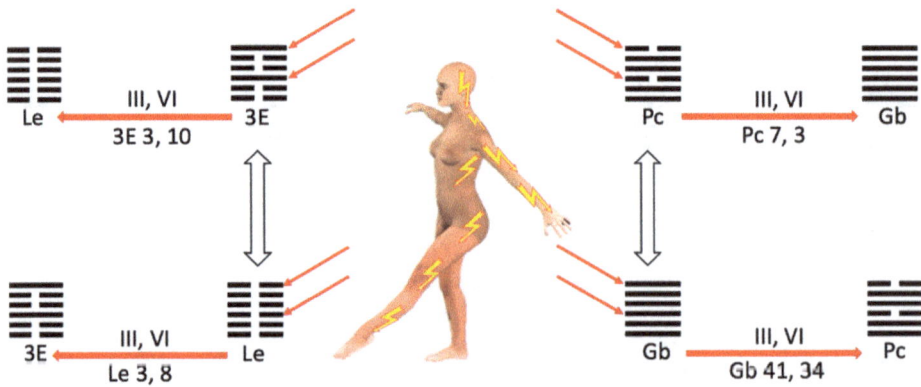

◘ **Abb. 7.13**   *Jue Yin-Shao Yang*-Muster, Meridiankonversion III, VI

7.4.2 *ShaoYin-ShaoYang*-Muster

Zusätzlich zu den Symptomen des *Shao Yang*-Syndroms an der Seite des Körpers finden sich Symptome, die auf eine Beteiligung der Meridiane der *Shao Yin*-Achse, der Meridiane des Herzens und der Niere, hinweisen. Wie immer, wenn der Nierenmeridian in einem Muster vertreten ist, treten häufig Schwächezeichen auf, im Sinne eines Mangels an Nierenenergie oder eines Ungleichgewichts zwischen Niere und Herz, mit einer entsprechenden somatischen und psychischen Veranlagung. Der Patient wirkt müde, geschwächt, erschöpft und unmotiviert, kann unter CFS (chronischem Erschöpfungssyndrom) leiden, ist tagsüber ständig müde, schläft tagsüber viel und ist nachts schlaflos. Auch Symptome an Nerven, Gehirn, Rückenmark, Knochenmark oder Knochensubstanz können auftreten. Die Therapie des Musters erfolgt an den Meridianen des Musters – He, Ni, 3E, Gb – unter Berücksichtigung der Forderung nach dynamischen Achsen und vertikaler Konversion III, VI. Die Nadelung erfolgt an den Punkten He, 7, He 3, Ni 3, Ni 10, 3E 3, 3E 10, Gb 34, Gb 41 (■ Abb. 7.14).

7.4.3 Mi/He-*ShaoYang*-Muster

Zusätzlich zu den Symptomen des *Shao Yang*-Syndroms an der Seite des Körpers treten Symptome auf, die auf eine Beteiligung der Meridiane von Herz und Milz hinweisen. Auf somatischer Ebene sollten Muskelschwäche oder Symptome von Feuchtigkeit oder Schleim berücksichtigt werden. Auf psycho-emotionaler Ebene können verschiedene Formen von depressiver Verstimmung bis hin zu manifester Depression auftreten. Die Nadelung erfolgt an den Meridianen des Musters – He, Mi, 3E, Gb – unter Berücksichtigung der Forderung nach dynamischen Achsen und vertikaler Konversion III, VI zwischen den Meridianen von Herz und Gallenblase sowie vertikaler Konversion I, IV zwischen den Meridianen von Dreifachem Erwärmer und Milz. Genadelt werden die Punkte He 7, He 3, Mi 1, Mi 4, 3E 1, 3E 4, Gb 41, Gb 34 (■ Abb. 7.15).

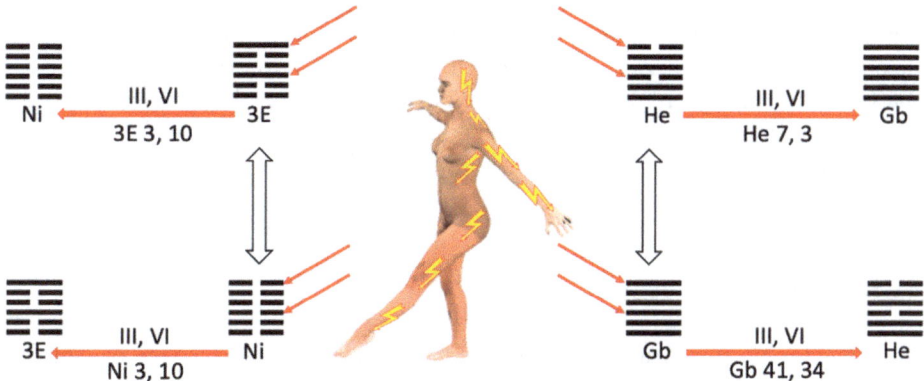

■ **Abb. 7.14**   *Shao Yin-Shao Yang*-Muster, Meridiankonversion III, VI

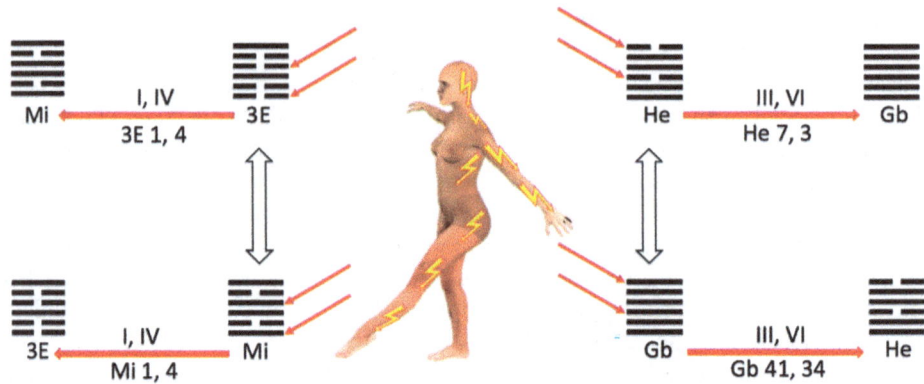

Abb. 7.15 He/Mi-*Shao Yang*-Muster, Konversion I, IV (3E, Mi) und III, VI (He, Gb)

7.5 3 zusätzliche Muster an den Achsen des Großen Meridianzyklus (Achsen- oder Element-Muster)

Auch hier setzt sich jedes Muster aus 4 Meridianen zusammen. Zwischen diesen jeweils 4 Meridianen bestehen besondere Beziehungen (s. ▶ Kap. 5, ▣ Abb. 5.6).

> **Achsen-Muster**
> — *Tu/Huo*-Muster (Erde/Feuer-Muster an der Achse der Erde)
> — *Shui/Jin*-Muster (Wasser/Metall-Muster an der Achse des Wassers)
> — *Huo/Mu*-Muster (Feuer/Holz-Muster an der Achse des Feuers)

7.5.1 *Tu/Huo*-Muster

Das *Tu/Huo*-Muster (Erde/Feuer-Muster) liegt auf der Achse von Erde und Feuer. Die Meridiane des Musters – Ma, Mi, Pc, 3E – eignen sich zur Behandlung aller Symptome der Mitte (Ma, Mi), insbesondere bei gleichzeitigem emotionalem Ungleichgewicht, auch im Zusammenhang mit *Colitis ulcerosa* oder *Morbus Crohn*. Die Nadelung erfolgt an den Meridianen des Musters unter Berücksichtigung der Forderung nach dynamischen Achsen und vertikaler Konversion der Linien I, IV. Genadelt werden die Punkte Ma 45, Ma 42, Mi 1, Mi 4, Pc 9, Pc 6, 3E 1, 3E 4, (▣ Abb. 7.16).

7.5.2 *Shui/Jin*-Muster

Das *Shui/Jin*-Muster (Wasser/Metall-Muster) liegt auf der Achse von Wasser und Metall. Die Meridiane des Musters – Bl, Ni, Lu, Di – eignen sich zur Behandlung

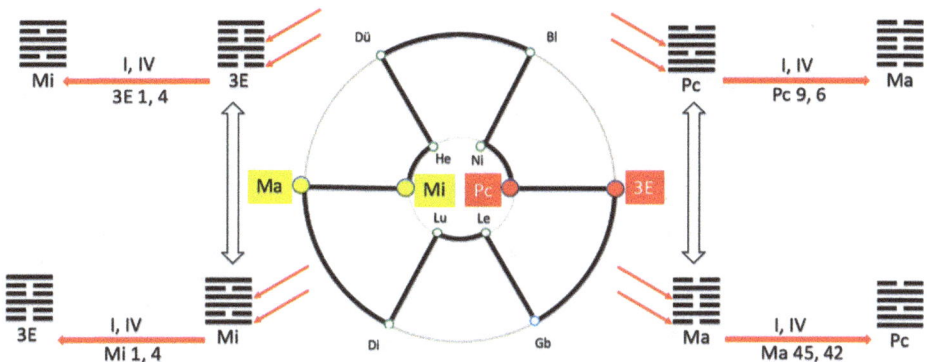

● **Abb. 7.16** *Tu/Huo*-Muster, vertikale Konversion

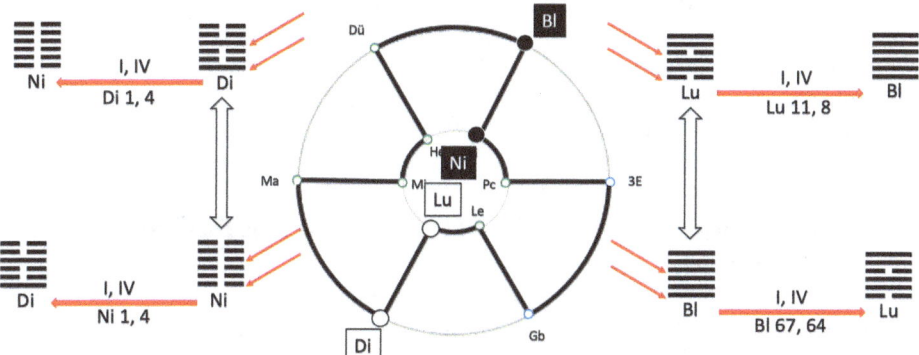

● **Abb. 7.17** *Shui/Jin*-Muster, vertikale Konversion I, IV

von urogenitalen Erkrankungen, wie neurogenen Blasenstörungen, Reizblase, wiederkehrenden Harnwegsinfektionen, Harninkontinenz, psycho-emotionalem Ungleichgewicht im Metall- oder Wasserelement (Trauer und Trennung, Angst). Die Nadelung erfolgt an den Meridianen des Musters unter Berücksichtigung der Forderung nach dynamischen Achsen und vertikaler Konversion der Linien I, IV. Genadelt werden die Punkte Bl 67, Bl 64, Ni 1, Ni 4, Lu 11, Lu 8, Di 1, Di 4 (● Abb. 7.17).

7.5.3 *Huo/Mu*-Muster

Das *Huo/Mu*-Muster (Feuer/Holz-Muster) liegt auf der Achse von Feuer und Holz. Die Meridiane des Musters – Dü, He, Le, Gb – eignen sich zur Behandlung aller Hitze- oder Wind-/Hitze-Symptome, wie Entzündungen, Fieber, rote Hautausschläge, aufsteigendes Leber-*Yang* mit Hitze, psycho-emotionale Ungleich-

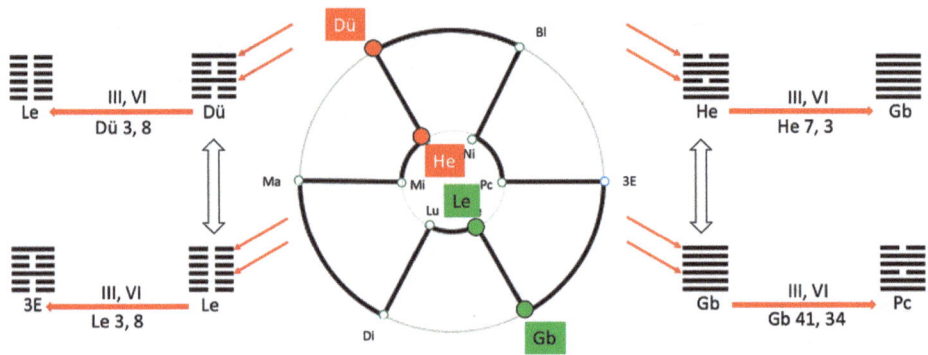

◘ **Abb. 7.18**   *Huo/Mu*-Muster, Konversion III, VI

gewichte im Feuer- oder Holzelement (Hitze im Herzen, Depressionen, Unruhe, Hitze in der Leber oder Gallenblase). Die Nadelung erfolgt an den Meridianen des Musters unter Berücksichtigung der Forderung nach dynamischen Achsen und vertikaler Konversion III, VI. Genadelt werden die Punkte He 7, He 3, Dü 3, Dü 8, Le 3, Le 8, Gb 41, Gb 34 (◘ Abb. 7.18).

7.6   Die „4 Magischen Meridiane", Therapie mit *BaGua*-Balance durch Meridiankonversion

Die Strategie der „4 Magischen Meridiane" – Di, Pc, Ni, Ma – wird angewendet zur Therapie von Beschwerden vorne am Rumpf im Bereich der Meridiane von Ma, Ni und KG (s. ▶ Abschn. 5.5). Je nach Lokalisation am Rumpf (oberhalb des Rippenbogens, unterhalb des Rippenbogens, Nabelbereich, Unterbauch) kommen auf diesen 4 Meridianen unterschiedliche Punkte zum Einsatz, entsprechend der Strategie „Abbild von Kopf und Stamm auf eine Extremität". Sind die Beschwerden aber nicht auf eine der genannten Regionen begrenzt, sondern umfassen mehrere oder sogar alle Regionen, erfolgt die Meridianauswahl durch die Strategie „*BaGua*-Balance durch Meridiankonversion". Die Nadelung erfolgt an den Meridianen des Musters unter Berücksichtigung der Forderung nach dynamischen Achsen, und vertikaler oder horizontaler Konversion. Die Meridiane des Musters „4 magische Meridiane" sind ident zu den Meridianen des Musters „PC/Ni-*YangMing*". Um das Letztgenannte vom Erstgenannten zu unterscheiden, wird hier die horizontale Konversion gewählt. Es sei jedoch darauf hingewiesen, dass eine vertikale Konversion zwar zu anderen Punkten, jedoch zur gleichen therapeutischen Effektivität führt. Die Nadelung erfolgt nun an den Punkten Di 2, Di 5, Pc 8, Pc 5, Ni 2, Ni 7, Ma 44, Ma 41 (◘ Abb. 7.19).

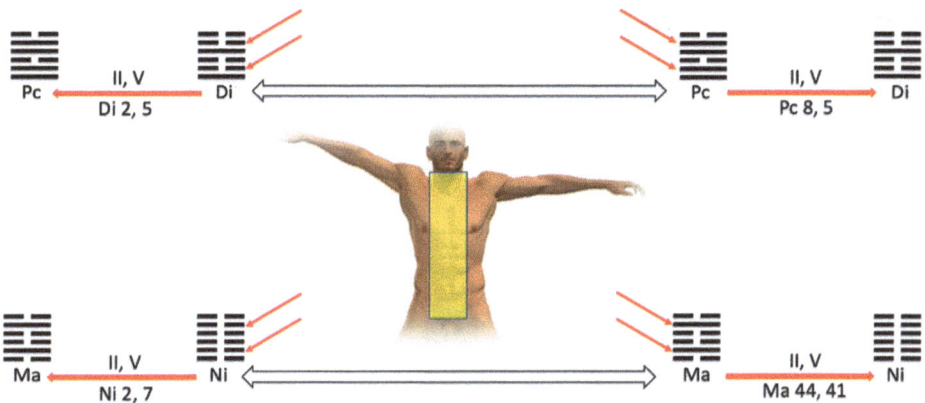

■ **Abb. 7.19** Strategie 4 magische Meridiane

7.7 Die „4 Magischen Hormonmeridiane", Therapie mit *BaGua*-Balance durch Meridiankonversion

Bei den „4 Magischen Hormonmeridianen" handelt es sich um die Meridiane von 3E, Gb, He und Mi. Sie werden angewendet zur Therapie von hormonellem Ungleichgewicht bei Frauen (s. ▶ Abschn. 5.7).

Diese 4 Meridiane lassen sich in sinnvoller Weise zu einer globalen Balance kombinieren und eignen sich darüber hinaus auch zur Applikation im Sinne der Meridiankonversion. Es ergibt sich eine Meridiankonversion von I und IV zwischen 3E und Mi, sowie III und VI zwischen He und Gb. Genadelt werden die Punkte 3E 1, 3E 4, Mi 1, Mi 4, He 3, He 7, Gb 41, Gb 34 (■ Abb. 7.20). Muster, Konversion und Punkte sind ident zum He/Mi-*Shao Yang*-Muster.

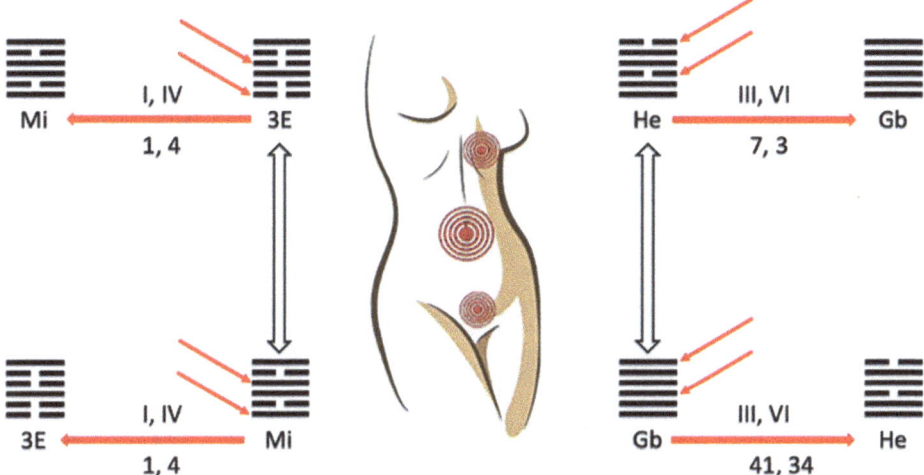

■ **Abb. 7.20** Muster der 4 magischen Hormonmeridiane, Konversion I, IV (3E, Mi) und III, VI (He, Gb) (Mod. nach ollaweila/▶ stock.adobe.com)

Weiterführende Literatur

Maciocia G (2008) Grundlagen der chinesischen Medizin. Elsevier, München
McCann H, Ross H (2015) Practical atlas of Tung's acupuncture. Müller & Steinicke, München
Ross H, Winarto F (2008) Die balance-Methode in der Akupunktur. Müller & Steinicke, München
Twicken D (2012) I Ching acupuncture – the balance method. Singing Dragon, London
Wilhelm R (2011) I Ging: das Buch der Wandlungen. Anaconda, Köln

BaGua-Balance nach den 5 Elementen

Inhaltsverzeichnis

© Der/die Autor(en), exklusiv lizenziert an Springer-Verlag GmbH, DE, ein Teil von Springer Nature 2026
J. Hickelsberger, *Das Dao der Balance Akupunktur*, https://doi.org/10.1007/978-3-662-72350-0_8

8.1 Grundlagen und Prinzip der BaGua-Balance nach den 5 Elementen

Das Konzept der 5 Elemente – Feuer, Erde, Metall, Wasser und Holz – ist ein grundlegender Bestandteil der klassischen chinesischen Medizin. Die genannten Elemente beeinflussen sich gegenseitig im Rahmen des *Sheng*-Zyklus (Mutter-Kind Zyklus) und des *Ke*-Zyklus (Großmutter-Enkelkind-Zyklus). Im Rahmen dieser Zyklen ist es möglich, ein Element bei Schwäche zu tonisieren oder bei Fülle zu sedieren. Darüber hinaus kann ein Element auch kontrolliert werden (◘ Abb. 8.1).

Am Beispiel des Erdelementes: die Tonisierung des Erdelementes erfolgt durch das Mutterelement Feuer. Die Sedierung der Erde erfolgt durch das Kindelement Metall. Die Kontrolle der Erde erfolgt durch das Großmutterelement Holz.

> **Wichtig**
>
> Jeder Meridian kann in Form eines Hexagrammes dargestellt werden. Es gibt 12 Meridiane (Hauptmeridiane), aber nur 8 Meridian-Hexagramme, weshalb sich einige Meridiane ein Hexagramm teilen.
>
> Jedes Element kann in Form eines Trigrammes dargestellt werden. Diese Trigramme sind ident mit den Trigrammen in den *BaGua*-Kreisen nach *FuXi* und *Wen-Wang*. Nur das Feuer-Element und das Wasser-Element verfügen über nur 1 Trigramm, Feuer ist *Yin*-Feuer, Wasser ist *Yang*-Feuer. Alle anderen Elemente – Metall, Holz, und Erde – verfügen jeweils über ein *Yin*-und ein *Yang*-Trigramm.

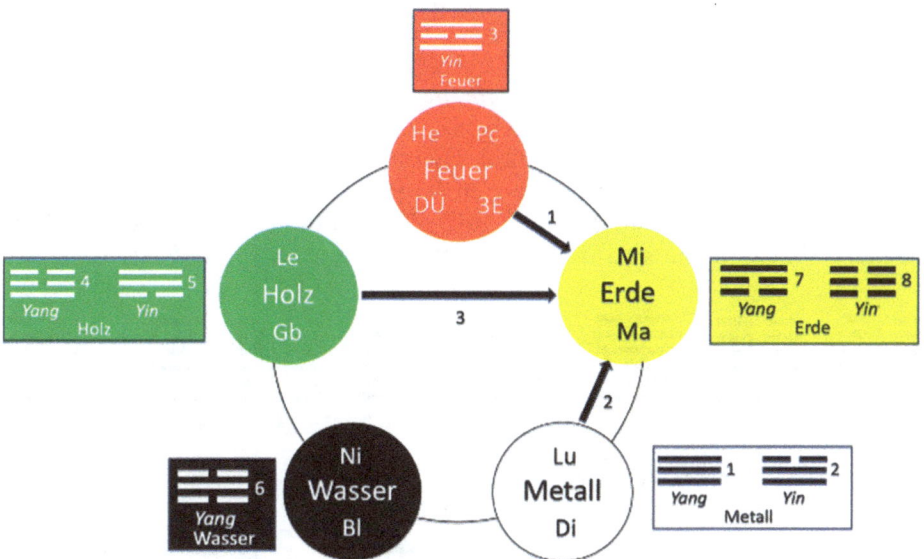

◘ **Abb. 8.1**   Kreis der Elemente, *Sheng*-Zyklus (1 2), *Ke*-Zyklus (3)

Das Prinzip der Meridiankonversion nach den 5 Elementen besteht darin, dass ein dysbalanciertes Element mit der im Folgenden beschriebenen Technik wieder in Balance gebracht wird, wobei ein Ausgangshexagramm in ein Zielhexagramm konvertiert wird.

— Das **Ausgangshexagramm** ist das Hexagramm desjenigen Meridians, welcher dem dysbalancierten Element entspricht, und somit immer eines der 8 Meridian-Hexagramme (◘ Abb. 8.2).

In ◘ Abb. 8.4 finden sich die 8 möglichen Ausgangshexagramme – jedes wird einem oder zweien Hauptmeridianen zugeordnet – in einer gelb hervorgehobenen Diagonale von links oben nach rechts unten.

— Das **Zielhexagramm** ist eines der verbleibenden 56 Hexagramme des *YiJing*. Wie jedes Hexagramm konstituiert sich das gesuchte Zielhexagramm aus 2 Teiltrigrammen.

Im Rahmen der Strategie „Meridiankonversion nach den 5 Elementen" bezeichnen wir das unten befindliche Trigramm des Zielhexagrammes als Körper-Gua, sein oberes Trigramm als Anwendungs-Gua.

— Das **Körper-Gua** ist das Trigramm des gestörten Elementes. Es wird gemeinsam mit der in ◘ Abb. 8.3 und 8.4 ersichtlichen Nummer notiert, wobei die Nummer rechts neben das Trigramm geschrieben wird.

◘ Abb. 8.4 zeigt die 64 Hexagramme in der Reihung nach *Richard Tan*, deren Nummer nach *Richard Tan* und Nummer im *YiJing*, ihre Zuordnung zu den Elementen und die *jeweilige Yin-Yang*-Polarität.

— Das **Anwendungs-Gua** ist das Trigramm des jeweils tonisierenden, sedierenden oder kontrollierenden Elementes. Es wird, wieder gemeinsam mit der entsprechenden Trigramm-Nummer, über dem Körper-Gua notiert.

Nebeneinandergestellt – erst die untere, dann die obere Nummer des Zielhexagrammes – ergibt sich die in ◘ Abb. 8.4 zu suchende Nummer des Zielhexagrammes (Nummer nach *Richard Tan*). Hier findet sich unter jedem Hexagramm die Nummer des Hexagrammes, zuerst in der von *Richard Tan* angegebenen Nummerierung, dann – getrennt durch "/„ – die Nummer des Hexagrammes im *YiJing*. Manche Hexagramme sind in der Nummerierung nach *Richard Tan* mit einem

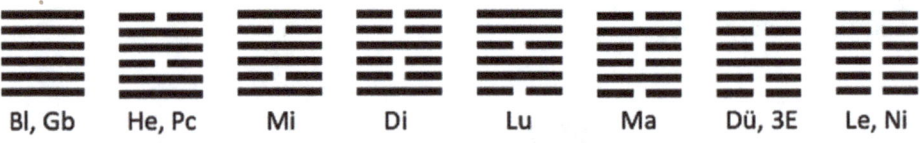

◘ **Abb. 8.2**   Die 8 Meridian-Hexagramme

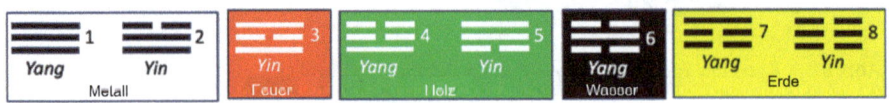

◘ **Abb. 8.3**   Die Trigramme der Elemente

		1 Himmel	2 See	3 Feuer	4 Donner	5 Wind	6 Wasser	7 Berg	8 Erde
Yang Metall	1 Qian	T 11*/1	T 12/43	T 13*/14	T 14*/34	T 15/9	T 16*/5	T 17*/26	T 18*/11
Metall Yin	2 Dui	T 21*/10	T 22*/58	T 23*/38	T 24/53	T 25*/61	T 26*/60	T 27/41	T 28*/19
Yin Feuer	3 Li	T 31*/13	T 32*/49	T 33/30	T 34*/55	T 35*/37	T 36*/63	T 37*/22	T 38/36
Yang Holz	4 Zhen	T 41*/25	T 42*/17	T 43*/21	T 44*/51	T 45*/42	T 46/3	T 47*/27	T 48*/24
Holz Yin	5 Xun	T 51/44	T 52/28	T 53*/50	T 54*/32	T 55/57	T 56*/48	T 57/18	T 58*/46
Yang Wasser	6 Kan	T 61/6	T 62/47	T 63/64	T 64*/40	T 65*/59	T 66/29	T 67/4	T 68/7
Yang Erde	7 Gen	T 71/33	T 72*/31	T 73*/56	T 74/62	T 75*/53	T 76/39	T 77/52	T 78/15
Erde Yin	8 Kun	T 81/12	T 82*/45	T 83*/35	T 84*/16	T 85/20	T 86*/8	T 87/23	T 88*/2

Abb. 8.4 Die 64 Hexagramme in der Reihung nach *Richard Tan*, deren Nummer nach *Richard Tan* und Nummer im *YiJing*, ihre Zuordnung zu den Elementen und *Yin-Yang*-Polarität

hochgestellten Stern versehen. Richard Tan wollte damit zum Ausdruck bringen, dass es sich hier um ein „schönes" Hexagramm handelt. Die Begrifflichkeit „schönes Hexagramm" entspricht in etwa der in diesem Buch verwendeten Begrifflichkeit der „Hexagramm-Wertigkeit".

In Abb. 8.3 finden sich die Trigramme der Elemente. Hier ist darauf hinzuweisen, dass lediglich das Feuer-Element und das Wasser-Element jeweils nur 1 Trigramm aufweisen, wobei das Feuer dem *Yin* und das Wasser dem *Yang* zugeordnet ist. Die Elemente von Metall, Holz und Erde verfügen jeweils über ein *Yang*- und ein *Yin*-Trigramm.

Konkret wird nun so vorgegangen, indem das Ausgangshexagramm notiert wird. Links und rechts davon werden die sich ergebenden Zielhexagramme notiert. Nun muss nur mehr das Ausgangshexagramm in die Zielhexagramme konvertiert werden. Die zu nadelnden Punkte sind aus Abb. 8.6 abzulesen.

Im Rahmen der Strategie „Meridiankonversion nach den 5 Elementen" wird primär nur 1 Element tonisiert, sediert oder kontrolliert, und die Nadeln auf nur 1 Meridian gesetzt. In einem weiteren Schritt kann und soll die Therapie jedoch – um eine globale Balance zu erreichen – erweitert werden, indem zusätzlich Punkte an anderen Meridianen genadelt werden. Hier bieten sich Meridiane an, welche mit dem Meridian des betroffenen Elementes eines der 12 Muster bilden. Es wird das Hexagramm eines jeden Meridians des betreffenden Musters in das Zielhexagramm konvertiert Dabei ergeben sich für jedes zu tonisierende, sedierende oder kontrollierende Element immer 4 Muster. Jeweils 2 dieser 4 Muster enthalten sowohl den *Yin*- als auch den *Yang*-Meridian.

Die Gesamtzahl der zu nadelnden Punkte sollte – aus Gründen der Nadelökonomie – 12 nicht überschreiten. Ergibt sich jedoch eine Überschreitung, so kann auf den Meridianen, welche nicht das zu tonisierende, sedierende oder kontrollierende Element betreffen, die Nadelanzahl auf sinnvolle Weise reduziert werden. Sinnvoll ist – wenn möglich – die Reduktion auf den 3. und 5. Antiken Punkt (*Shu*-Strom-Punkt, *He*-Meer-Punkt).

Das geschilderte Vorgehen scheint kompliziert und komplex zu sein. Diese Schwierigkeit löst sich jedoch von selbst auf, wenn der Vorgang mit praktischen Beispielen Schritt für Schritt durchgeführt wird. Dies erfolgt exemplarisch im Kapitel „Tonisierung der Erde (Milz) durch Feuer".

8.2 Die Hexagramm-Wertigkeits-Tabelle

Wenn wir ein Ausgangshexagramm in ein Zielhexagramm konvertieren, so soll das Zielhexagramm eine möglichst gute Bedeutung haben, da wir diese unserem Patienten übermitteln wollen. Die Bedeutung des Zielhexagrammes ist also ein Teil der Therapie. *Richard Tan* verwendet die Diktion „schönes" Hexagramm, um alle jene Hexagramme zu kennzeichnen, welche im *YiJing* eine gute Bedeutung haben. Alle „schönen" Hexagramme eigenen sich als Zielhexagramm und sind in ◧ Abb. 8.4 mit einem hochgestellten Stern (*) gekennzeichnet. In ◧ Abb. 8.5 findet sich eine detailreichere Erklärung zur Nummerierung der Zielhexagramme. Ein Beispiel anhand des Hexagrammes T18*/11 bietet (◧ Abb. 8.7).

Im vorliegenden Buch stellt der Autor eine zusätzliche – seiner Ansicht nach bessere, weil besser nachvollziehbare – Vorgehensweise zur Identifizierung des am besten geeigneten Zielhexagrammes vor. Diese berücksichtigt nicht nur die innere Balance der Hexagramme, sondern auch eine detaillierte Bestimmung der Wertigkeit der Hexagramme anhand Textanalyse der „Urteile" im *YiJing*.

Wir ersetzen die Begrifflichkeit „schönes Hexagramm" durch den Begriff der „Hexagrammwertigkeit" und stellen diese numerisch in der Hexagramm-Wertigkeits-Tabelle" vor (◧ Abb. 8.8).

Die Wertigkeit eines Hexagrammes ergibt sich aus seiner inneren Balance sowie aus dem im *YiJing* jedem Hexagramm beigefügten Urteil. Zur Beurteilung der inneren Balance eines Hexagrammes wird die *Yin-Yang*-Beziehung zwischen unterem und oberem Teiltrigramm, sowie die *Yin-Yang*-Beziehung zwischen den Linienpaaren des Hexagrammes beurteilt. Die Linienpaare eines Hexagrammes sind die Linien 1 und 4, 2 und 5, sowie 3 und 6.

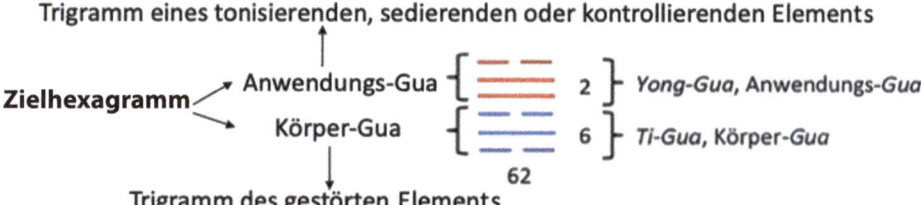

Abb. 8.5 Zielhexagramm mit Anwendungs-Gua und Körper-Gua

Gua	Le	He	Mi	Lu	Ni	Pc
	Le	He	Mi	Lu	Ni	Pc
6. Yao	Le 8	He 3	Mi 9	Lu 5	Ni 10	Pc 3
5. Yao	Le 5	He 4	Mi 5	Lu 7	Ni 7	Pc 5
4. Yao	Le 4	He 5	Mi 4	Lu 8	Ni 4	Pc 6
3. Yao	Le 3	He 7	Mi 3	Lu 9	Ni 3	Pc 7
2. Yao	Le 2	He 8	Mi 2	Lu 10	Ni 2	Pc 8
1. Yao	Le 1	He 9	Mi 1	Lu 11	Ni 1	Pc 9
	Gb	Dü	Ma	Di	Bl	3E
	Gb	Dü	Ma	Di	Bl	3E
6. Yao	Gb 34	Dü 8	Ma 36	Di 11	Bl 40	3E 10
5. Yao	Gb 38	Dü 5	Ma 41	Di 5	Bl 60	3E 6
4. Yao	Gb 40	Dü 4	Ma 42	Di 4	Bl 64	3E 4
3. Yao	Gb 41	Dü 3	Ma 43	Di 3	Bl 65	3E 3
2. Yao	Gb 43	Dü 2	Ma 44	Di 2	Bl 66	3E 2
1. Yao	Gb 44	Dü 1	Ma 45	Di 1	Bl 67	3E 1

Abb. 8.6 Meridianhexagramme, IDs der Meridiane und Zuordnung ihrer *Yao* zu Akupunktur-punkten. *Luo*-Punkte gelb, *Yuan*-Punkte blau

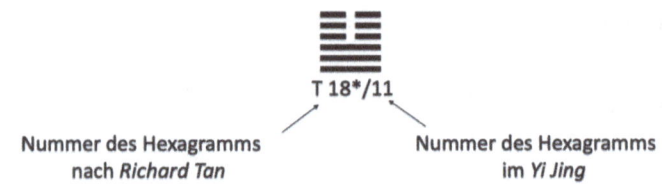

T 18*/11

Nummer des Hexagramms   Nummer des Hexagramms
nach *Richard Tan*   im *Yi Jing*

◼ **Abb. 8.7**   Nummerierung der Hexagramme

Hex.	Balancetrigramme				Balance-linien	Vier glücksverheißende Termini				Punkte
	Yin Yang	Yang Yin	Yin Yin	Yang Yang		*yuan* erhaben	*heng* Gelingen	*li* fördernd	*zhen* Beharrlichkeit	
	2	1	0	0	1, 2, 3	1	1	1	1	
T74/62				0	2		1	1	1	5
T84*/16		1			1			1		3
T75*/53	2				1			1	1	5
T85/20			0		2					2

Hexagramm Nr. Tan/Yi Jing

Balance zwischen Linienpaaren

Glücksverheißende Termini

Yin-Yang-Balance zwischen den Teiltrigrammen

Gesamtpunkte

◼ **Abb. 8.8**   Hexagramm-Wertigkeits-Tabelle, einige Beispiele

Die Auswahl der Hexagramme mit einem hochgestellten Stern als Zielhexagramm mag eine schnelle und einfache Methode sein, um das Zielhexagramm zu finden. Eine genauere Untersuchung der in Frage kommenden Zielhexagramme zeigt jedoch, dass diese Methode gelegentlich ungenau und fehlerhaft ist. Ein besseres Ergebnis lässt sich meist erzielen, wenn man die möglichen Zielhexagramme mit Hilfe einer „Hexagramm-Wertigkeits-Tabelle" genauer analysiert (◼ Abb. 8.8). Was *Richard Tan* als „Schönheit" des Hexagramms bezeichnet, wird in dieser Tabelle als „Wertigkeit" des Hexagramms dargestellt. Dieser Wert wird in Punkten gemessen. Je mehr Punkte erreicht werden, desto höher ist der Wert des Hexagramms. Das Hexagramm mit dem höchsten Wert wird als Zielhexagramm ausgewählt.

1. Bewertung der Balance zwischen unterem und oberem Teiltrigramm:
   Unteres Trigramm *Yang*, oberes Trigramm *Yin*, ergibt 2 Punkte.
   Unteres Trigramm *Yin*, oberes Trigramm *Yang*, ergibt 1 Punkt.
   Unteres und oberes Trigramm *Yin*, ergibt null Punkte.
   Unteres und oberes Trigramm *Yang*, ergibt null Punkte.
2. Bewertung der Balance zwischen den Linienpaaren:

Balancieren sich die Linien von 1 Linienpaar, so ergibt sich1 Punkt.

Balancieren sich die Linien von 2 Linienpaaren, so ergeben sich 2 Punkte.

Balancieren sich die Linien von 3 Linienpaaren, so ergeben sich 3 Punkte.

3. Bewertung der Bedeutung des Hexagramms im „Urteil" des *Yi Jing*:
   Für jedes der 64 Hexagramme gibt es im *YiJing* einen kurzen, aphorismenartigen Text, der als „Urteil" bezeichnet wird. Dieses Urteil enthält bis zu
   4 als besonders günstig anzusehende, „glücksverheißende" Begriffe. Diese lauten wie folgt:

Yuan, übersetzt als **erhaben**

Heng, übersetzt als **Gelingen**

Li, übersetzt als **fördernd**

Zhen, übersetzt als **Beharrlichkeit**

Jeder dieser Begriffe wird mit einem Punkt bewertet. Es gibt Hexagramme, in deren
Urteil keiner dieser Begriffe vorkommt. In diesem Fall wird kein Punkt vergeben.
Wenn zwei dieser Begriffe im Urteil vorkommen, werden zwei Punkte vergeben.
Finden sich drei Begriffen, so werden drei Punkte vergeben. Wenn alle vier Begriffe
im Urteil vorkommen, werden vier Punkte vergeben.

Die Begriffe **erhaben** und **Gelingen,** werden in den Urteilen zu manchen Hexagrammen zusammengefasst als **erhabenes Gelingen**. Ebenso werden die Begriffe
fördernd und **Beharrlichkeit** in machen Urteilen zusammengefasst als **fördernd
durch Beharrlichkeit**.

Die Punkte werden an der entsprechenden Stelle in der Hexagramm-Wertigkeits-
Tabelle notiert und anschließend addiert. Einige Beispiele von Hexagrammen und
ihrer Wertigkeit finden sich in ◘ Abb. 8.8.

■ **Schematisches Vorgehen in der Praxis**

1. Identifizierung eines dysbalancierten Elementes. Dieses wird durch das tonisierende, sedierende oder kontrollierende Element balanciert.
2. Das Hexagramm des Meridians, der dem dysbalancierten Element entspricht, ist das Ausgangshexagramm. Das Ausgangshexagramm wird mittels Meridiankonversion in ein Zielhexagramm konvertiert.
3. Das Zielhexagramm besteht aus dem unteren Körper-*Gua* und dem oberen
   Anwendungs-*Gua* (◘ Abb. 8.5). Das Körper-*Gua* ist das Trigramm des dysbalancierten Elements. Das Anwendungs-*Gua* ist das Trigramm des tonisierenden, sedierenden oder kontrollierenden Elements.
4. Das Körper-*Gua* und das Anwendungs-*Gua* werden übereinander geschrieben, wobei das Körper-*Gua* unten und das Anwendungs-*Gua* oben steht, jeweils mit der entsprechenden Zahl. Diese beiden Zahlen werden unter das
   Hexagramm geschrieben, die Zahl des unteren Trigramms links, die Zahl
   des oberen rechts. Zusammen ergeben sie die Nummer des Hexagramms
   nach *Richard Tan*. Anhand dieser Nummer wird das Hexagramm in ◘ Abb.
   8.4 aufgesucht. Wenn es einen hochgestellten Stern hat, hat es im *YiJing* eine
   gute Bedeutung und eignet sich als Zielhexagramm.
5. Eine genauere Differenzierung des Zielhexagrammes erfolgt durch exakte
   Analyse seiner inneren Balance sowie Beurteilung seiner Wertigkeit im
   Urteil des *YiJing*, zusammengefasst in der Hexagramm-Wertigkeits-Tabelle.

Im Folgenden werden für jedes mögliche dysbalancierte Element – bzw. für jeden damit verbundenem Meridian – Beispiele gegeben. Die besonders wichtigen *Yin*-Meridiane werden detailliert dargestellt, für die *Yang*-Meridiane erfolgt lediglich eine Auflistung für jedes der jeweils 4 möglichen Muster. Das im *YiJing* für jedes Hexagramm angegebene Urteil wird im Folgenden zitiert nach Wilhelm R (2011).

8.3 Dysbalance im Element Erde (Milz, Magen)

8.3.1 Tonisierung der Erde (Milz) durch Feuer

Die Tonisierung der Erde (Milz) erfolgt durch das Mutterelement Feuer (◘ Abb. 8.9). Dies ist indiziert bei jeder chronischen Manifestation einer Milz-schwäche.

Unter dem Blickwinkel der TCM handelt es sich um Muster wie Milz-*Qi*-Schwäche, Milz-*Yang*-Mangel, sinkendes Milz-*Qi*, Milz hält das Blut nicht in den Gefäßen, Milz hält die Organe nicht an ihrem Platz, Milz-Blut-Mangel, oder Ansammlung von Feuchtigkeit und Schleim.

Mögliche westliche Krankheitsbilder sind Verdauungsstörungen unterschiedlicher Genese, Postprandiales Syndrom, IBS (irritable bowel syndrome), Neigung zu durchfälligen Stühlen, spezifische Darm-Erkrankungen wie *M. Crohn* und *Colitis ulcerosa* im subakuten Stadium oder im Intervall, des weiteren Adipositas, Diabetes mellitus, Organsenkungen, Varicositas cruris, Noduli hämorrhoidales, Blutungsneigung.

Urteil zu Hexagramm T 73*/56:

„Der Wanderer. Durch Kleinheit Gelingen. Dem Wanderer ist Beharrlichkeit von Heil."

Urteil zu Hexagramm T 83*/35:

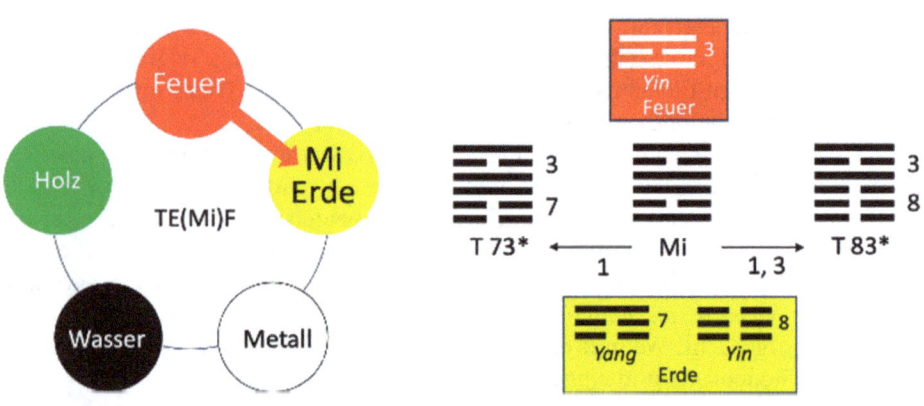

◘ **Abb. 8.9** Tonisierung der Erde (Milz) durch Feuer

„Der Fortschritt: Der starke Fürst wird geehrt durch Pferde in großer Menge. An einem Tag wird er dreimal empfangen."

Es ergibt sich folgendes Vorgehen, welches exemplarisch für jede Konversion von Meridianen nach den 5 Elementen zu sehen ist:

1. Es wird zunächst das Hexagramm der Milz notiert. Dieses ist das Ausgangshexagramm.
2. Die Milz ist ein Organ des Elementes Erde. Hier ist zu beachten, dass es für die Erde nicht nur ein Trigramm, sondern zwei Trigramme gibt, das Trigramm der *Yang*-Erde und dasjenige der *Yin*-Erde. Diese beiden Trigramme werden links bzw. rechts vom Milz-Hexagramm – mit der jeweiligen Trigramm-Nr. nach *Tan*, Nr. 7 und Nr. 8 – als Körper-*Gua* notiert.
3. Das nun noch erforderliche Anwendungs-*Gua* ergibt sich aus dem die Erde tonisierenden Element, dem Feuer. Nur die Elemente Feuer und Wasser haben jeweils nur 1 Trigramm. Im Falle des Feuers ist es das *Yin*-Feuer-Trigramm, mit der Trigramm-Nr. 3. Es wird als Anwendungs-*Gua* auf die beiden Körper-*Gua* mit der Nr. 7 und 8 nach *Tan* aufgesetzt. Dadurch ergeben sich als in Frage kommende Zielhexagramme das Hexagramm T 73* und das Hexagramm T 83*. Jedes der beiden Hexagramme wurde von *Tan* mit einem Stern versehen, wodurch sie als Hexagramme gekennzeichnet sind, welche im Text des *YiJing* eine gute Bedeutung haben.
4. Die zu nadelnden Punkte ergeben sich nun durch Konversion des Ausgangshexagrammes (Hexagramm der Mi) in das Zielhexagramm (T73*/56 oder T83*/35).

Da beide Zielhexagramme im Text des *YiJing* eine gute Bedeutung haben – nach *Richard Tan* sind beide Hexagramme „schön" – kann das eine, das andere, oder beide zusammen (eines links, das andere rechts) – als Zielhexagramm fungieren. Prinzipiell sollte immer dasjenige Hexagramm als Zielhexagramm gewählt werden, welchem die höhere Wertigkeit zukommt. Wie in der Hexagramm-Wertigkeits-Tabelle (■ Abb. 8.10) ersichtlich, ergibt sich für das Hexagramm T 73*/56 eine Punktezahl von 5, wohingegen das Hexagramm T 83*/35 lediglich mit 2 Punkten bewertet wird. Somit kommt dem Hexagramm T 73*/56 die höhere Wertigkeit zu.

Hex.	Balancetrigramme				Balance-linien	Vier glücksverheißende Termini				Punkte
	Yin Yang	Yang Yin	Yin Yin	Yang Yang		yuan erhaben	heng Gelingen	li fördernd	zhen Beharrlichkeit	
	2	1	0	0	1, 2, 3	1	1	1	1	
T73*/56	2				1		1		1	5
T83*/35			0		2	1	1	1		2

■ **Abb. 8.10** Hexagramm-Wertigkeits-Tabelle für die Hexagramme T73*/56 und T 83*/35

Im Rahmen der Strategie „Tonisierung der Erde (Milz) durch Feuer" werden die entsprechenden Nadeln am Milz-Meridian gesetzt. Um jedoch die Anforderungen an eine globale Balance zu erfüllen, ist die Erweiterung der Therapie auf eines der 12 Muster anzustreben. Es kommen allerdings nur jene Muster in Betracht, in welchen der Milz-Meridian als ein konstituierender Bestandteil vorhanden ist. Diese sind das *Tai Yin-Yang Ming*-Muster, das *Tai Yin-Tai Yang*-Muster, das Mi/He-*Shao Yang*-Muster, und das *Tu/Huo*-Muster.

Das *Tai Yin-Yang Ming*-Muster fokussiert auf die Zusammenarbeit von Milz, Magen und Dickdarm. Das *Tai Yin-Tai Yang*-Muster berücksichtigt die Zusammenarbeit von Milz und Dünndarm. Bei beiden Mustern erfolgt die Nadelung auch am Meridian der Lunge. Dies ist insofern sinnvoll, als das von der Milz erzeugte *GuQi* sich in der Lunge mit der Atemluft mischt, wodurch das Sammel-*Qi* erzeugt wird. Die gemeinsame Nadelung der beiden *Tai Yin*-Meridiane von Milz und Lunge im Rahmen der Muster von *Tai Yin-Yang Ming* und *Tai Yin-Tai Yang* ist immer dann sinnvoll, wenn beide Organe – bei *Qi*-Schwäche von Milz und Lunge – betroffen sind. Eine Schwäche des Milz-Erde-Elementes mit gleichzeitiger Herzinsuffizienz mit Ödemen ist eine Indikation für das Mi/He-*Shao Yang*-Muster. Das *Tu/Huo*-Muster kann besonders bei chronisch entzündlichen Darmerkrankungen in Betracht gezogen werden.

8

> **Folgende Punkte ergeben sich bei Nadelung des jeweiligen Musters**
> *Tai Yin-Yang Ming*-Muster: Mi 1, Lu 10, 8, 7, Ma 44, 43, 42, 41, 36, Di 1, 3, 11
> *Tai Yin-Tai Yang*-Muster: Mi 1, Lu 10, 8, 7, Bl 67, 66, 60, Dü 4
> Mi/He-*Shao Yang*-Muster: Mi 1, He 9, 8, 7, 4, 3, Gb 44, 43, 38, 3E 4
> *Tu/Huo*-Muster: Mi 1, Ma 44, 43, 42, 41, 36, Pc 9, 8, 7, 5, 3, 3E 4

8.3.2 Sedierung der Erde (Milz) durch Metall

Die Sedierung der Erde (Milz) erfolgt durch das Kindelement Metall (◘ Abb. 8.11). Dies ist besonders dann sinnvoll, wenn ein äußerer pathogener Faktor zu identifizieren ist, z. B. bei TCM-Mustern wie Eindringen von Feuchte-Kälte, oder Feuchte-Hitze in die Milz. Indikationen der westlichen Medizin sind akute Durchfallerkrankungen. Besteht gleichzeitig Übelkeit und Erbrechen im Sinne einer akuten Gastroenteritis, wird bei Nadelung der Muster *Tai Yin-Yang Ming* und *Tu/ Huo* zusätzlich die Erde am Magen-Meridian durch Metall sediert. Die Nadelung erfolgt – im Idealfall – täglich bis zum Sistieren der Symptome.

Hier ist zu beachten, dass nicht nur das betroffene Element Erde, sondern auch das sedierende Element Metall sowohl ein *Yin*-Trigramm als auch ein *Yang*-Trigramm besitzen. Die Trigramme von *Yin*-Erde und *Yang*-Erde müssen dementsprechend sowohl mit dem Trigramm von *Yin*-Metall als auch mit dem Trigramm von *Yang*-Metall kombiniert werden. Dadurch ergeben sich 4 mögliche Zielhexagramme. Die Hexagramm-Wertigkeits-Tabelle ◘ Abb.8.12 zeigt die überlegene Wertigkeit der Hexagramme T 72*/31 und T 82*/45.

Urteil zum Hexagramme T 72*/31:

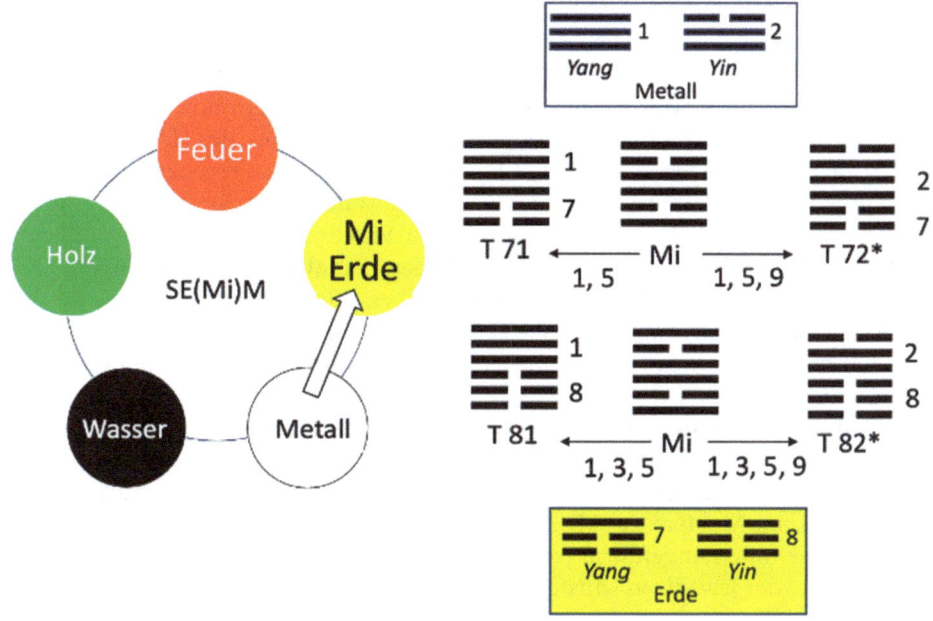

◻ **Abb. 8.11** Sedierung der Erde (Milz) durch Metall

Hex.	Balance Trigramme				Balance Linien	4 glücksverheißende Termini				Punkte
	Yin Yang	Yang Yin	Yin Yin	Yang Yang	1, 2, 3	yuan erhaben	heng Gelingen	li fördernd	zhen Beharrlichkeit	
	2	1	0	0		1	1	1	1	
T71/33				0	2		1	1	1	5
T81/12		1			3				1	5
T72*/31	2				3		1	1	1	8
T82*/45			0		2		1+1	1+1+1	1	8

◻ **Abb. 8.12** Hexagramm-Wertigkeits-Tabelle für die Hexagramme T71/33, T81/12, T72*31, T82*/45

„Die Einwirkung. Gelingen. Fördernd ist Beharrlichkeit. Ein Mädchen nehmen bringt Heil."
Urteil zum Hexagramm T 82*/45:
„Die Sammlung. Gelingen. Der König naht sich seinem Tempel. Fördernd ist es, den großen Mann zu sehen. Das bringt Gelingen. Fördernd ist Beharrlichkeit. Große Opfer zu bringen schafft Heil. Fördernd ist es, etwas zu unternehmen."

Die zu nadelnden Punkte ergeben sich durch Meridiankonversion des Ausgangshexagrammes in das Hexagramm mit der Nr. T 72*/31 oder das Hexagramm T 82*/45, mit den Punkten Mi 1, 5, 9 bzw. Mi 1, 3, 5, 9. Es bleibt dem Gutdünken des Therapeuten überlassen, eines der beiden Zielhexagramme auszuwählen. Einerseits kann man der maximal möglichen Inneren Balance des Hexagrammes T 72*/31 den Vorzug geben. Allein durch diese Innere Balance ergeben sich schon 5 Punkte, bei einer Gesamtpunkteanzahl von 8. Andererseits ist es aber möglich, dem Hexagramm T 82*/45 mit dem 2-maligen Vorkommen von „Gelingen", dem 3-maligen Vorkommen von „fördernd", und dem 1-maligen Vorkommen von „Beharrlichkeit" die höhere Wertigkeit zuzuschreiben. Durch diese hohe Anzahl von glücksverheißenden Termini ergeben sich 6 Punkte, bei einer Gesamtpunkteanzahl von ebenfalls 8 Punkten. Auch wurden beide Hexagramme von *Richard Tan* mit einem Stern bedacht.

Zur Erweiterung der Therapie auf eines der 12 Muster bietet sich das *Tai Yin-Yang Ming*-Muster (Lu, Mi, Di, Ma) an. Bei entsprechender Symptomatik bzw. gegebenen Begleitsymptomen kann die Nadelung auch an den Meridianen des *Tai Yin-Tai Yang*-Musters, des Mi/He-*Shao Yang*-Musters, oder des *Tu/Huo*-Musters erfolgen. Die unten angeführte Nadelung erfolgt unter Konversion der Meridianhexagramme des jeweiligen Musters in das Zielhexagramm T72*/31.

8

> **Folgende Punkte ergeben sich bei Nadelung des jeweiligen Musters**
> *Tai Yin-Yang Ming*-Muster: Mi 1, 5, 9, Lu 10, 8, 5, Ma 44, 43, 42, Di 1, 3, 5
> *Tai Yin-Tai Yang*-Muster: Mi 1, 5, 9, Lu 10, 8, 5, Bl 67, 66, 40, Dü 4, 5, 8
> Mi/He-*Shao Yang*-Muster: Mi 1, 5, 9, He 9, 8, 7, Gb 44, 43, 34, 3E 4, 6, 10
> *Tu/Huo*-Muster: Mi 1, 5, 9, Ma 44, 43, 42, Pc 9, 8, 7, 3E 4, 6, 10

8.3.3   Kontrolle der Erde (Milz) durch Holz

Die Kontrolle der Erde (Milz) erfolgt durch das Element der Großmutter, Holz (◘ Abb. 8.13).

Indikationen sind Milz-Muster im Stadium der Latenz oder der Kompensation. Auch Milz-Muster, die durch TCM-Pharmakotherapie oder durch eine Heilmethode der westlichen Medizin gut behandelt sind, aber zu Chronizität oder Exazerbation neigen. Etwa die zu Rezidiven neigenden spezifischen chronischen Erkrankung des Verdauungstraktes wie *M. Crohn* oder *Colitis ulcerosa*. Oder auch eine allergische Diathese mit Feuchtigkeit und Schleim, mit Manifestation an den Schleimhäuten des Atmungs- oder Verdauungstraktes. Möglich ist auch der Einsatz zur Prophylaxe einer akuten Exazerbation bei COPD unter westlicher- u/o TCM-Basistherapie.

In den zuletzt genannten Beispielen liegt der Fokus nicht allein auf dem Erdelement (Milz), sondern zusätzlich auf dem Metallelement (Lunge). Das korreliert mit Physiologie bzw. Pathologie von Milz und Lunge. Beide konstituieren die *Tai Yin*-Schichte, die Milz produziert die Feuchtigkeit, die Lunge speichert die Feuchtigkeit. Bleibt Feuchtigkeit liegen, dickt sie ein und wird zu Schleim.

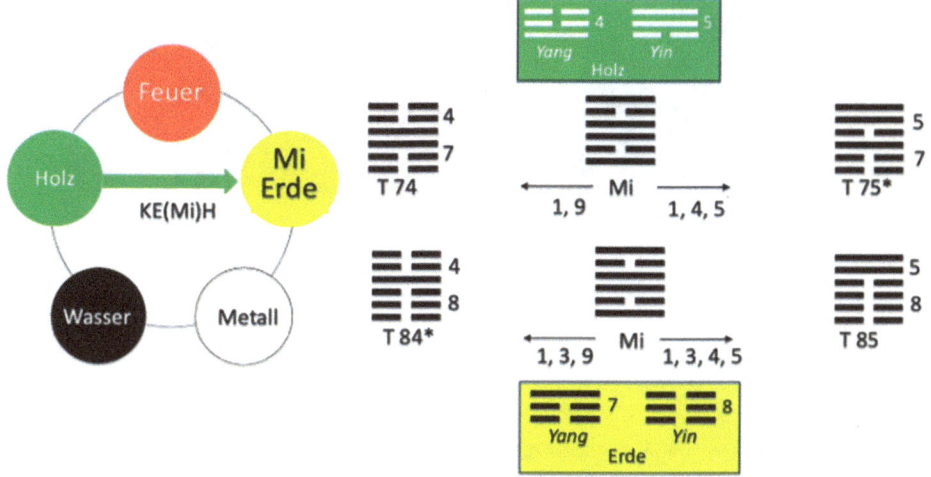

○ **Abb. 8.13**　Kontrolle der Erde (Milz) durch Holz

Es bietet sich also ganz besonders an, die Nadelung am Milz-Meridian zu kombinieren mit der Nadelung von Punkten am Lungen-Meridian.

Es ergeben sich 4 mögliche Zielhexagramme. Sie sind im Folgenden mit ihren Urteilen angeführt.

Urteil zu Hexagramm T 74/62:

„Das Urteil. Des Kleinen Übergewicht. Gelingen. Fördernd ist Beharrlichkeit. Man mag kleine Dinge tun, man soll nicht große Dinge tun. Der fliegende Vogel bringt die Botschaft: Es ist nicht gut, nach oben zu streben, es ist gut, unten zu bleiben. Großes Heil!"

Urteil zu Hexagramm T 84*/16:

„Die Begeisterung. Fördernd ist es, Gehilfen einzusetzen und Heere marschieren zu lassen."

Urteil zu Hexagramm T 75*/53:

„Die Entwicklung. Das Mädchen wird verheiratet. Heil! Fördernd ist Beharrlichkeit."

Urteil zu Hexagramm T 85/20:

„Die Betrachtung. Die Waschung ist geschehen, aber noch nicht die Darbringung. Vertrauensvoll blicken sie zu ihm auf."

Auch hier muss die Auswahl des Zielhexagrammes genau überlegt werden. Obwohl das Hexagramm 74/62 von Richard *Tan* nicht mit einem Stern bedacht wurde, so ist es dennoch mein bevorzugtes Zielhexagramm. Mit einer Gesamtpunkteanzahl von 5 ist es in seiner Wertigkeit gleich hoch zu bewerten wie das Hexagramm 75*/53, s. Hexagramm-Wertigkeits-Tabelle (○ Abb. 8.14).

Die besondere Bedeutung des Hexagrammes 74/62 erschließt sich durch seine innere Struktur. Die schwachen *Yin*-Linien haben hier das Übergewicht, deshalb der Name „des Kleinen Übergewicht". Diese schwachen *Yin*-Linien befinden sich oberhalb und unterhalb der beiden starken *Yang*-Linien, die innen positioniert sind. Die außen angeordneten schwachen *Yin*-Linien bedeuten, nach außen hin

Hex.	Balancetrigramme				Balance-linien	Vier glücksverheißende Termini				Punkte
	Yin Yang	Yang Yin	Yin Yin	Yang Yang	1, 2, 3	*yuan* erhaben	*heng* Gelingen	*li* fördernd	*zhen* Beharrlichkeit	
	2	1	0	0		1	1	1	1	
T74/62				0	2		1	1	1	5
T84*/16		1			1			1		3
T75*/53	2				1			1	1	5
T85/20			0		2					2

◘ **Abb. 8.14** Hexagramm-Wertigkeits-Tabelle für die Hexagramme T74/62, T84*/16, T75*53, T85/20

vorsichtig aufzutreten und nicht durch unbedachtes Verhalten eine Exazerbation einer chronischen Erkrankung zu provozieren. Das sagt uns auch der Text des Urteils:

„...*Man mag kleine Dinge tun, man soll nicht große Dinge tun. Der fliegende Vogel bringt die Botschaft: Es ist nicht gut, nach oben zu streben, es ist gut, unten zu bleiben ...*"

Wenn der chronisch Kranke dies beharrlich – „*Fördernd ist Beharrlichkeit*" – berücksichtigt, dann ist „.... *Großes Heil!*" zu erwarten.

Die im Inneren des Hexagrammes gelegenen beiden starken *Yang*-Linien wiederum vermitteln die Botschaft, die der Erkrankung zugrunde liegende Schwäche des Inneren Organes Milz zu tonisieren. Durch die Konversion des Ausgangshexagrammes – Hexagramm der Milz – in das Zielhexagramm – des Kleinen Übergewicht, T74/62 – mit Nadelung der Punkte Mi 1 und Mi 9 wird dem Patienten diese Botschaft des Zielhexagrammes übermittelt.

Zur Erweiterung der Therapie auf eines der 12 Muster bieten sich vor allem an das *Tai Yin-Yang Ming*-Muster und das *Tai Yin-Tai Yang*-Muster.

Bei entsprechender Symptomatik bzw. gegebenen Begleitsymptomen kann die Nadelung auch an den Meridianen des Mi/He-*Shao Yang*-Musters, oder des *Tu/Huo*-Musters erfolgen.

Folgende Punkte ergeben sich bei Nadelung des jeweiligen Musters
Tai Yin-Yang Ming-Muster: Mi 1, 9, Lu 10, 8, 7, 5, Ma 44, 43, 42, 41, Di 1, 3
Tai Yin-Tai Yang-Muster: Mi 1, 9, Lu 10, 8, 7, 5, Bl 67, 66, 60, 40, Dü 4,8
Mi/He-*Shao Yang*-Muster: Mi 1, 9, He 9, 8, 7, 4, Gb 44, 43, 38, 34, 3E 4, 10
Tu/Huo-Muster: Mi 1, 9, Ma 44, 43, 42, 41, Pc 9, 8, 7, 5, E 4, 10

8.3.4 Tonisierung der Erde (Magen) durch Feuer

Folgende Punkte ergeben sich bei Nadelung des jeweiligen Musters
Tai Yin-Yang Ming-Muster: Mi 1, Lu 10, 8, 7, Ma 44, 43, 42, 41, 36, Di 1, 3, 11
Jue Yin-Yang Ming-Muster: Pc 9, 8, 7, 5, 3, Le 3, 4, 8, Ma 44, 43, 42, 41, 36, Di 1, 3, 11
Ni/Pc-Yang Ming-Muster: Ni 3, 4, 10, Pc 9, 8, 7, 5, 3, Ma 44, 43, 42, 41, 36, Di 1, 3, 11
Tu/Huo-Muster: Mi 1, Ma 44, 43, 42, 41, 36, Pc 9, 8, 7, 5, 3, E 4

8.3.5 Sedierung der Erde (Magen) durch Metall

Folgende Punkte ergeben sich bei Nadelung des jeweiligen Musters
Tai Yin-Yang Ming-Muster: Mi 1, 3, 5, 9, Lu 10, 9, 8, 5, Ma 44, 42, Di 1, 5
Jue Yin-Yang Ming-Muster: Pc 9, 8, Le 4, 5, Ma 44, 42, Di 1, 5
Pc/Ni-Yang Ming-Muster: Pc 9, 8, Ni 4, 7, Di 1, 5, Ma 44, 42
Tu/Huo-Muster: Mi 1, 3, 5, 9. Ma 44, 42, Pc 9, 8, 3E 3, 4, 6, 10

8.3.6 Kontrolle der Erde (Magen) durch Holz

Folgende Punkte ergeben sich bei Nadelung des jeweiligen Musters
Tai Yin-Yang Ming-Muster: Mi 1, 9, Lu 10, 8, 7, 5, Ma 44, 43, 42, 41, Di 1, 3
Jue Yin-Yang Ming-Muster: Pc 9, 8, 7, 5, Le 3, 4, Ma 44, 43, 42, 41, Di 1, 3
Pc/Ni-Yang Ming-Muster: Pc 9, 8, 7, 5, Ni 3, 4, Di 1, 3, Ma 44, 43, 42, 41
Tu/Huo-Muster: Mi 1, 9, Ma 44, 43, 42, 41 Pc 9, 8, 7, 5, 3E 4, 10

8.4 Dysbalance im Element Metall (Lunge, Dickdarm)

8.4.1 Tonisierung des Metalls (Lunge) durch Erde

Die Tonisierung des Metalls (Lunge) erfolgt durch das Mutterelement Erde (◘ Abb. 8.15).

Die Indikation dafür ist gegeben bei jeder Form einer chronischen Schwäche der Lunge. Mögliche TCM-Diagnosen sind die Lungen-*Qi*-Schwäche oder der *Yin*-Mangel der Lunge. Westliche Krankheitsbilder sind die konstitutionelle Lungenschwäche, Neigung zu Erkältungen, Erkrankungen der Haut wie Neurodermitis, allergische Erkrankungen mit Manifestation an den Schleimhäuten des Atmungstraktes, sowie – insbesondere im Intervall, nicht aber während eines akuten Schubes bzw. einer Exazerbation – Asthma und COPD.

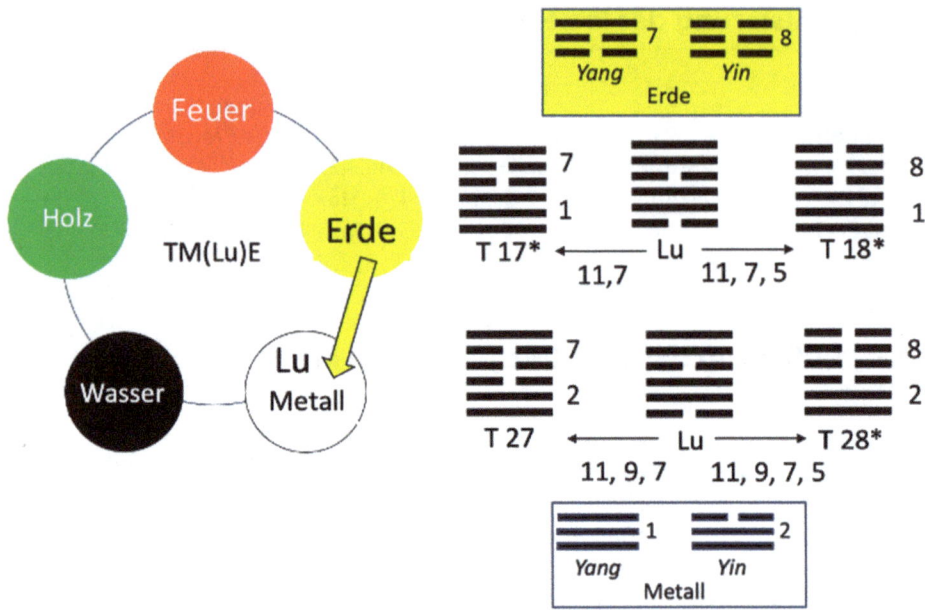

◘ Abb. 8.15   Tonisierung des Metalls (Lunge) durch Erde

Zur Konversion des Hexagrammes der Lunge ergeben sich 4 mögliche Ziel-hexagramme. Ihre Namen und ihr jeweiliges Urteil werden wie folgt angeführt.

Urteil zu Hexagramm T 17*/26:

„Des Großen Zähmungskraft. Fördernd ist Beharrlichkeit. Nicht zu Hause Essen bringt Heil. Fördernd ist es, das große Wasser zu durchqueren.“

Urteil zu Hexagramm T 27/41:

„Die Minderung: Minderung verbunden mit Wahrhaftigkeit bewirkt erhabenes Gelingen ohne Makel. Man kann darin beharrlich sein. Fördernd ist es, etwas zu unternehmen. Wie übt man das aus? Zwei kleine Schüsselchen mag man benützen zum Opfer.“

Urteil zu Hexagramm T 18*/11:

„Der Friede: Das Kleine geht hin, das Große kommt her. Heil! Gelingen!“

Urteil zu Hexagramm T 28*/19

„Die Annäherung hat erhabenes Gelingen. Fördernd ist Beharrlichkeit. Kommt der achte Monat, so gibt's Unheil.“

In der Hexagramm-Wertigkeits-Tabelle (◘ Abb. 8.16) findet sich ein über-raschendes Ergebnis. Das einzige von *Richard Tan* nicht mit einem Stern ver-sehene – und somit als nicht schön beurteiltes – Hexagramm, das Hexagramm T 27/41 *Sun*, die Minderung, erweist sich als Hexagramm mit der größten Punkte-zahl. Wie so oft bleibt es dem Therapeuten überlassen, das am besten passende Hexagramm auszuwählen. Da das Metall der Lunge tonisiert werden soll, emp-fiehlt sich die Nadelung des Tonisierungspunktes der Lunge, Lu 9. Dieser ist zu nadeln, wenn die Entscheidung zugunsten des Ziel-Hexagrammes T 27/41 oder T 28*/19 ausfällt. Im Folgenden kommt das Ziel-Hexagramm T 27/ 41 zum Einsatz.

Hex.	Balancetrigramme				Balance-linien	Vier glücksverheißende Termini				Punkte
	Yin Yang	Yang Yin	Yin Yin	Yang Yang	1, 2, 3	yuan erhaben	heng Gelingen	li fördernd	zhen Beharrlichkeit	
	2	1	0	0		1	1	1	1	
T17*/26				0	2			1+1	1	5
T27/41		1			3	1		1	1	7
T18*/11	2				3		1			6
T28*/19			0		2	1	1	1	1	6

▫ **Abb. 8.16** Hexagramm-Wertigkeits-Tabelle für die Hexagramme T17*/26, T 27/41, T18*11, T28*19

Im Rahmen der Strategie „Tonisierung des Metalls (Lunge) durch Erde" werden die entsprechenden Nadeln am Lungen-Meridian gesetzt. Um eine globale Balance zu erreichen, muss eine Erweiterung der Therapie auf eines der 12 Muster erfolgen. Es kommen allerdings nur jene Muster in Betracht, in welchen der Lungen-Meridian ein konstituierender Bestandteil ist. Diese sind das *Tai Yin-Yang-Ming*-Muster, das *Tai Yin-Tai Yang*-Muster, das Lu/Le-*Tai Yang*-Muster, sowie das *Shui/Jin*-Muster.

In den Mustern *Tai Yin-Yang Ming* und *Shui/Jin* sind nicht nur der Lungen-Meridian als *Yin*-Metall, sondern auch der Dickdarm-Meridian als *Yang*-Metall vertreten, sodass das gesamte Metall-Element tonisiert wird.

In den Mustern *Tai Yin-Yang Ming* und *Tai Yin-Tai Yang* findet sich neben dem Lungen-Meridian auch der Milz-Meridian. Dieser ist innerhalb des *Tai Yin* der Partner des Lungen-Meridians, und beide Meridiane sind indiziert zur Therapie von Feuchtigkeit und Schleim, welche bei Erkrankungen der Lunge oft wichtige pathogene Faktoren sind.

Steht eine spastische Komponente der glatten Muskulatur der Bronchien/Bronchiolen im Vordergrund, so bietet sich die Nadelung an den Meridianen des Lu/Le-*Tai Yang*-Musters an.

Bei defizitärer Energie der Niere – Schwäche des *Yang*, des *Yin*, des *Jing* der Niere, allgemeine Erschöpfung, *Fatigue*-Syndrom – oder bei Schwäche des Dickdarms – atone Obstipation – kann an den Meridianen des *Shui/Jin*-Musters genadelt werden.

> **Folgende Punkte ergeben sich bei Nadelung des jeweiligen Musters**
> *Tai Yin-Yang Ming*-Muster: Lu 11, 9, 7, Mi 2, 3, 4, Di 2, 4, 11, Ma 45, 41, 36
> *Tai Yin-Tai Yang*-Muster: Lu 11, 9, 7, Mi 2, 3, 4, Dü 1, 2, 3, Bl 65, 64, 60
> Lu/Le-*Tai Yang*-Muster: Lu 11, 9, 7, Le 1, 2, 8, Dü 1, 2, 3, Bl 65, 64, 60
> *Shui/Jin*-Muster: Ni 1, 2, 10, Bl 65, 64, 60, Lu 11, 9, 7, Di 2, 4, 11

8.4.2   Sedierung des Metalls (Lunge) durch Wasser

Die Sedierung des Metalls (Lunge) erfolgt durch das Kindelement Wasser (◘ Abb. 8.17).

Die Strategie eignet sich zur Therapie von Erkrankungen, welche unter dem Blickwinkel der TCM als akute äußere oder innere Fülle-Muster der Lunge in Erscheinung treten. Es sind dabei immer Pathogene Faktoren vorhanden, wie Wind, Feuchtigkeit, Trockenheit, Hitze/Feuer, Kälte oder Schleim. Oft treten diese Pathogenen Faktoren nicht isoliert jeweils für sich allein, sondern in unterschiedlichen Kombinationen auf, wie Wind-Hitze, Wind-Kälte, Schleim-Hitze, Feuchte-Kälte, oder in anderer Kombination.

Diese Lungen-Muster finden wir in der westlichen Medizin als akute Erkältungskrankheit, von der einfachen Rhinitis, Pharyngitis, Laryngitis, Sinusitis, Bronchitis bis hin zur schweren Pneumonie, Asthma bronchiale oder Allergie mit Manifestation an den Schleimhäuten des Atmungstraktes im akuten Anfall, oder auch als Exazerbation einer COPD. Zu den Indikationen zählen auch akute Exazerbationen von allergischen Exanthemen, Neurodermitis oder anderen Exanthemen.

Zur Konversion des Ausgangs-Hexagrammes (Hexagramm der Lunge) in ein Ziel-Hexagramm sind 2 Ziel-Hexagramme möglich, die mit Namen und Urteil wie folgt angeführt werden.

Urteil zu Hexagramm T 16*/5:

„Das Warten. Wenn du wahrhaftig bist, so hast du Licht und Gelingen. Beharrlichkeit bringt Heil. Fördernd ist es, das große Wasser zu durchqueren."

Urteil zu Hexagramm T 26*/60:

„Beschränkung. Gelingen. Bittere Beschränkung darf man nicht beharrlich üben."

Beide Hexagramme wurden von *Richard Tan* mit einem Stern bedacht. Die Hexagramm-Wertigkeits-Tabelle (◘ Abb. 8.18) zeigt die Überlegenheit des Hexagrammes T 16*/5.

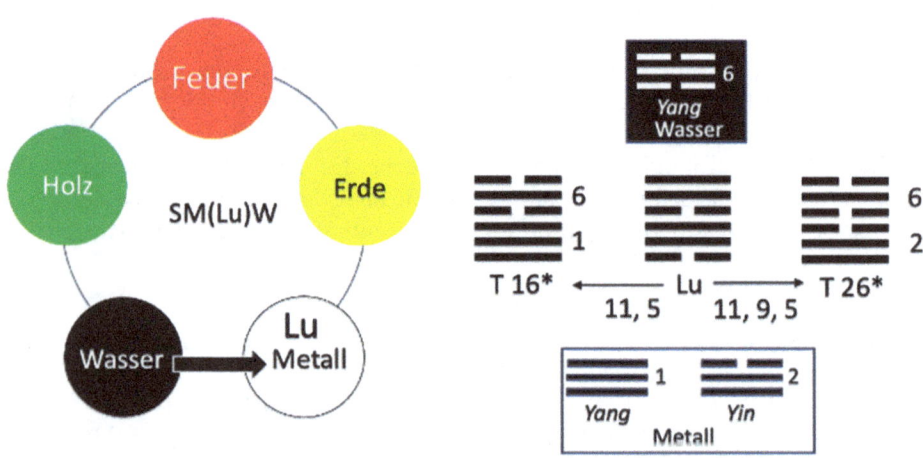

◘ **Abb. 8.17**   Sedierung des Metalls (Lunge) durch Wasser

Hex.	Balancetrigramme				Balance-linien	Vier glücksverheißende Termini				Punkte
	Yin Yang	Yang Yin	Yin Yin	Yang Yang	1, 2, 3	yuan erhaben	heng Gelingen	li fördernd	zhen Beharrlichkeit	
	2	1	0	0		1	1	1	1	
T16*/5				0	2		1	1	1	5
T26*/60		1			1		1			3

◘ Abb. 8.18   Hexagramm-Wertigkeits-Tabelle für die Hexagramme T16*5, T26*/60

Zur Erweiterung der Therapie auf eines der 12 Muster bietet sich jedes Muster an, welches den Meridian der Lunge als Konstituenten aufweist. Besonders häufig erfolgt die Nadelung an den Meridianen des *Tai Yin- Yang Ming*-Musters sowie an den Meridianen des *Shui/Jin*-Musters. In diesen sind beide Metall-Meridiane – der *Yin*-Metall-Meridian Lunge sowie der *Yang*-Metall-Meridian Dickdarm – vertreten. Die Verbindung der Meridiane von Lunge und Milz innerhalb der *Tai Yin*-Schichte schlägt bei den Mustern *Tai Yin- Yang Ming* und *Tai Yin-Tai Yang* zu Buche, da die Symptomatik bei akuten Lungen-Mustern sehr oft von Feuchtigkeit und Schleim dominiert wird. Das Lu/Le-*Tai Yang*-Muster kann zur Balance einer eventuell vorhandenen Leber-Symptomatik genadelt werden.

> **Folgende Punkte ergeben sich bei Nadelung des jeweiligen Musters**
> *Tai Yin- Yang Ming*-Muster: Lu 11, 5, Mi 2, 4, 5, 9, Di 2, 3, 4, 5, Ma 45, 43
> *Tai Yin-Tai Yang*-Muster: Lu 11, 5, Mi 2, 4, 5, 9, Dü 1, 2, 5, 8, Bl 64, 40
> Lu/Le-*Tai Yang*-Muster: Lu 11, 5, Le 1, 2, 3, 5, Dü 1, 2, 5, 8, Bl 64, 40
> *Shui/Jin*-Muster: Ni 1, 2, 3, 7, Bl 64, 40, Lu 11, 5, Di, 2, 3, 4, 5

8.4.3   Kontrolle des Metalls (Lunge) durch Feuer

Die Kontrolle des Metalls (Lunge) erfolgt durch Feuer, das Element der Großmutter (◘ Abb. 8.19).

Indikationen sind vor allem Intervallbehandlungen von zum Rezidiv neigenden Erkrankungen der Lunge, wie die Prophylaxe eines Asthmaanfalles oder der Exazerbation einer COPD. Eine gute Indikation ist auch die Intervallbehandlung von Exanthemen unterschiedlicher Ätiologie.

Name und Urteil zu den beiden in Frage kommenden Zielhexagrammen werden wie folgt angeführt.

Urteil zu Hexagramm T 13*/14:
„Der Besitz von Großem: Erhabenes Gelingen."
Urteil zu Hexagramm T 23*/38:
„Der Gegensatz. In kleinen Sachen Heil."

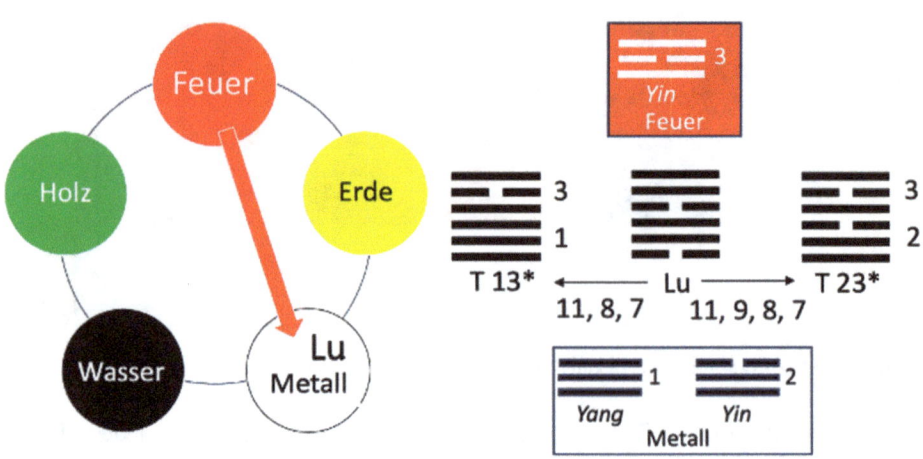

🔹 **Abb. 8.19** Kontrolle des Metalls (Lunge) durch Feuer

Hex.	Balancetrigramme				Balance-linien	Vier glücksverheißende Termini				Punkte
	Yin Yang	Yang Yin	Yin Yin	Yang Yang		yuan erhaben	heng Gelingen	li fördernd	zhen Beharrlichkeit	
	2	1	0	0	1, 2, 3	1	1	1	1	
T13*/14	2				1	1	1			5
T23*/38			0		2					2

🔹 **Abb. 8.20** Hexagramm-Wertigkeits-Tabelle für die Hexagramme T13*/14, T23*/38

Beide Hexagramme sind „schöne" Hexagramme nach *Tan*, die Hexagramm-Wertigkeits-Tabelle (🔹 Abb. 8.20) zeigt die überlegene Wertigkeit des Zielhexa-grammes T 13*/14 mit Nadelung der Punkte Lu 11, 8, 7.

Für eine Erweiterung der Therapie auf eines der 12 Muster bieten sich an das *Tai Yin-Yang Ming*-Muster, oder das *Tai Yin-Tai Yang*-Muster. Im Falle einer patho-genetischen Beteiligung des Holz-Elementes (Leber), ist auch an eine Nadelung an den Meridianen des Lu/Le-*Tai Yang*-Musters zu denken. Bei evidenter Schwäche der Niere kann auch an den Meridianen des *Shui/Jin*-Muster genadelt werden.

Folgende Punkte ergeben sich bei Nadelung des jeweiligen Musters
Tai Yin-Yang Ming-Muster: Lu 11, 8, 7, Mi 2, Di 2, 3, 11, Ma 45, 43, 42, 41, 36
Tai Yin-Tai Yang-Muster: Lu 11, 8, 7, Mi 2, Dü 1, 2, 4, Bl 60
Lu/Le-*Tai Yang*-Muster: Lu 11, 8, 7, Le 1, 2, 3, 4, 8, Dü 1, 2, 4, Bl 60
Shui/Jin-Muster: Ni 1, 2, 3, 4, 10, Bl 60, Lu 11, 8, 7, Di 2, 3, 11

8.4.4 Tonisierung des Metalls (Dickdarm) durch Erde

Folgende Punkte ergeben sich bei Nadelung des jeweiligen Musters
Tai Yin-Yang Ming-Muster: Lu 11, 9, 7, Mi 2, 3, 4, Di 2, 4, 11, Ma 45, 41, 36
Jue Yin-Yang Ming-Muster: Pc 6, 5, 3, Le 1, 2, 8, Di 2, 4, 11, Ma 45, 41, 36
Pc/Ni-*Yang Ming*-Muster: Pc 6, 5, 3, Ni 1, 2, 10, Di 2, 4, 11, Ma 45, 41, 36
Shui/Jin-Muster: Ni 1, 2, 10, Bl 65, 64, 60, Di 2, 4, 11, Lu 11, 9, 7

8.4.5 Sedierung des Metalls (Dickdarm) durch Wasser

Folgende Punkte ergeben sich bei Nadelung des jeweiligen Musters
Tai Yin-Yang Ming-Muster: Lu 11, 5, Mi 2, 4, 5, 9, Di 2, 3, 4, 5, Ma 45, 43
Jue Yin-Yang Ming-Muster: Pc 7, 6, Le 1, 2, 3, 5, Di 2, 3, 4, 5, Ma 45, 43
Pc/Ni-*Yang Ming*-Muster: Pc 6, 5, Ni 1, 2, 3, 7, Di 2, 3, 4, 5, Ma 45, 43
Shui/Jin-Muster: Ni 1, 2, 3, 7, Bl 64, 40, Di 2, 3, 4, 5, Lu 11, 5

8.4.6 Kontrolle des Metalls (Dickdarm) durch Feuer

Folgende Punkte ergeben sich bei Nadelung des jeweiligen Musters
Tai Yin-Yang Ming-Muster: Lu 11, 8, 7, Mi 2, Di 2, 3, 11, Ma 45, 43, 42, 41, 36
Jue Yin-Yang Ming-Muster: Pc 7, 5, 3, Le 1, 2, 3, 4, 8, Di 2, 3, 11, Ma 45, 43, 42, 41, 36
Pc/Ni-*Yang Ming*-Muster: Pc 7, 5, 3, Ni 1, 2, 3, 4, 10, Di 2, 3, 11, Ma 45, 43 42, 41, 36
Shui/Jin-Muster: Ni 1, 2, 3, 4, 10, Bl 60, Di 2, 3, 11, Lu 11, 8, 7

8.5 Dysbalance im Element Wasser (Niere, Blase)

8.5.1 Tonisierung des Wassers (Niere) durch Metall

Die Tonisierung des Wassers (Niere) erfolgt durch das Mutterelement Metall (◻ Abb. 8.21).

Die TCM-Indikationen ergeben sich bei jeder Form einer Schwäche der Niere, wie Mangel an *Yin-Qi, Yang-Qi* oder *Jing* der Niere, oder auch bei Mustern wie Mangelnde Festigkeit des Nieren-*Qi*, oder Niere kann das *Qi* nicht empfangen, Nieren-*Yang*-Mangel mit überfließendem Wasser, Nieren-*Yin*-Mangel mit Leere-Hitze.

Die Symptome und Diagnosen entsprechend der westlichen Medizin sind vielfältig und umfassen ein breites Spektrum wie allgemeine Schwäche, Fatigue-

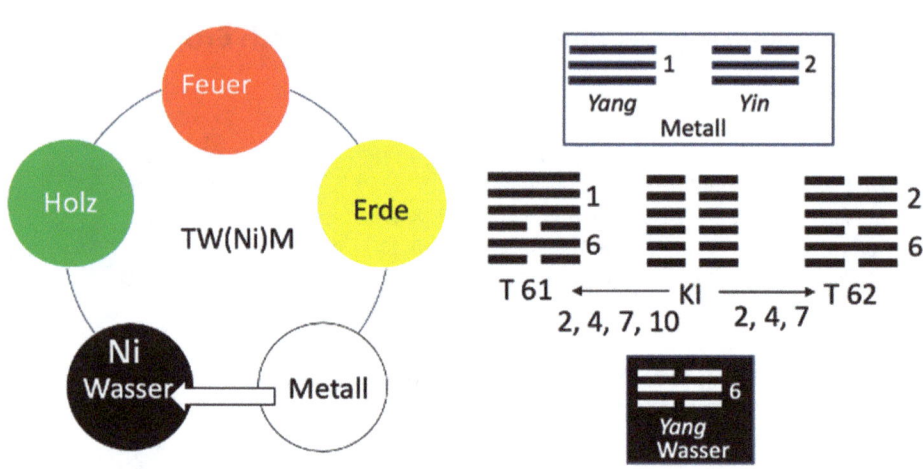

◘ **Abb. 8.21**   Tonisierung des Wassers (Niere) durch Metall

8

Hex.	Balancetrigramme				Balance-linien	Vier glücksverheißende Termini				Punkte
	Yin Yang	Yang Yin	Yin Yin	Yang Yang	1, 2, 3	yuan erhaben	heng Gelingen	li fördernd	zhen Beharrlichkeit	
	2	1	0	0		1	1	1	1	
T61/6				0	2			1		3
T62/47	2				1	1		1		5

◘ **Abb. 8.22**   Hexagramm-Wertigkeits-Tabelle für die Hexagramme T61/6, T62/47

Syndrom, Herzinsuffizienz mit Ödemen, chronische Niereninsuffizienz mit Hypertonie, Störungen der Miktion, Fluor vaginalis, Asthma bronchiale, Tinnitus und anderem.

Es ergeben sich 2 Zielhexagramme, deren Urteile wie folgt angeführt werden.

Urteil zum Hexagramm T 61/6:

„Der Streit: Du bist wahrhaftig und wirst gehemmt. Sorgliches Innehalten auf halbem Weg bringt Heil. Zu Ende führen bringt Unheil. Fördernd ist es, den großen Mann zu sehen. Nicht fördernd ist es, das große Wasser zu durchqueren."

Urteil zum Hexagramm T 62/47:

„Die Bedrängnis. Gelingen, Beharrlichkeit. Der große Mann wirkt Heil. Kein Makel. Wenn man etwas zu sagen hat, wird es nicht geglaubt."

Die Hexagramm-Wertigkeits-Tabelle (◘ Abb. 8.22) zeigt die Überlegenheit des Hexagrammes T62/47 *Kun*, die Bedrängnis.

Um die Effektivität der Nadelung am Nieren-Meridian im Sinne einer globalen Balance zu steigern, kann die Therapie erweitert werden auf eines der 12 Muster, welches den Nieren-Meridian als Bestandteil aufweist. Die folgenden Beispiele dienen als Vorschläge bzw. Anregungen. Welches Muster gewählt wird, ist immer abhängig von der individuellen Situation und Symptomatik des Patienten und somit im Einzelfall zu überlegen.

Es bieten sich an das Pc/Ni-*YangMing*-Muster bei Herzinsuffizienz mit Ödemen, das *Shao Yin-Tai Yang*-Muster bei jeder Form von Nierenschwäche – insbesondere auch bei chronischer Fatigue, oder auch bei kombiniertem Muster von Niere und Dünndarm wie *Yang*-Mangel von Niere und Dünndarm – sowie das *Shao Yin-Shao Yang*-Muster bei Tinnitus oder bei Ödemen unterschiedlicher Genese und Lokalisation, sowie das *Shui/Jin*-Muster bei Erkrankungen der Lunge.

> **Folgende Punkte ergeben sich bei Nadelung des jeweiligen Musters**
> Pc/Ni-*YangMing*-Muster: Pc 9, Ni 2, 4, 7, Di 1, 2, 5, Ma 42
> *Shao Yin-Tai Yang*-Muster: He 9, Ni 2, 4, 7, Dü 2, 3, 4, 5, 8, Bl 67, 65, 40
> *Shao Yin-Shao Yang*-Muster: He 9, Ni 2, 4, 7, 3E 2, 3, 4, 6, 10, Gb 44, 41, 34
> *Shui/Jin*-Muster: Ni 2, 4, 7, Bl 67, 65, 40, Lu 9, 8, 5, Di 1, 2, 5

8.5.2   Sedierung des Wassers (Niere) durch Erde

Von der Darstellung der Sedierung des Wassers der Niere durch Erde wird Abstand genommen, da kaum eine Situation denkbar ist, in welcher die Nierenenergie gedämpft werden sollte. Das Wasser der Niere entspricht der Essenz *Jing*, welche die Quelle von allem *Yin* und allem *Yang* ist. In der täglichen Praxis ist es unwahrscheinlich, auf eine Indikation zu stoßen, bei welcher die Essenz *Jing* sediert werden soll. Eine Sedierung der Essenz *Jing* wäre gleichbedeutend mit ihrer Schwächung.

8.5.3   Kontrolle des Wassers (Niere) durch Erde

Die Kontrolle des Wassers (Niere) erfolgt durch das kontrollierende Element Erde, das Element der Großmutter (◘ Abb. 8.23). Mögliche Indiktionen ergeben sich im Rahmen von überschießenden Immunreaktionen bei Autoimmunerkrankungen.

Die Urteile der beiden in Frage kommenden Zielhexagramme lauten:

Urteil zu Hexagramm T 68/7:

„Das Heer braucht Beharrlichkeit und einen starken Mann. Heil ohne Makel."

Urteil zu Hexagramm T 67/4:

„Jugendtorheit hat Gelingen. Nicht ich suche den jungen Toren, der junge Tor sucht mich. Beim Ersten Orakel gebe ich Auskunft, fragt er zwei-, dreimal, so ist das Belästigung. Wenn er belästigt, so gebe ich keine Auskunft. Fördernd ist Beharrlichkeit."

In der Hexagramm-Wertigkeits-Tabelle (◘ Abb. 8.24) zeigt sich die Überlegenheit des Hexagrammes 67/4 *Meng*, die Jugendtorheit.

Zur Erweiterung der Therapie auf die Meridiane eines der 12 Muster eignet sich jedes Muster, welches den Nieren-Meridian als Konstituenten aufweist. In den

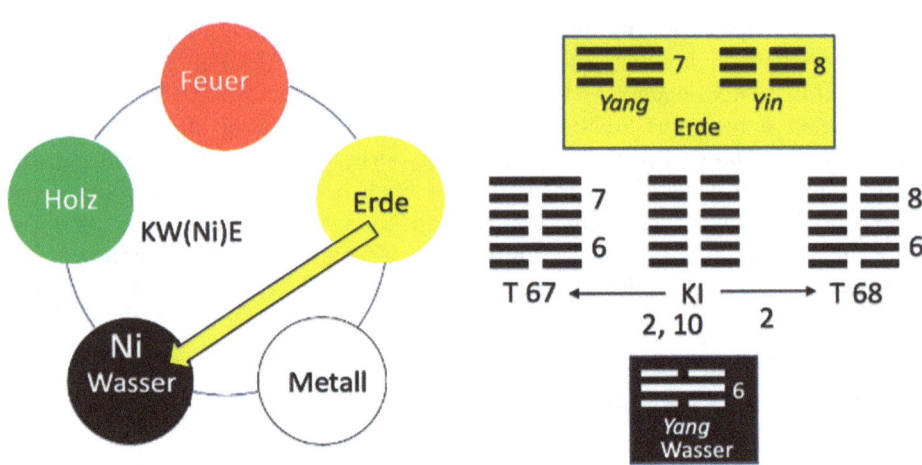

Abb. 8.23   Kontrolle des Wassers (Niere) durch Erde

Hex.	Balancetrigramme				Balance-linien	Vier glücksverheißende Termini				Punkte
	Yin Yang	Yang Yin	Yin Yin	Yang Yang		*yuan* erhaben	*heng* Gelingen	*li* fördernd	*zhen* Beharrlichkeit	
	2	1	0	0	1, 2, 3	1	1	1	1	
T67/4				0	2		1	1	1	5
T68/7	2				1				1	4

Abb. 8.24   Hexagramm-Wertigkeits-Tabelle für die Hexagramme T67/4, T68/7

Mustern *Shao Yin-Tai Yang* und *Shui/Jin* werden nicht nur das Wasser des *Yin*-Organes Niere, sondern auch das Wasser des *Yang*-Organes Blase kontrolliert.

> **Folgende Punkte ergeben sich bei Nadelung des jeweiligen Musters**
> Pc/Ni-*Yang Ming*-Muster: Pc 9, 6, 5, 3, Ni, 2, 10, Di 1, 2, 4, 11, Ma 41, 36
> *Shao Yin-Tai Yang*-Muster: He 9, 5, 4, 3, Ni 2, 10, Dü 2, 3, Bl 67, 65, 64, 60
> *Shao Yin-Shao Yang*-Muster: He 9, 5, 4, 3, Ni 2, 10, 3E 2, 3, Gb 44, 41, 40, 38
> *Shui/Jin*-Muster: Ni 2, 10, Bl 67, 65, 64, 60, Lu 9, 7, Di 1, 2, 4, 11

8.5.4   Tonisierung des Wassers (Blase) durch Metall

> **Folgende Punkte ergeben sich bei Nadelung des jeweiligen Musters**
> *Shao Yin-Tai Yang*-Muster: He 9, Ni 2, 4, 7, Dü 2, 3, 4, 5, 8, Bl 67, 65, 40
> *Tai Yin-Tai Yang*-Muster: Lu 9, 8, 5, Mi 1, 2, 3, 5, 9, Dü 2, 3, 4, 5, 8, Bl 67, 65, 40

Lu/Le-*Tai Yang*-Muster: Lu 9, 8, 5, Le 2, 4, 5, Dü 2, 3, 4, 5, 8, Bl 67, 65, 40
Shui/Jin-Muster: Ni 2, 4, 7, Bl 67, 65, 40, Di 1, 2, 5, Lu 9, 8, 5

8.5.5 Sedierung des Wassers (Blase) durch Holz

Folgende Punkte ergeben sich bei Nadelung des jeweiligen Musters
Shao Yin-Tai Yang-Muster: He 9, 5, 3, Ni 2, 7, 10, Dü 2, 3, 5, Bl 67, 65, 64
Tai Yin-Tai Yang-Muster: Lu 9, Mi 1, 2, 3, 4, 5, Dü 2, 3, 5, Bl 67, 65, 64
Lu/Le-*Tai Yang*-Muster: Lu 9, Le 2, 5, 8, Dü 2, 3, 5, Bl 67, 65, 64
Shui/Jin-Muster: Ni 2, 7, 10, Bl 67, 65, 64, Di 1, 2, 4, 5, 11, Lu 9

8.5.6 Kontrolle des Wassers (Blase) durch Erde

Folgende Punkte ergeben sich bei Nadelung des jeweiligen Musters
Shao Yin-Tai Yang-Muster: He 9, 5, 4, 3, Ni2, 10, Dü 2, 3, Bl 67, 65, 64, 60
Tai Yin-Tai Yang-Muster: Lu 9, 7, Mi 1, 2, 3, 4, Dü 2, 3, Bl 67, 65, 64, 60
Lu/Le-*Tai Yang*-Muster: Lu 9, 7, Le 2, 8, Dü 2, 3, Bl 67, 65, 64, 60
Shui/Jin-Muster: Ni 2, 10, Bl 67, 65, 64, 60, Di 1, 2, 4, 11, Lu 9, 7

8.6 Dysbalance im Element Holz (Leber, Gallenblase)

8.6.1 Tonisierung des Holzes (Leber) durch Wasser

Die Tonisierung des Holzes (Leber) erfolgt durch Wasser, das Element der Mutter (◘ Abb. 8.25).

Die Aufgabe der Leber besteht in der Aufrechterhaltung einer regelrechten Dynamik des *Qi* sowie in der Speicherung – und zeitgerechten Freigabe – des Blutes. Daraus ergeben sich die Indikationen zur Tonisierung des Holzes (Leber).

Die Hauptindikation ist gegeben bei Leber-*Qi*-Mangel mit verminderter Dynamik im somatischen oder emotionalen Bereich, bei allgemeiner Müdigkeit und Fatigue-Syndrom, weiters auch bei TCM-Mustern wie Leber-Blut-Mangel oder Leber-*Yin*-Mangel.

Es ergeben sich 2 Zielhexagramme (◘ Abb. 8.25), deren Urteile wie folgt angeführt werden.

Urteil zu Hexagramm T 46/3:

„Die Anfangsschwierigkeit wirkt erhabenes Gelingen. Fördernd durch Beharrlichkeit. Man soll nichts unternehmen. Fördernd ist es, Gehilfen einzusetzen".

Urteil zu Hexagramm T 56*/48:

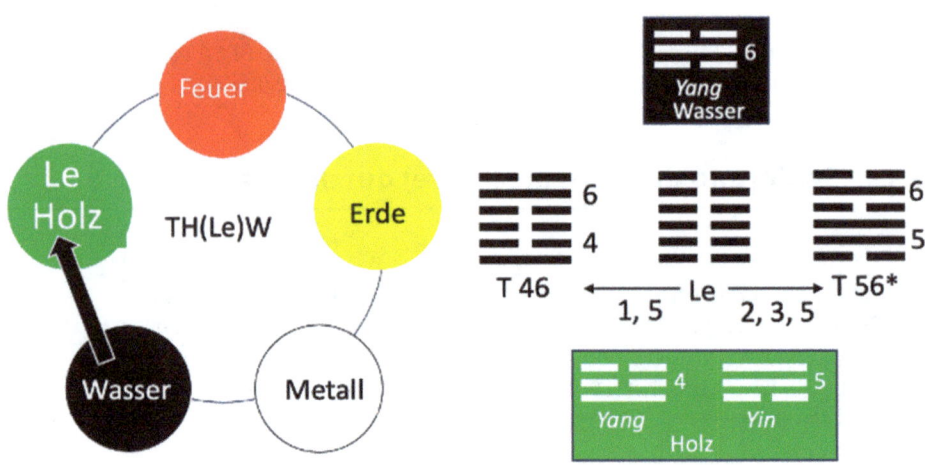

Abb. 8.25   Tonisierung des Holzes (Leber) durch Wasser

Hex.	Balancetrigramme				Balance-linien	Vier glücksverheißende Termini				Punkte
	Yin Yang	Yang Yin	Yin Yin	Yang Yang	1, 2, 3	yuan erhaben	heng Gelingen	li fördernd	zhen Beharrlichkeit	
	2	1	0	0		1	1	1	1	
T46/3				0	2	1	1	1+1	1	7
T56*/48		1			1					2

Abb. 8.26   Hexagramm-Wertigkeits-Tabelle für die Hexagramme T46/3, T56*/48

„Der Brunnen. Man mag die Stadt wechseln, aber kann nicht den Brunnen wechseln. Er nimmt nicht ab und nimmt nicht zu. Sie kommen und gehen und schöpfen aus dem Brunnen. Wenn man beinahe das Brunnenwasser erreicht hat, aber noch nicht mit dem Seil drunten ist oder seinen Krug zerbricht, so bringt das Unheil".

Obwohl das Hexagramm T 46/3 von *Richard Tan* mit keinem Stern, das Hexagramm T 56*/48

jedoch sehr wohl mit einem solchen bedacht wird, zeigt die Hexagramm-Wertigkeits-Tabelle (Abb. 8.26) die überlegene Wertigkeit des Hexagrammes T 46/3. Aus diesem Grunde, und obwohl das Hexagramm T 56*/48 von allen Kommentatoren als günstig interpretiert wird, bevorzuge ich das Hexagramm T 46/3. Letztendes bleibt es jedoch wie so oft dem Therapeuten überlassen, welches der beiden Hexagramme als Zielhexagramm gewählt wird. Beide Zielhexagramme führen zum Punkte Le 5. Als *Luo*-Punkt seines Meridians ist von ihm eine positive Wirkung zu erwarten, da einerseits pathogene Faktoren über das Transversale *Luo* zum Gb-Meridian geleitet werden, andererseits über das Longitudinale *Luo* das

Organ Leber direkt angesprochen wird. Der Punkt Le 1 – bei Wahl von T 46/3 als Zielhexagramm – ist der „Element im Element Punkt", wodurch er sich in besonderer Weise zur Unterstützung des Holzelementes empfiehlt.

Folgende Punkte ergeben sich bei Nadelung des jeweiligen Musters

Jue Yin- Yang Ming-Muster: Pc 8, 6, Le 1, 5, Di 4, 5, Ma 45, 44

Lu/Le-*Tai Yang*-Muster: Lu 11, 10, 9, 5, Le 1, 5, Dü 1, 3, 5, 8, Bl 66, 65, 64, 40

Jue Yin-Shao Yang-Muster: Pc 8, 6, Le 1, 5, 3E 1, 3, 6, 10, Gb 43, 41, 40, 34

Huo/Mu-Muster: He 8, 5, Dü 1, 3, 5, 8, Le 1, 5, Gb 43, 41, 40, 34

8.6.2 Sedierung des Holzes (Leber) durch Feuer

Die Sedierung des Holzes (Leber) erfolgt durch Feuer, das Element des Sohnes (◨ Abb. 8.27).

Indikationen unter dem Blickwinkel der TCM sind alle Fülle-Muster der Leber. Allein die *Qi*-Stagnation der Leber bietet ein vielfältiges klinisches Erscheinungsbild mit Symptomen an der quergestreiften Skelettmuskulatur, der Muskulatur des Herzens, der glatten Muskulatur von Darm und Bronchien, gynäkologischen Symptomen, sowie Leber-assoziierten psycho-emotionalen Dysbalancen. Weitere typische TCM-Muster sind das rebellierende *Qi* der Leber, Leber-Blut-Stase, emporloderndes Leber-Feuer, Leber-Wind, Feuchte-Hitze in der Leber, Kälte-Stagnation im Leber-Meridian.

Einige der in diesem Zusammenhang zu erwähnenden Krankheitsbilder sind – in westlicher Medizindiktion – muskuläre Verspannungen am Bewegungsapparat, Asthma bronchiale, abdominelle Koliken, Hypertonie, Herzrhythmusstörungen, das Prämenstruelle Syndrom, Kopfschmerzen, Schwindel, Tinnitus, Depression, Frustration, Gereiztheit, Neigung zu Zornausbrüchen.

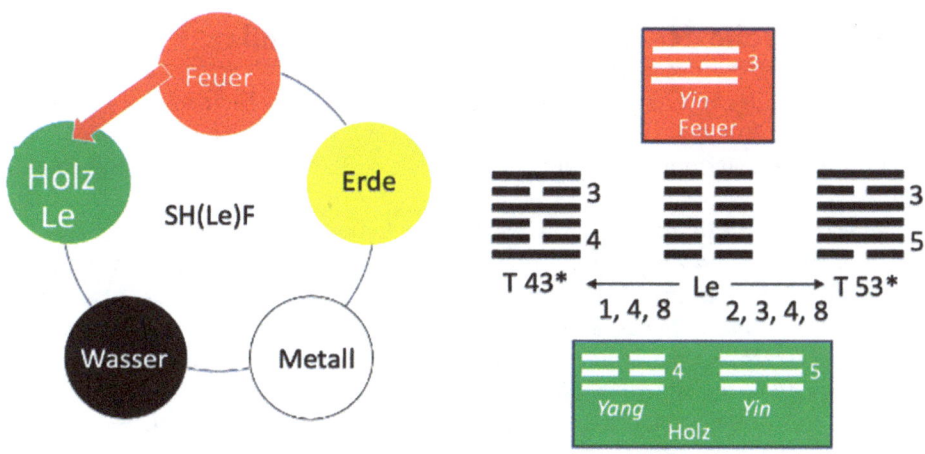

◨ **Abb. 8.27** Sedierung des Holzes (Leber) durch Feuer

Hex.	Balancetrigramme				Balance-linien	Vier glücksverheißende Termini				Punkte
	Yin Yang	Yang Yin	Yin Yin	Yang Yang	1, 2, 3	*yuan* erhaben	*heng* Gelingen	*li* fördernd	*zhen* Beharrlichkeit	
	2	1	0	0		1	1	1	1	
T 43*/21	2			0	1		1	1		5
T53*/50			0		2	1	1			4

◘ **Abb. 8.28**   Hexagramm-Wertigkeits-Tabelle für die Hexagramme T43*/21, T53*/50

Es ergeben sich 2 Zielhexagramme, deren Urteile wie folgt angeführt werden.
Urteil zu Hexagramm T 43*/21:
„*Das Durchbeißen hat Gelingen. Fördernd ist es, Gericht walten zu lassen*".
Urteil zu Hexagramm T 53*/50:
„*Der Tiegel. Erhabenes Heil. Gelingen*".
Die Wahl des Ziel-Hexagrammes bleibt dem Therapeuten überlassen. In der Hexagramm-Wertigkeits-Tabelle (◘ Abb. 8.28) zeigt sich ein nur geringer Unterschied in der Wertigkeit der beiden in Frage kommenden Hexagramme. Im Folgenden wurde – wegen seiner höheren Wertigkeit – das Ziel-Hexagramm T43*/21 *ShiHe*, das Durchbeißen, gewählt.

> **Folgende Punkte ergeben sich bei Nadelung des jeweiligen Musters**
> *Jue Yin-Yang Ming*-Muster: Pc 8, 5, 3, Le 1, 4, 8, Di 11, Ma 45, 44, 42, 41, 36
> Lu/Le-*Tai Yang*-Muster: Lu 11, 10, 9, 8, 7, Le 1, 4, 8, Dü 1, 3, 4, Bl 66, 65, 60
> *Jue Yin-Shao Yang*-Muster: Pc 8, 5, 3, Le 1, 4, 8, 3E 1, 3, 4, Gb 43, 41, 38
> *Huo/Mu*-Muster: He 8, 4, 3, Dü 1, 3, 4, Le 1, 4, 8, Gb 43, 41, 38

8.6.3 Kontrolle des Holzes (Leber) durch Metall

Die Kontrolle des Holzes (Leber) erfolgt durch Metall, das Element der Großmutter (◘ Abb. 8.29).
Die Strategie wird angewendet zur Prophylaxe bzw. im Intervall zwischen akuten Episoden
einer zum Rezidiv neigenden Affektion der Leber.
Es ergeben sich 4 Zielhexagramme, deren Urteile wie folgt angeführt werden.
Urteil zu Hexagramm T 41*/25:
„*Die Unschuld. Erhabenes Gelingen. Fördernd ist Beharrlichkeit. Wenn jemand nicht recht ist, so hat er Unglück, und nicht fördernd ist es, etwas zu unternehmen*".
Urteil zu Hexagramm T 51/44:
„*Das Entgegenkommen. Das Mädchen ist mächtig. Man soll ein solches Mädchen nicht heiraten*".
Urteil zu Hexagramm T 42*/17:

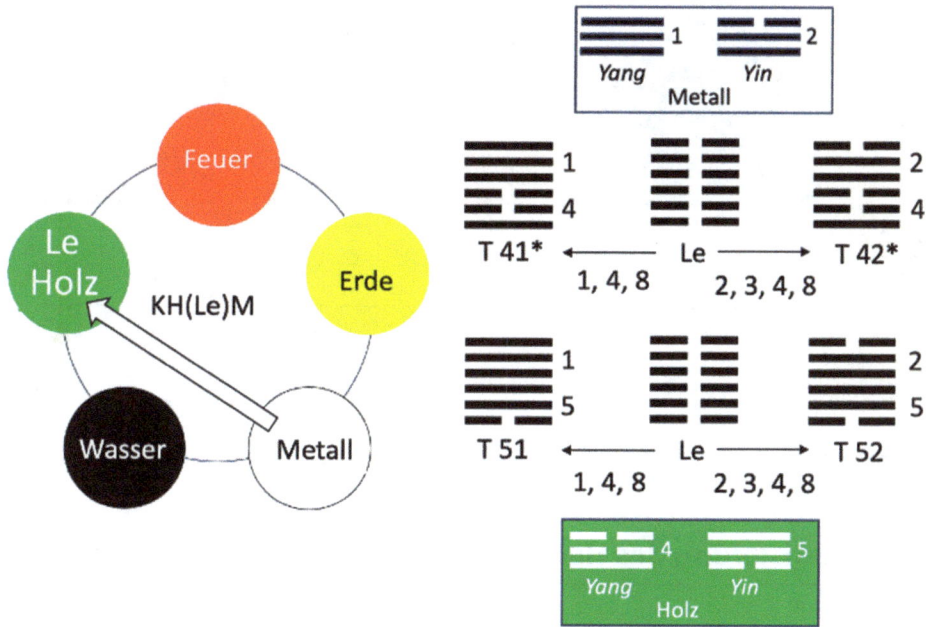

■ **Abb. 8.29**   Kontrolle des Holzes (Leber) durch Metall

„*Die Nachfolge hat erhabenes Gelingen. Fördernd ist Beharrlichkeit. Kein Makel*".

Urteil zu Hexagramm T 52/28:

„*Des Großen Übergewicht. Der Firstbalken biegt sich durch. Fördernd ist es, zu haben, wohin man gehe. Gelingen*".

Was die Wahl des Zielhexagrammes betrifft, sollte dem Hexagramm Nr. 42*/17 der Vorzug gegeben werden. Es besticht durch das Vorkommen aller 4 glücksverheißenden Termini, zeigt eine gute *Yin-Yang*-Balance seiner beiden Teiltrigramme, und in der Hexagramm-Wertigkeits-Tabelle (■ Abb. 8.30) den führenden Punktewert.

Soll auf den Meridianen eines Musters genadelt werden, so kann dies auf jedem Muster erfolgen, welches als Konstituenten den Meridian der Leber besitzt. Dies sind die Muster *Jue Yin-Yang Ming*, Lu/Le-*Tai Yang*, *Jue Yin-Shao Yang* Abb., sowie das *Huo/Mu*-Muster.

Folgende Punkte ergeben sich bei Nadelung des jeweiligen Musters

Jue Yin-Yang Ming-Muster: Pc 8, Le 1, 4, 5, Di 5, Ma 45, 44, 42

Lu/Le-*Tai Yang*-Muster: Lu 11, 10, 9, 8, 5, Le 1, 4, 5, Dü 1, 3, 4, 5, 8, Bl 66, 65, 40

Jue Yin-Shao Yang-Muster: Pc 8, Le 1, 4, 5, 3E 1, 3, 4, 6, 10, Gb 43, 41, 34

Huo/Mu-Muster: He 8, Dü 1, 3, 4, 5, 8, Le 1, 4, 5, Gb 43, 41, 34

Hex.	Balancetrigramme				Balance-linien	Vier glücksverheißende Termini				Punkte
	Yin Yang	Yang Yin	Yin Yin	Yang Yang		yuan erhaben	heng Gelingen	li fördernd	zhen Beharrlichkeit	
	2	1	0	0	1, 2, 3	1	1	1	1	
T41*/25				0	2	1	1	1	1	6
T 42*17	2				1	1	1	1	1	7
T51/44		1			1					2
T52/28			0		2		1	1		4

▫ **Abb. 8.30** Hexagramm-Wertigkeits-Tabelle für die Hexagramme T41*/25, T42*/17, T51/44, T52/28

8.6.4 Tonisierung des Holzes (Gallenblase) durch Wasser

Folgende Punkte ergeben sich bei Nadelung des jeweiligen Musters
Jue Yin-Shao Yang-Muster: Pc 8, 6, Le 1, 5, 3E 1, 3, 6, 10, Gb 43, 41, 40, 34
Shao Yin-Shao Yang-Muster: He 8, 5, Ni 1, 7, 3E 1, 3, 6, 10, Gb 43, 41, 40, 34
Mi/He-*Shao Yang*-Muster: Mi 3, 4, 5, 9, He 8, 5, 3E 1, 3, 6, 10, Gb 43, 41, 40, 34
Huo/Mu-Muster: He 8, 5, Dü 1, 3, 5, 8, Le 1, 5, Gb 43, 41, 40, 34

8.6.5 Sedierung des Holzes (Gallenblase) durch Feuer

Folgende Punkte ergeben sich bei Nadelung des jeweiligen Musters
Jue Yin-Shao Yang-Muster: Pc 8, 5, 3, Le 1, 4, 8, 3E 1, 3, 4, Gb 43, 41, 38
Shao Yin-Shao Yang-Muster: He 8, 4, 3, Ni 1, 4, 10, 3E 1, 3, 4, Gb 43, 41, 38
Mi/He-*Shao Yang*-Muster: Mi 3, He 8, 4, 3, 3E 1, 3, 4, Gb 43, 41, 38
Huo/Mu-Muster: He 8, 4, 3, Dü 1, 3, 4, Le 1, 4, 8, Gb 43, 41, 38

8.6.6 Kontrolle des Holzes (Gallenblase) durch Metall

Folgende Punkte ergeben sich bei Nadelung des jeweiligen Musters
Jue Yin-Shao Yang-Muster: Pc 8, Le 1, 4, 5, 3E 1, 3, 4, 6, 10, Gb 43, 41, 34
Shao Yin-Shao Yang-Muster: He 8, Ni 1, 4, 7, 3E 1, 3, 4, 6, 10, Gb 43, 41, 34
Mi/He-*Shao Yang*-Muster: Mi 3, 5, 9, He 8, 3E 1, 3, 4, 6, 10, Gb 43, 41, 34
Huo/Mu-Muster: He 8, Dü 1, 3, 4, 5, 8, Le 1, 4, 5, Gb 43, 41, 34

8.7 Dysbalance im Element Feuer (Herz, Dünndarm, Pericard, 3facher Erwärmer)

8.7.1 Tonisierung des Feuers (Herz) durch Holz

Die Tonisierung des Herzfeuers erfolgt durch das Mutterelement Holz (■ Abb. 8.31).

Mögliche TCM-Muster sind Herz-*Qi*-Schwäche, Herz-*Yang*-Mangel, Herz-Blut-Mangel oder Herz-*Yin*-Mangel. Das Herz steht in der TCM für die Psyche. Jedes Organ besitzt seine ihm eigene *Shen*-Charakteristik und neigt dementsprechend – im Falle einer Dysbalance – zu einer ihm individuell entsprechenden psychoemotionalen Symptomatik. Jede Form von psychoemotionaler Dysbalance betrifft jedoch das Herz als Organ, welches dem *Shen* übergeordnet ist. Die Strategie „Tonisierung des Feuers (Herz) durch Holz" eignet sich daher allgemein zur Therapie fast jeder Erscheinungsform von psychoemotionaler Dysbalance, ganz besonders jedoch zur Therapie der gehemmt-gefärbten Depression unterschiedlichen Schweregerades, von der depressiven Verstimmung mit oder ohne Schlafstörung, bis hin zu depressiven Phase einer MDK (Manisch-Depressives Kranksein). Bei ausgeprägter vor allem endogener Depression ist Rücksprache bzw. Zusammenarbeit mit dem behandelnden Facharzt für Psychiatrie erforderlich, um die Akupunkturtherapie mit einer eventuell erforderlichen westlich-medikamentösen Therapie abzustimmen, mit dem Ziel einer Dosisanpassung der westlichen Pharmaka.

Die Tonisierung des Feuers (Herz) durch Holz führt zu 2 Zielhexagramme, deren Urteile wie folgt angeführt werden.

Urteil zu Hexagramm T 35*/37:

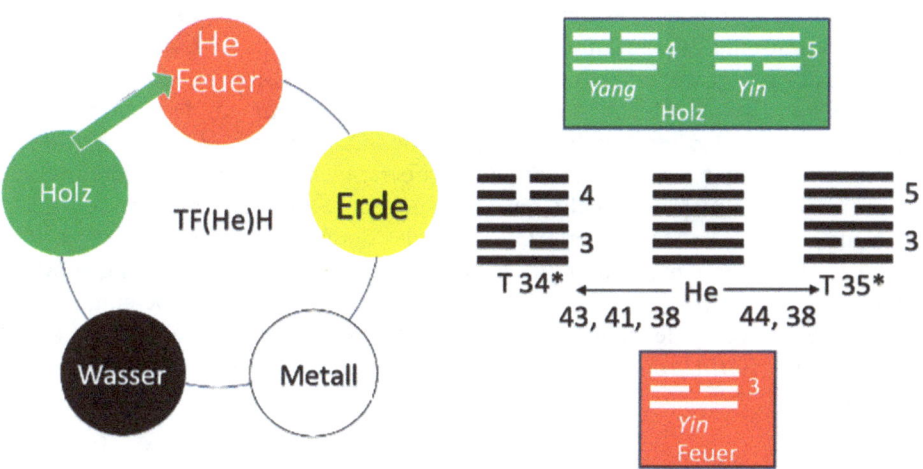

■ **Abb. 8.31** Tonisierung des Feuers (Herz) durch Holz

Hex.	Balancetrigramme				Balance-linien	Vier glücksverheißende Termini				Punkte
	Yin Yang	*Yang Yin*	*Yin Yin*	*Yang Yang*	1, 2, 3	*yuan* erhaben	*heng* Gelingen	*li* fördernd	*zhen* Beharrlichkeit	
	2	1	0	0		1	1	1	1	
T34*/55		1			1		1			3
T35*/37			0		2			1	1	4

◻ **Abb. 8.32**   Hexagramm-Wertigkeits-Tabelle für die Hexagramme T34*/55, T 35*/37

„Die Sippe. Fördernd ist die Beharrlichkeit der Frau".
Urteil zu Hexagramm T 34*/55:
„Die Fülle hat Gelingen. Der König erreicht sie. Sei nicht traurig; du musst sein wie die Sonne am Mittag".

Die Hexagramm-Wertigkeitstabelle ◻ Abb. 8.32 zeigt mit 4 Punkten ein numerisches Übergewicht des Hexagrammes 35*/37 (*GiaJen*, die Sippe) gegenüber dem Hexagramm 34*/55 (*Fong*, die Fülle) mit nur 3 Punkten. Letztgenanntes überzeugt jedoch vollkommen mit dem Text des Urteils *„Sei nicht traurig; du musst sein wie die Sonne am Mittag"*.

Zur Erweiterung der Therapie stehen jene 4 Muster zur Verfügung, welche den Meridian des Herzens als ihren Konstituenten beinhalten. Dies sind das *Shao Yin-Tai Yang*-Muster, das *Shao Yin-Shao Yang*-Muster, das *Mi/He-Shao Yang*-Muster, sowie das *Huo/Mu*-Muster. Die Wahl des Musters richtet sich nach der jeweils gegebenen Symptomatik, bzw. nach den gegebenen Begleitsymptomen, welche dem depressiven Muster oft eine charakteristische Färbung verleihen. So führt das Bild des depressiven Menschen mit gleichzeitig sorgenvoll gebeugtem Rücken meist zu einer Nadelung an den Meridianen des *Shao Yin-Tai Yang*-Musters, da die Depression nicht nur eine Erkrankung des Herzens, sondern auch der Lunge ist. Die Beteiligung der Lunge äußert sich an einer Krümmung des Rückens bzw. des über ihn verlaufenden Blasen-Meridians, auf welchen die primär im Herzen verortete Pathologie, über den gekoppelten Meridian des Dünndarms, auf den mit diesem korrespondierenden Meridian der Blase übertragen wird. Die Nadelung am Blasenmeridian entspannt nicht nur die Rückenmuskulatur, sondern balanciert auch die Lunge. Die verminderte Dynamik des depressiven Patienten ist ein Problem des Holz-Elementes. Steht dies im Vordergrund, so ist die Nadelung an Meridianen des *Shao Yin-Shao Yang*-Musters zu überlegen. Eine Mitbeteiligung der Milz mit entsprechender Symptomatik des Intellekts *Yi* als dem *Shen*-Aspekt der Milz – etwa in Form von Gedankenkreisen – führt zur Wahl des *Mi/He-Shao Yang*-Musters.

8

8.7.2 Sedierung des Feuers (Herz) durch Erde

Die Sedierung des Feuers (Herz) erfolgt durch Erde, das Element des Kindes (◘ Abb. 8.33). Klassische TCM-Indikationen sind „Loderndes Herz-Feuer", oder „Schleim-Feuer stört das Herz", sowie die agitierte Depression, submanisches und manisches Verhalten.

Es ergeben sich 2 Zielhexagramme, deren Urteile wie folgt angeführt werden.
Urteil zu Hexagramm T 37*/22:
„*Anmut hat Gelingen. Im Kleinen ist es fördernd, etwas zu unternehmen*".
Urteil zu Hexagramm T 38/36:
„*Die Verfinsterung des Lichts. Fördernd ist es, in der Not beharrlich zu sein*".

In der Hexagramm-Wertigkeits-Tabelle (◘ Abb. 8.34) finden sich für jedes der beiden Hexagramme jeweils 4 Punkte. Was die Wahl des Zielhexagrammes betrifft, wird man sich jedoch kaum für das Hexagramm T 38/36 entscheiden, da der Name des Hexagrammes – Verfinsterung des Lichtes – kein günstiges Licht auf die weitere Entwicklung wirft. Dem gegenüber lässt allein schon der Name des Hexagrammes T 37*/22 – die Anmut – und auch sein Urteil eine günstige Entwicklung erwarten. Zu nadeln sind die Punkte sind He 8, 7, 5, 4 und 3.

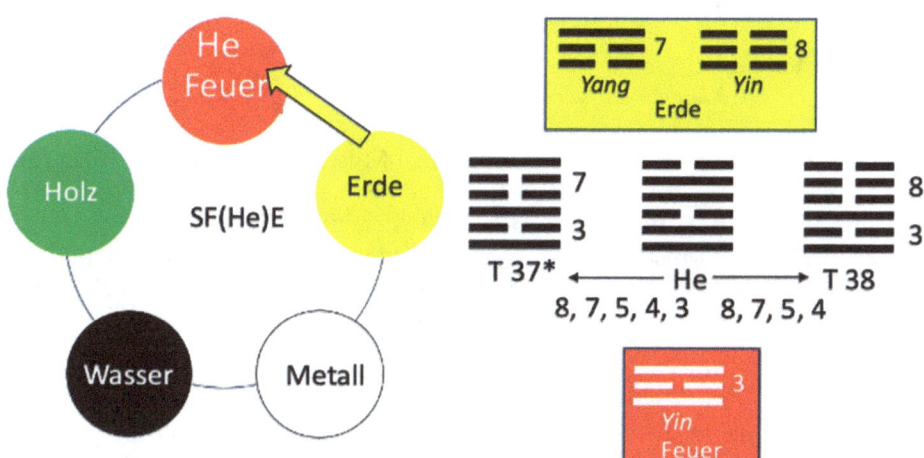

◘ **Abb. 8.33** Sedierung des Feuers (Herz) durch Erde

Hex.	Balancetrigramme				Balance-linien	Vier glücksverheißende Termini				Punkte
	Yin Yang	Yang Yin	Yin Yin	Yang Yang	1, 2, 3	yuan erhaben	heng Gelingen	li fördernd	zhen Beharrlichkeit	
	2	1	0	0		1	1	1	1	
T37*/22	1				1		1	1		4
T38/36			0		2			1	1	4

◘ **Abb. 8.34**   Hexagramm-Wertigkeits-Tabelle für die Hexagramme T37*/22, T38/36

Folgende Punkte ergeben sich bei Nadelung des jeweiligen Musters
Shao Yin-Tai Yang-Muster: He 8, 7, 5, 4, 3, Ni 1, 3, 10, Dü 1, Bl 66, 60, 40
Shao Yin-Shao Yang-Muster: He 8, 7, 5, 4, 3, Ni 1, 3, 10, 3E 1, Gb 43, 40, 38
He/Mi-*Shao Yang*-Muster: He 8, 7, 5, 4, 3, Mi 4, 3E 1, Gb 43, 40, 38
Huo/Mu-Muster: He 8, 7, 5, 4, 3, Dü 1, Le 1, 3, 8, Gb 43, 40, 38

8.7.3   Kontrolle des Feuers (Herz) durch Wasser

Die Kontrolle des Feuers des Herzens erfolgt durch Wasser, das Element der Großmutter (◘ Abb. 8.35). Die Strategie ist indiziert bei allen subakuten oder zum Rezidiv neigenden Erkrankungen des Herzens im Intervall.

Es ergibt sich das Zielhexagramm T 36*/63, *JiJi*, nach der Vollendung. In der Hexagramm-Wertigkeits-Tabelle (◘ Abb. 8.36) findet sich eine hohe Punktezahl von 7.

Sein Urteil lautet:

„Gelingen im Kleinen. Fördernd ist Beharrlichkeit. Im Anfang Heil, am Ende Wirren".

Zur Erweiterung der Therapie stehen jene 4 Muster zur Verfügung, welche den Meridian des Herzens als ihren Konstituenten beinhalten. Dies sind das *Shao Yin-Tai Yang*-Muster, das *Shao Yin-Shao Yang*-Muster, das Mi/He-*Shao Yang*-Muster, sowie das *Huo/Mu*-Muster. Die Wahl des Musters richtet sich nach der jeweils gegebenen Symptomatik, bzw. nach den gegebenen Begleitsymptomen, welche dem depressiven Muster oft eine charakteristische Färbung verleihen.

Folgende Punkte ergeben sich bei Nadelung des jeweiligen Musters
Shao Yin-Tai Yang-Muster: He 8, 7, 5, Ni 1, 3, 7, Dü 1, 5, 8, Bl 66, 64, 40
Shao Yin-Shao Yang-Muster: He 8, 7, 5, Ni 1, 3, 7, 3E 1, 6, 10, Gb 43, 40, 34
He/Mi-*Shao Yang*-Muster: He 8, 7, 5, Mi 4, 5, 9, 3E 1, 6, 10, Gb 43, 40, 34
Huo/Mu-Muster: He 8, 7, 5, Dü 1, 5, 8, Le 1, 3, 5, Gb 43, 40, 34

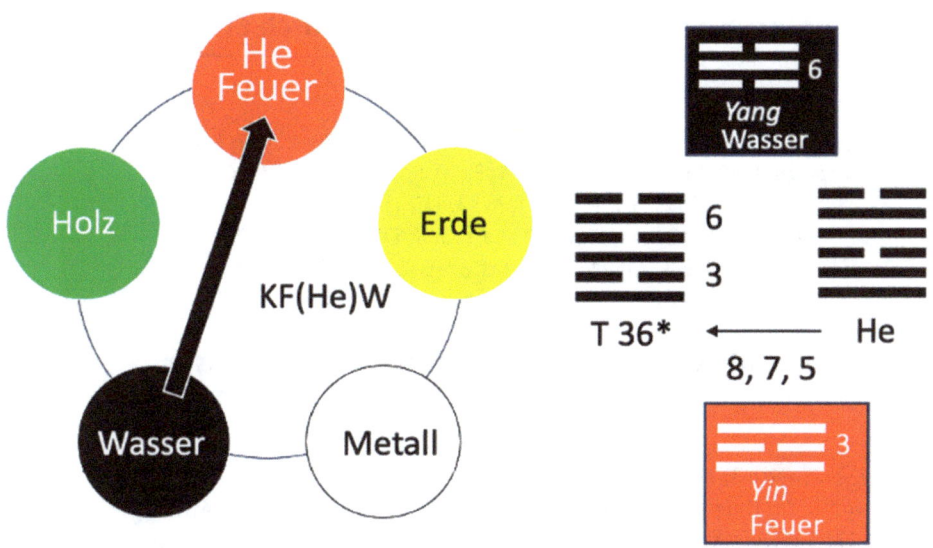

■ **Abb. 8.35**   Kontrolle des Feuers (Herz) durch Wasser

Hex.	Balancetrigramme				Balance-linien	Vier glücksverheißende Termini				Punkte
	Yin Yang	Yang Yin	Yin Yin	Yang Yang	1, 2, 3	yuan erhaben	heng Gelingen	li fördernd	zhen Beharrlichkeit	
	2	1	0	0		1	1	1	1	
T36*/63		1			3		1	1	1	7

■ **Abb. 8.36**   Hexagramm-Wertigkeits-Tabelle für das Hexagramm T36*/63

8.7.4   Tonisierung des Feuers (Dünndarm) durch Holz

Folgende Punkte ergeben sich bei Nadelung des jeweiligen Musters
Shao Yin-Tai Yang-Muster: He 8, 7, 5, 3, Ni 1, 3, 7, 10, Dü 1, 5, Bl 66, 64
Tai Yin-Tai Yang-Muster: Lu 11, 10, Mi 4, 5, Dü 1, 5, Bl 66, 64
Lu/Le-*Tai Yang*-Muster: Lu 11, 10, Le 1, 3, 5, 8, Dü 1, 5, Bl 66, 64
Huo/Mu-Muster: He 8, 7, 5, 3, Dü 1, 5, Le 1, 3, 5, 8, Gb 43, 40

8.7.5 Sedierung des Feuers (Dünndarm) durch Erde

Folgende Punkte ergeben sich bei Nadelung des jeweiligen Musters
Shao Yin-Tai Yang-Muster: He 8, 7, 5, 4, 3, Ni 1, 3, 10, Dü 1, Bl 66, 64, 60
Tai Yin-Tai Yang-Muster: Lu 11, 10, 7, Mi 4, Dü 1, Bl 66, 64, 60
Lu/Le-*Tai Yang*-Muster: Lu 11, 10, 7, Le 1, 3, 8, Dü 1, Bl 66, 64, 60
Huo/Mu-Muster: He 8, 7, 5, 4, 3, Dü 1, Le 1, 3, 8, Gb 43, 40, 38

8.7.6 Kontrolle des Feuers (Dünndarm) durch Wasser

Folgende Punkte ergeben sich bei Nadelung des jeweiligen Musters
Shao Yin-Tai Yang-Muster: He 8, 7, 5, Ni 1, 3, 7, Dü 1, 5, 8, Bl 66, 64, 40
Tai Yin-Tai Yang-Muster: Lu 11, 10, 5, Mi 4, 5, 9, Dü 1, 5, 8, Bl 66, 64, 40
Lu/Le-*Tai Yang*-Muster: Lu 11, 10, 5, Le 1, 3, 5, Dü 1, 5, 8, Bl 66, 64, 40
Huo/Mu-Muster: He 8, 7, 5, Dü 1, 5, 8, Le 1, 3, 5, Gb 43, 40, 34

8.7.7 Tonisierung des Feuers (Pericard) durch Holz

Die Tonisierung des Feuers des Pericards erfolgt durch Holz, das Element der Mutter (■ Abb. 8.37).

Die Möglichkeit zur therapeutischen Intervention im Sinne der Strategie „Tonisierung des Feuers des Pericards durch Holz" ergibt sich bei jeder Form einer durch Schwäche gekennzeichneten organischen Erkrankung des Herzens im westlichen

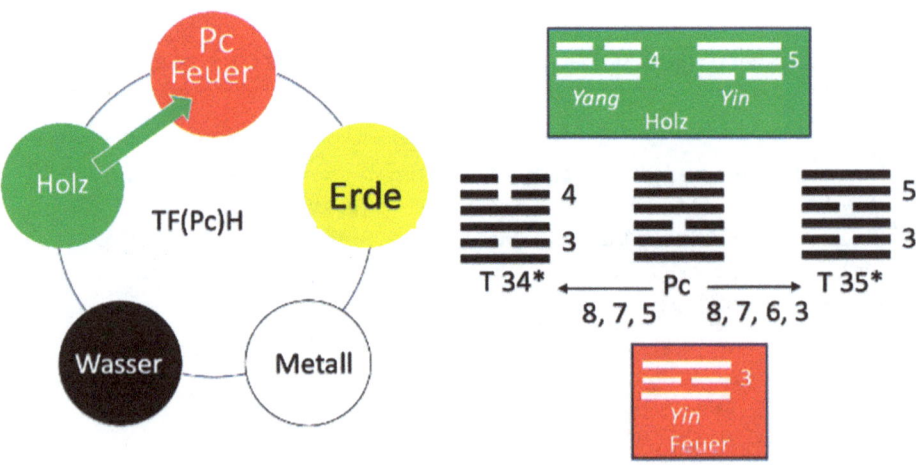

■ **Abb. 8.37** Tonisierung des Feuers (Pericard) durch Holz

Sinne, insbesondere dann, wenn gleichzeitig eine psychoemotionale Dysbalance evident ist. Obwohl die im chinesischen Medizinverständnis organischen Herzerkrankungen die Domäne der Erkrankungen des Pericards sind, äußern sich Affektionen des Pericards in der klinischen Praxis oft und vor allem als psychoemotionale Dysbalance mit thorakalen Symptomen wie Spannung, Druck, Beklemmung, Angst und Dyspnoe. Hier muss nochmals darauf hingewiesen werden, dass Herz und Pericard eng miteinander zusammenarbeiten. Affektionen dieser beiden Organe manifestieren sich dem entsprechend am Soma, oder an der Psyche, oder an Soma und Psyche gleichzeitig. Oft sind es primär psychogene Belastungen im Sinne von inneren Pathogenen Faktoren, die sich bei längerem Einwirken als somatische Herzerkrankung manifestieren.

Ist eine Tonisierung des Feuers des Pericards erforderlich, so findet sich oft eine Stagnation des *Qi* im Thorax. Um diese zu überwinden, ist Tonisierung – oder ev. auch eine Sedierung – erforderlich. Gelingt dies nicht, kann sich die Stagnation des *Qi* zu einer Stase von Blut weiterentwickeln. In diesem Fall ist dann nicht eine Tonisierung des *Qi*, sondern eine Sedierung der letztendlich überdeutlich eingetretenen Füllesituation erforderlich.

Es ergeben sich 2 mögliche Zielhexagramme. Sie sind im Folgenden mit ihren Urteilen angeführt, s. auch ◘ Abb. 8.38.

Urteil zu Hexagramm T 35*/37:

„Die Sippe. Fördernd ist die Beharrlichkeit der Frau".

Urteil zu Hexagramm T 34*/55:

„Die Fülle hat Gelingen. Der König erreicht sie. Sei nicht traurig; du musst sein wie die Sonne am Mittag".

Wieder bleibt es dem Gutdünken des Therapeuten überlassen, eines der beiden Zielhexagramme auszuwählen. Bei im Vordergrund stehender psychoemotionaler Symptomatik empfiehlt sich das Hexagramm T 34*/55.

Zur Konversion von Meridian-Hexagrammen in eines der 12 Muster eignen sich alle Muster, die als Konstituenten den Pericard-Meridian enthalten. Dies sind die Muster *Jue Yin- Yang Ming*, Pc/Ni- *Yang Ming*, *Jue Yin-Shao Yang*, sowie das *Tu/Huo*-Muster.

Hex.	Balancetrigramme				Balance-linien	Vier glücksverheißende Termini				Punkte
	Yin Yang	Yang Yin	Yin Yin	Yang Yang		yuan erhaben	heng Gelingen	li fördernd	zhen Beharrlichkeit	
	2	1	0	0	1, 2, 3	1	1	1	1	
T34*/55		1			1		1			3
T35*/37			0		2			1	1	4

◘ **Abb. 8.38** Hexagramm-Wertigkeits-Tabelle für die Hexagramme T34*/55, T 35*/37

Folgende Punkte ergeben sich bei Nadelung des jeweiligen Musters
Jue Yin-Yang Ming-Muster: Pc 8, 7, 5, Le1, 3, 4, Di 3, Ma 45, 44, 43, 42, 41
Pc/Ni- Yang Ming-Muster: Pc 8, 7, 5, Ni 1, 3, 4, Di 3, Ma 45, 44, 43, 42, 41
Jue Yin-Shao Yang-Muster: Pc 8, 7, 5, Le 1, 3, 4, 3E 1, 4, 10, Gb 43, 38, 34
Tu/Huo-Muster: Mi 9, Ma 45, 44, 43, 42, 41, Pc 8, 7, 5, 3E 1, 4, 10

8.7.8 Sedierung des Feuers (Pericard) durch Erde

Eine Sedierung des Feuers des Pericards ist sinnvoll, wenn die Symptome einer *Qi*-Stagnation im Thorax – Spannung, Druck, Beklemmung, Angst und Dyspnoe – sich zu einer Fülle-Symptomatik im Sinne einer Blut-Stase mit Schmerz, ausgeprägter Dyspnoe, Feuchtigkeit u/o Schleim im Thorax verschlechtert hat. Unter dem Blickwinkel der westlichen Medizin handelt es sich um oft lebensbedrohliche Zustandsbilder wie Koronarinsuffizienz, Herzinfarkt, Herzinsuffizienz oder Pulmonalödem. Bei derart schweren Krankheitsbildern stehen als therapeutische Option die Methoden der westlichen Intensivmedizin im Vordergrund. Bei weniger akuten Fällen ohne Notwendigkeit einer stationären Behandlung kann und soll zusätzlich zur westlich-medikamentösen Therapie eine komplementäre Akupunkturtherapie im Sinne der Sedierung des Feuers des Pericards erfolgen.

Die Sedierung des Feuers des Pericards erfolgt durch Erde, das Element des Sohnes (◘ Abb. 8.39).

Es ergeben sich 2 mögliche Zielhexagramme, die im Folgenden mit ihren Urteilen angeführt sind.

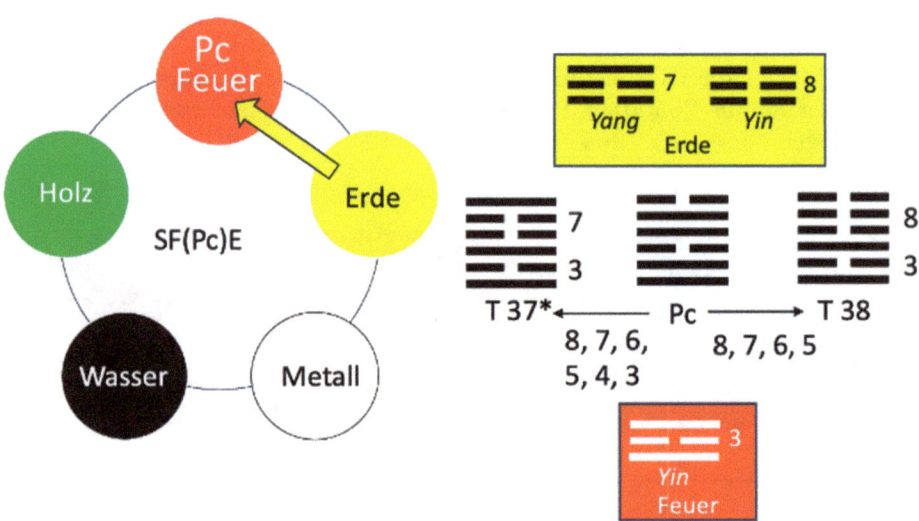

◘ **Abb. 8.39** Sedierung des Feuers (Pc) durch Erde

Hex.	Balancetrigramme				Balance-linien	Vier glücksverheißende Termini				Punkte
	Yin Yang	Yang Yin	Yin Yin	Yang Yang	1, 2, 3	yuan erhaben	heng Gelingen	li fördernd	zhen Beharrlichkeit	
	2	1	0	0		1	1	1	1	
T37*/22		1			1		1	1		4
T38/36			0		2			1	1	4

Abb. 8.40 Hexagramm-Wertigkeits-Tabelle für die Hexagramme T37*/22, T38/36

Urteil zu Hexagramm T 37*/22 Bi, die Anmut:
„Anmut hat Gelingen. Im Kleinen ist es fördernd, etwas zu unternehmen".
Urteil zu Hexagramm T 38/36 *Ming Yi*, die Verfinsterung des Lichts:
„Die Verfinsterung des Lichts. Fördernd ist es, in der Not beharrlich zu sein".
In der Hexagramm-Wertigkeits-Tabelle (Abb. 8.40) ergibt sich mit jeweils 4 Punkten eine Gleichwertigkeit der beiden Hexagramme. Allein durch den Text der Urteile zu den beiden Zielhexagrammen fällt die Entscheidung zur Konversion von Meridianhexagrammen in eines der beiden Zielhexagramme eindeutig zugunsten des Hexagrammes T 37*/ 22 *Bi*, die Anmut, aus. Die Nadelung erfolgt an den Meridianen der Muster *Jue Yin-Yang Ming*, Pc/Ni-*Yang Ming Jue Yin-Shao Yang* oder *Tu/Huo*. Schon allein aus Gründen der Nadelökonomie sind die Muster *Jue Yin-Shao Yang* und *Tu/Huo* zu bevorzugen.

Folgende Punkte ergeben sich bei Nadelung des jeweiligen Musters
Jue Yin-Yang Ming-Muster: Pc 8, 7, 6, 5, 3, Le 1, 3, 8, Di 3, 4, 11, Ma 45, 44, 43, 41, 36
Pc/Ni-*Yang Ming*-Muster: Pc 8, 7, 6, 5, 3, Ni 1, 3, 10, Di 3, 4, 11, Ma 45, 44, 43, 41, 36
Jue Yin-Shao Yang-Muster: Pc 8, 7, 6, 5, 3, Le 1, 3, 8, 3E 1, Gb 43, 40, 38
Tu/Huo-Muster: Mi 4, Ma 45, 44, 43, 41, 36, Pc 8, 7, 6, 5, 3, 3E 1

8.7.9 Kontrolle des Feuers (Pericard) durch Wasser

Die Kontrolle des Feuers des Pericards erfolgt durch Wasser, das Element der Großmutter (Abb. 8.41).

Indikationen sind alle subakuten oder zum Rezidiv neigenden Affektionen des Pericards im Intervall.

Als Zielhexagramm ergibt sich das Hexagramm T 36*/63 *JiJi*. In der Hexagramm-Wertigkeits-Tabelle zeigt sich mit 7 Punkten eine hohe Wertigkeit (Abb. 8.42).

Urteil zu Hexagramm T 36*/63 *JiJi*, nach der Vollendung:
Gelingen im Kleinen. Fördernd ist Beharrlichkeit.
Im Anfang Heil, am Ende Wirren.

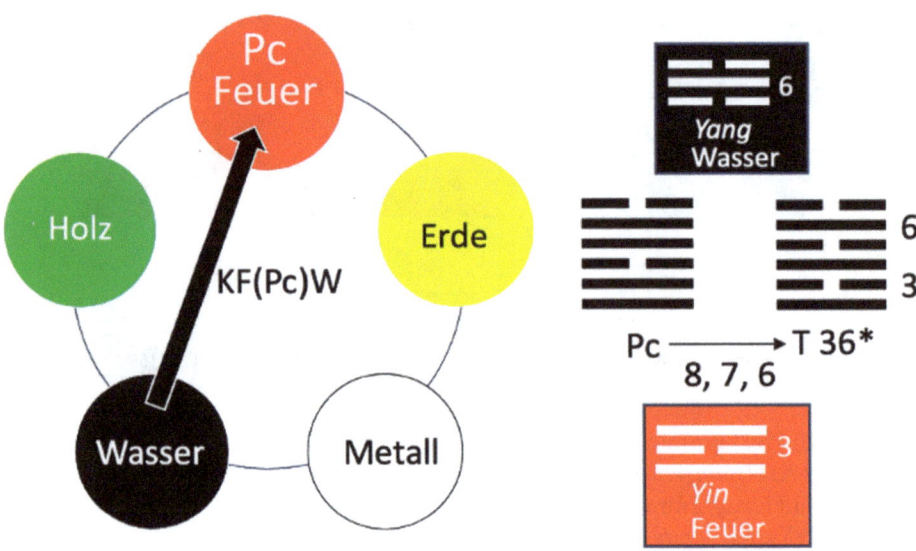

◼ **Abb. 8.41**   Kontrolle des Feuers (Pericard) durch Wasser

Hex.	Balancetrigramme				Balance-linien	Vier glücksverheißende Termini				Punkte
	Yin Yang	Yang Yin	Yin Yin	Yang Yang		*yuan* erhaben	*heng* Gelingen	*li* fördernd	*zhen* Beharrlichkeit	
	2	1	0	0	1, 2, 3	1	1	1	1	
T36*/63		1			3		1	1	1	7

◼ **Abb. 8.42**   Hexagramm-Wertigkeits-Tabelle für das Hexagramm T36*/63

Zur Erweiterung der Therapie auf eines der 12 Muster stehen jene 4 Muster zur Verfügung, welche den Meridian des Pericards als Konstituenten aufweisen. Diese sind die Muster *Jue Yin-Yang Ming*, Pc/Ni-*Yang Ming*, *Jue Yin-Shao Yang*, sowie das *Tu/Huo*-Muster.

Folgende Punkte ergeben sich bei Nadelung des jeweiligen Musters
Jue Yin-Yang Ming-Muster: Pc 8, 7, 6, Le 1, 3, 5, Di 3, 4, 5, Ma 45, 44, 43
Pc/Ni-*Yang Ming*-Muster: Pc 8, 7, 6, Ni 1, 3, 7, Di 3, 4, 5, Ma 45, 44, 43
Jue Yin-Shao Yang-Muster: Pc 8, 7, 6, Le 1, 3, 5, 3E 1, 6, 10, Gb 43, 40, 34
Tu/Huo-Muster: Mi 4, 5, 9, Ma 45, 44, 43, Pc 8, 7, 6, 3E 1, 6, 10

8.7.10 Tonisierung des Feuers (3E) durch Holz

Folgende Punkte ergeben sich bei Nadelung des jeweiligen Musters
Jue Yin-Shao Yang: Pc 8, 7, 6, 3, Le 1, 3, 5, 8, 3E 1, 6, Gb 43, 40
Shao Yin-Shao Yang-Muster: He 8, 7, 5, 3, Ni 1, 3, 7, 10, 3E 1, 6, Gb 43, 40
Mi/He-*Shao Yang*-Muster: Mi 4, 5, He 8, 7, 5, 3, 3E 1, 6, Gb 43, 40
Tu/Huo-Muster: Mi 4, 5, Ma 45, 44, 43, 36, 3E 1, 6, Pc 8, 7, 6, 3,

8.7.11 Sedierung des Feuers (3E) durch Erde

Folgende Punkte ergeben sich bei Nadelung des jeweiligen Musters
Jue Yin-Shao Yang: Pc 8, 7, 6, 5, Le 1, 3, 3E 1, 10, Gb 43, 40, 38, 34
Shao Yin-Shao Yang-Muster: He 8, 7, 5, 4, Ni 1, 3, 3E 1, 10, Gb 43, 40, 38, 34
Mi/He-*Shao Yang*-Muster: Mi 4, 9, He 8, 7, 5, 4, 3E 1, 10, Gb 43, 40, 38, 34
Tu/Huo-Muster: Mi 4, 9, Ma 45, 44, 43, 41, 3E 1, 10, Pc 8, 7, 6, 5

8.7.12 Kontrolle des Feuers (3E) durch Wasser

Folgende Punkte ergeben sich bei Nadelung des jeweiligen Musters
Jue Yin-Shao Yang: Pc 8, 7, 6, Le 1, 3, 5, 3E 1, 6, 10, Gb 43, 40, 34
Shao Yin-Shao Yang-Muster: He 8, 7, 5, Ni 1, 3, 7, 3E 1, 6, 10, Gb 43, 40, 34
Mi/He-*Shao Yang*-Muster: Mi 4, 5, 9, He 8, 7, 5, 3E 1, 6, 10, Gb 43, 40, 34
Tu/Huo-Muster: Mi 4, 5, 9, Ma 45, 44, 43, 3E 1, 6, 10, Pc 8, 7, 6

Weiterführende Literatur

Maciocia G (2008) Grundlagen der chinesischen Medizin. Elsevier, München
Twicken D (2012) I Ching acupuncture – the balance method. Singing Dragon, London
Unschuld P (2013) Antike Klassiker der Chinesischen Medizin. 1. Huang Di Nei Jing, Su Wen, 2.
    Nan jing (Text vollständig und unkommentiert in deutscher Übersetzung). Cygnus, Berlin
Wilhelm R (2011) I Ging: das Buch der Wandlungen. Anaconda, Köln

BaGua-Balance nach den 5 Jahreszeiten

Inhaltsverzeichnis

© Der/die Autor(en), exklusiv lizenziert an Springer-Verlag GmbH, DE, ein Teil von Springer Nature 2026
J. Hickelsberger, *Das Dao der Balance Akupunktur*, https://doi.org/10.1007/978-3-662-72350-0_9

9.1 Vorbemerkung

Bevor die Grundlagen der Strategie „*BaGua*-Balance nach den 5 Jahreszeiten" erläutert werden, soll zunächst ein Überblick gegeben werden über das schematische Vorgehen im Rahmen der Balanceakupunktur unter besonderer Berücksichtigung der Punktfindungs-Strategien mittels Techniken, die auf den *BaGua* und deren Umwandlung beruhen.

- **Balanceakupunktur: allgemeine Therapieplanung, schematisches Vorgehen**

Vor jeder Nadelung nach den Grundsätzen der Balanceakupunktur ist zu überlegen, wie im konkreten Fall vorzugehen ist. Dieses Vorgehen ist schematisch und beinhaltet 3 Schritte.

1. Schritt   Erstellen der **Diagnose.** Diese besteht in der Identifizierung des betroffenen Meridians/der betroffenen Meridiane

2. Schritt   Ermittlung der **balancierenden Meridiane** in der Meridian-System-Matrix (▶ Kap. 2, ▶ Tab. 2.1)

3. Schritt   Ermittlung der zu stechenden **Punkte**
- bei Symptomen an den Extremitäten durch **Spiegelung,**
- bei Symptomen an Kopf oder Stamm durch **Abbild,**
- wenn ein Meridian in seiner ganzen Ausdehnung betroffen ist oder wenn mehrere Meridiane betroffen sind und dabei ein Muster erkennbar ist, bietet sich die Strategie **„*BaGua*-Balance durch Meridiankonversion"** an.

Die Strategie „*BaGua*-Balance durch Meridiankonversion" wurde in ▶ Kap. 7 beschrieben. Weitere Möglichkeiten der Punkteermittlung durch Anwendung der *BaGua*-Balance durch Meridiankonversion sind die in ▶ Kap. 8 beschriebene „*Ba-Gua*-Balance nach den 5 Elementen", sowie die in diesem Kapitel (▶ Kap. 9) beschriebene „*BaGua*-Balance nach den 5 Jahreszeiten/Elementzeiten".

9.2 Grundlagen der *BaGua*-Balance nach den 5 Jahreszeiten/ Elementzeiten

BaGua bedeutet 8 Zeichen. Jedes dieser 8 *Gua* besteht aus 3 Linien, also einem Trigramm. Diese Linien sind entweder durchgezogene *Yang*-Linien oder unterbrochene *Yin*-Linien (◨ Abb. 9.1).

Jeweils 2 Trigramme können zu einem **Hexagramm** kombiniert werden, wobei sich eine maximal mögliche Anzahl von 64 Hexagrammen ergibt. Jedes dieser Hexagramme besteht aus 6 Linien. Die Hexagramme werden im *YiJing,* dem *Buch der Wandlungen,* hinsichtlich ihrer Bedeutung beschrieben. Es gibt Hexagramme mit guter und solche mit weniger guter Bedeutung.

| Himmel | See | Feuer | Donner | Wind | Wasser | Berg | Erde |

◘ **Abb. 9.1**   Die 8 Zeichen, *BaGua*

> Die Strategie „*BaGua*-Balance nach den 5 Jahreszeiten/Elementzeiten" ist eine Aku-
> punkturstrategie, welche abhängig von der gerade aktuellen Jahreszeit (Elemente-
> zeit) angewendet wird. Entsprechend dieser Strategie wird insbesondere dann vor-
> gegangen, wenn das Beschwerdebild des Patienten mit einem zeitlich definierten Er-
> eignis in Verbindung zu bringen ist, etwa somatische oder psychische Symptome im
> Anschluss an ein Trauma, eine Operation, eine psychische Alteration, o. ä.

Das chinesische Jahr hat nicht 4, sondern **5 Jahreszeiten**. Zwischen Sommer und
Herbst ist der Spätsommer als eigene Jahreszeit eingeschoben. Da im Süden Chinas die späte Sommerzeit von feuchtem Wetter dominiert ist, hat es sich angeboten,
den Spätsommer als eigenständige Jahreszeit zu etablieren. Das steht auch im Ein-
klang mit den 5 Elementen. Jedem Element entspricht eine Jahreszeit.

Die 5 Jahreszeiten sind: Frühling, Sommer, Spätsommer, Herbst und Winter.

**Entsprechungen im Rahmen der Strategie „*BaGua*-Balance nach den
5 Jahreszeiten"**
- Frühling: Holzzeit
- Sommer: Feuerzeit
- Spätsommer: Erdezeit
- Herbst: Metallzeit
- Winter: Wasserzeit

Die Jahreszeit wird also durch das entsprechende Element definiert (◘ Abb. 9.2).
Das ist insofern sinnvoll, als nicht überall auf der Welt gleichzeitig Frühling – oder
eine andere Jahreszeit – ist. Die Holzzeit – oder jede andere Elementezeit – herrscht
aber auf der ganzen Welt zeitgleich.

Der Begriff „Frühling" wird durch angenehm warmes, sonniges, nicht zu hei-
ßes Wetter definiert. Der Begriff „Holzzeit" ist dagegen von solchen Vorstellungen
unabhängig. Die Termini Jahreszeit und Elementezeit sind synonym zu verstehen.

Die Zeiten der Elemente
- **Erdezeit:** 17. 1.–3. 2.
- **Holzzeit:** 4. 2.–16. 4.
- **Erdezeit:** 17. 4.–4. 5.
- **Feuerzeit:** 5. 5–20. 7.
- **Erdezeit:** 21. 7.–7. 8.
- **Metallzeit:** 8. 8.–18. 10.

Erdezeit: 17.01.– 03.02.
Holzzeit: 04.02.–16.04.
Erdezeit: 17.04.– 04.05.
Feuerzeit: 05.05. – 20.07.
Erdezeit: 21.07.– 07.08.
Metallzeit: 08.08.–18.10.
Erdezeit: 19.10.– 06.11.
Wasserzeit: 07.11–16.01.

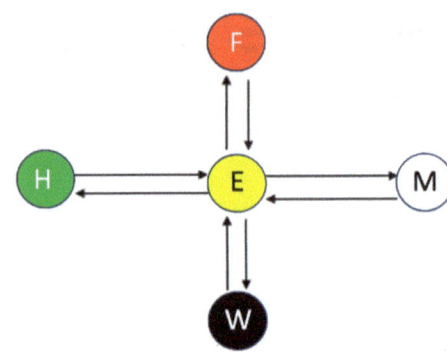

▣ Abb. 9.2   Die Elementzeiten

- **Erdezeit:** 19. 10.–6. 11.
- **Wasserzeit:** 7. 11–16. 1.

Entsprechend obiger Auflistung ist die Erdezeit nicht wie alle anderen Zeiten eine kontinuierliche Zeitspanne. Vielmehr findet sich die Erdezeit immer zwischen zwei anderen Elementezeiten. Es handelt sich also um eine Übergangszeit zwischen jeweils zwei Elementezeiten.

Deutung im Hinblick auf die Lebensspanne eines Menschen

Im Laufe des Lebens gibt es unterschiedliche Phasen, die aufeinander folgen – etwa Kindheit, Pubertät, Erwachsenenalter, Senium. Die Übergangsphasen zwischen diesen Lebensabschnitten sind als besonders sensible Phasen hinsichtlich somatischer oder psychoemotionaler Dysbalancen bekannt. Man denke nur an die oft problembehaftete Pubertät oder die sog. Midlife-Crisis. Eine glückliche Lebensphase kann durch ein unverhofft eintretendes Ereignis – Trennung vom Partner, Tod des Partners, körperliches oder seelisches Trauma – ein jähes Ende finden. Man muss sich dann neu orientieren. Dieser Prozess findet statt in einer „Übergangszeit". In solchen Situationen ist es besonders wichtig, „mit beiden Beinen auf der **Erde** zu stehen" bzw. „gut **geerdet** zu sein", um nicht aus der Bahn geworfen zu werden. Parallelen zu den **Erdezeiten** sind hier unverkennbar.

❯ Das Prinzip der „*BaGua*-Balance nach den 5 Jahreszeiten" besteht darin, dass ein Ausgangs-*Gua* in ein Ziel-*Gua* umgewandelt wird. Bei beiden *Gua* handelt es sich um ein Hexagramm. Das Ausgangs-*Gua* ist das Hexagramm eines betroffenen u./o. balancierenden Meridians. Das Ziel-*Gua* ist das Hexagramm der gerade aktuellen Jahreszeit/Elementezeit.

Jeder Elementezeit ist eine bestimmte Anzahl von Hexagrammen zugeordnet. Als Ziel-*Gua* kommt aber nur ein möglichst „schönes" Hexagramm infrage. Um „schön" zu sein, muss es bestimmte Kriterien erfüllen:

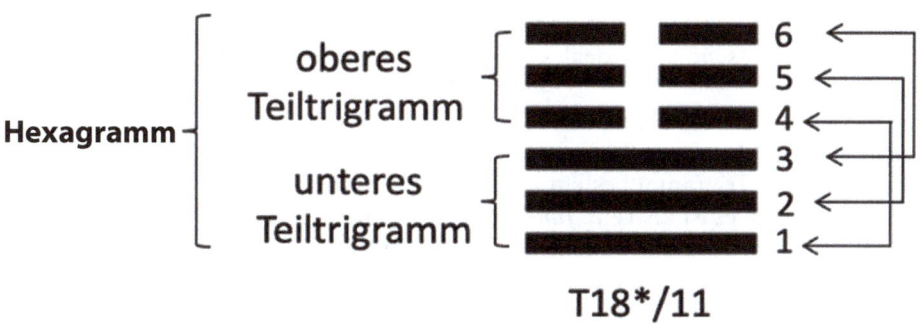

T18*/11

Abb. 9.3 Hexagramm T18*/11, *Tai,* der Friede

— Das Hexagramm soll möglichst gut balanciert sein, sowohl hinsichtlich seiner beiden Trigramm-Bestandteile als auch hinsichtlich seiner einzelnen Linien, s. ⬛ Abb. 9.3 am Bsp. des Hexagrammes T18*/11, *Tai,* der Friede.

— Es soll eine möglichst gute Bedeutung haben. Für den Interessierten sind diese Bedeutungen nachzulesen im *YiJing,* dem *Buch der Wandlungen.*

Wie schon erwähnt, besteht jedes Hexagramm aus 6 unterbrochenen oder durchgezogenen Linien *(Yao).* Die unterbrochene Linie (das unterbrochene *Yao*) ist eine *Yin*-Linie (ein *Yin-Yao*), die durchgezogene Linie (das durchgezogenes *Yao*) ist eine *Yang*-Linie (ein *Yang-Yao*).

Jedes Hexagramm besteht aus 2 Trigrammen:

— Das untere Trigramm wird auch bezeichnet als Körper-*Gua, TiGua* oder *Xia-Gua.*

— Das obere Trigramm wird auch bezeichnet als Anwendungs-*Gua* oder *Yong-Gua.*

Der Ausdruck „*Gua*" bedeutet „Zeichen". Es gibt „8-Trigramm-*Gua*" oder „*BaGua*", und es gibt „64-Hexagramm-*Gua*" oder „*LiuShiSiGua*".

Auch die Summe der Striche eines *Gua* (Trigramm oder Hexagramm) ist von Bedeutung: Hexagramm T18*/11 besteht – wie jedes Hexagramm – aus 6 Linien, aber aus 9 Strichen. Die Begriffe Linie und Strich sind also nicht synonym zu verwenden. Ein Hexagramm aus 9 Strichen ist ein *Yang*-Hexagramm, da 9 eine *Yang*-Zahl ist (ungerade Zahlen sind *Yang*-Zahlen, gerade Zahlen sind *Yin*-Zahlen). Ein Hexagramm, dessen Strichsumme eine gerade Zahl ergibt, ist ein *Yin*-Hexagramm. In analoger Weise ist ein Trigramm mit einer ungeraden Strichsumme ein *Yang*-Trigramm.

❯ Ein Hexagramm ist dann besonders „schön", wenn es sowohl hinsichtlich seiner beiden Trigramme als auch hinsichtlich seiner 3 Linienpaare (Linien 1 + 4, 2 + 5, 3 + 6) gut ausbalanciert ist, und wenn es eine gute Bedeutung hat.

- **Hexagramm T18*/11, *Tai,* der Friede**

Ein besonders „schönes", ideales Hexagramm ist Hexagramm T18*/11, *Tai,* der Friede.

Es ist optimal ausbalanciert sowohl hinsichtlich seiner beiden Teiltrigramme als auch hinsichtlich seiner 6 Linien:

- Das untere Trigramm besteht aus 3 durchgehenden *Yang*-Linien, seine Strichsumme ist 3, es ist also ein *Yang*-Trigramm *(Yang-Gua)*.
- Das obere Trigramm besteht aus 3 unterbrochenen *Yin*-Linien, seine Strichsumme ist 6, es ist also ein *Yin*-Trigramm *(Yin-Gua)*.
- Diese beiden Trigramme balancieren sich gegenseitig, da sich *Yin* und *Yang* gegenseitig balancieren.
- Darüber hinaus strebt das untere *Yang*-Trigramm nach oben, das obere *Yin*-Trigramm nach unten. Auch das trägt zur Balance des Hexagramms bei.

Das Hexagramm T18*/11 ist auch bezüglich seiner Linienpaare ideal ausbalanciert:
- Es balancieren sich die Linien 1 und 4, 2 und 5 sowie 3 und 6.
- Die Linien 1, 2 und 3 sind durchgezogene *Yang*-Linien, die Linien 4, 5 und 6 sind unterbrochene *Yin*-Linien.
- Der hochgestellte Stern (*) bedeutet, dass es sich um ein Hexagramm handelt, welches im *YiJing* eine gute Bedeutung hat.

9

- **Zur Nummerierung der Hexagramme am Beispiel des Hexagrammes T18*/11, *Tai,* der Friede**

In der Nummerierung nach Dr. *Tan* ist es das Hexagramm **T18*.** Der hochgestellte Stern, bedeutet, dass das Hexagramm eine gute Bedeutung hat. In der im *YiJing* gegebenen Nummerierung ist es das Hexagramm mit der Nummer **11**.

> ◗ Jedem Meridian ist ein Hexagramm zugeordnet. Mit anderen Worten: jeder Meridian kann als ein Hexagramm dargestellt werden. Dieses Meridian-Hexagramm ist die ID des Meridians.

Im Rahmen der „*BaGua*-Balance nach den 5 Jahreszeiten/Elementzeiten" werden nur solche Hexagramme genadelt, die in ◘ Abb. 9.4 mit einem hochgestellten Stern (*) gekennzeichnet sind. Die IDs der Meridiane bilden in ◘ Abb. 9.4 eine Diagonale von links oben nach rechts unten. Sie sind farblich in blau hervorgehoben. Links in der Abbildung finden sich die Elementzeiten/Jahreszeiten. Gelb hervorgehoben sind die nach *Richard Tan* schönsten Hexagramme der jeweiligen Jahreszeit.

9.3 Die schönsten *Gua* der Jahreszeiten/Elementezeiten

Erinnern wir uns: Ein Ausgangs-Hexagramm soll in ein Ziel-Hexagramm umgewandelt werden. Das Ausgangs-Hexagramm ist das Hexagramm eines betroffenen u./o. balancierenden Meridians, das Ziel-Hexagramm ist ein Hexagramm

			1 Himmel	2 See	3 Feuer	4 Donner	5 Wind	6 Wasser	7 Berg	8 Erde
Metallzeit 08.08. – 18.10.	Yang **Metall** Yin	1 Qian	T 11*/1	T 12/43	T 13*/14	T 14*/34	T 15/9	T 16*/5	T 17*/26	T 18*/11
		2 Dui	T 21*/10	T 22*/58	T 23*/38	T 24/53	T 25*/61	T 26*/60	T 27/41	T 28*/19
Feuerzeit 05.05. – 20.07.	Yin **Feuer** Li	3 Li	T 31*/13	T 32*/49	T 33/30	T 34*/55	T 35*/37	T 36*/63	T 37*/22	T 38/36
Holzzeit 04.02. – 16.04.	Yang **Holz** Yin	4 Zhen	T 41*/25	T 42*/17	T 43*/21	T 44*/51	T 45*/42	T 46/3	T 47*/27	T 48*/24
		5 Xun	T 51/44	T 52/28	T 53*/50	T 54*/32	T 55/57	T 56*/48	T 57/18	T 58*/46
Wasserzeit 07.11. – 16.01.	Yang **Wasser** Kan	6 Kan	T 61/6	T 62/47	T 63/64	T 64*/40	T 65*/59	T 66/29	T 67/4	T 68/7
Erdezeit 17.01. – 3.02. 17.04. – 4.05. 21.07. – 7.08. 19.10. – 6.11.	Yang **Erde** Yin	7 Gen	T 71/33	T 72*/31	T 73*/56	T 74/62	T 75*/53	T 76/39	T 77*/52	T 78*/15
		8 Kun	T 81/12	T 82*/45	T 83*/35	T 84*/16	T 85/20	T 86*/8	T 87/23	T 88*/2

Abb. 9.4 Hexagrammtabelle der 64 Hexagramme mit Hexagrammen der Hauptmeridiane (blau), Jahreszeiten, und den schönsten Hexagrammen der Jahreszeiten (gelb)

der gerade aktuellen Elementzeit/Jahreszeit. Jede Elementezeit hat eine Reihe von zugehörigen Hexagrammen. Nach der Empfehlung von *Richard Tan* sollten nur schöne Hexagramme als Zielhexagramme verwendet werden. Die Schönheit eines Hexagramms hängt von seiner Wertigkeit ab, die wiederum von seiner inneren Ausgewogenheit und seiner Bedeutung im *YiJing* abhängt und in der Hexagramm-Wertigkeitstabelle (Abb. 9.8) zu sehen ist. In Abb. 9.4 sind alle Hexagramme mit einer guten Bedeutung mit einem Sternchen gekennzeichnet. Die besonders schönen Hexagramme, die das beste Ergebnis in der Hexagramm-Wertigkeitstabelle (Abb. 9.8) aufweisen, und die wir als Zielhexagramme verwenden, sind in Abb. 9.4 gelb hervorgehoben.

Betrachten wir nun die Ursprungshexagramme und die Zielhexagramme der jeweiligen Jahreszeit genauer (Abb. 9.5, 9.6, 9.7). Nochmals sei hervorgehoben: das Ursprungshexagramm ist das Hexagramm eines betroffenen u./o. balancierenden Meridians, das Zielhexagramm ist ein möglichst „schönes" Hexagramm der gerade herrschenden Jahreszeit/Elementezeit.

Metallzeit: 8. August–18. Oktober

— Während der Metall-Zeit ist das Hexagramm T 18*/11 ein „schönes" Hexagramm. Das untere *Yang*-Trigramm strebt nach oben, das obere *Yin*-Trigramm

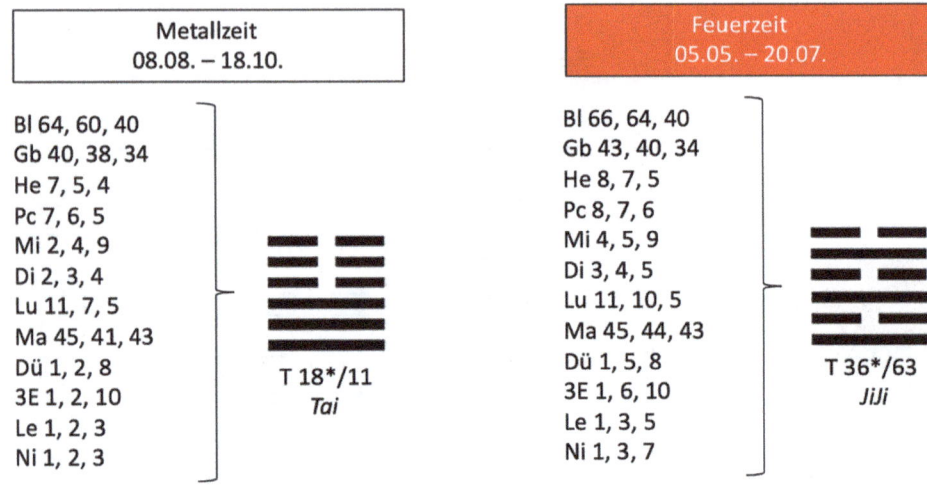

Abb. 9.5   Konversion der Meridiane in der Metallzeit und Feuerzeit

9

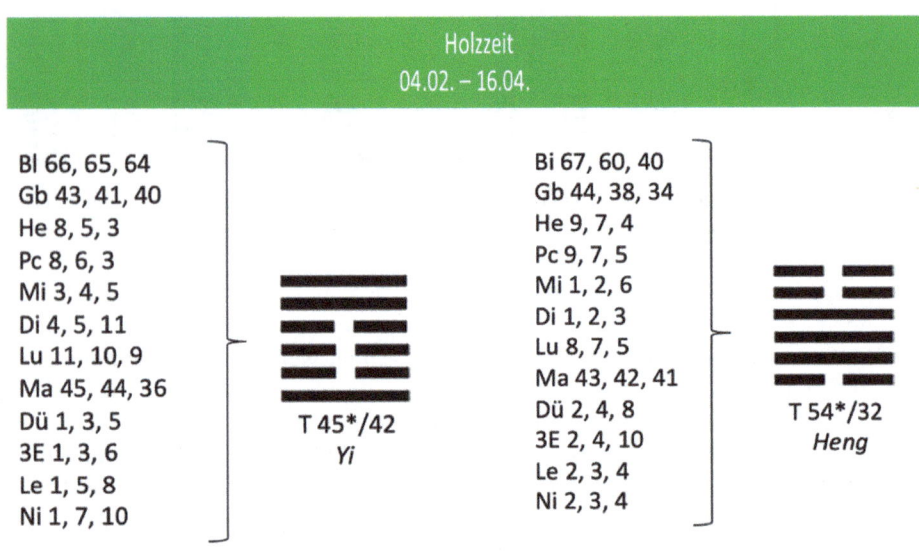

Abb. 9.6   Konversion der Meridiane in der Holzzeit

strebt nach unten, sodass die Bewegungsrichtungen der beiden Teil-Trigramme aufeinander zu tendieren.

— Alle Linienpaare balancieren sich (Linien 1-4, 2-5, 3-6).

— Darüber hinaus hat das Hexagramm im *YiJing* eine gute Bedeutung. In der Hexagramm-Wertigkeitstabelle erreicht es den Wert 6.

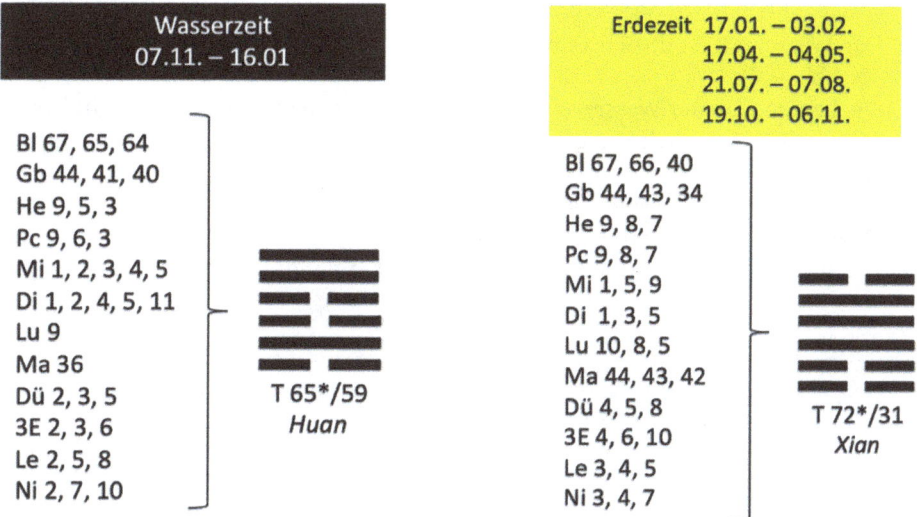

■ **Feuerzeit: 5. Mai–20. Juli**

— In der Zeit des Feuers ist das Hexagramm T 36*/63 ein „schönes" Hexagramm.

— Eine kleine Unvollkommenheit ist darin zu sehen, dass *Yin* unten und *Yang* oben steht. Dies hat jedoch kaum negative Auswirkungen, da Feuer unten und Wasser oben steht. Feuer unter Wasser hat eine gute Bedeutung.

— Die beiden Teil-Trigramme balancieren sich, ebenso wie die entsprechenden Linienpaare.

— In der Hexagramm-Wertigkeitstabelle erreicht das Hexagramm T 36*/63 den Wert 7. Aufgrund seiner überragend guten Bedeutung im *YiJing* ist es das einzige Hexagramm, das zu jeder Jahreszeit als Zielhexagramm verwendet werden kann.

■ **Holzzeit: 4. Februar–16. April**

— Von den beiden *Gua* der Holzzeit ist *Gua* 45* das „schönere". Bei diesem ist *Yang* unten und *Yin* oben. Auch die einzelnen *Yao* balancieren sich.

— *Gua* 54* ist weniger „schön". Zwar balancieren sich die einzelnen *Yao,* aber *Yang* ist oben und *Yin* ist unten.

— Die beiden *Gua* balancieren sich aber gegenseitig. Es bietet sich daher an, beide *Gua* gleichzeitig in die Therapie einzubeziehen.

- **Wasserzeit: 7. November–16. Januar**
- Der Wasserzeit ist das Hexagramm 65* als „schönes" Hexagramm zugeordnet (Abb. 9.7).
- Die beiden *Gua* der Wasserzeit – *Gua* 64* und *Gua* 65* – sind beide nicht besonders „schön", da sich die Linien in keinem der beiden Hexagramme balancieren.
- Auch befindet sich keines der beiden *Gua* (Abb. 9.4) in der gelb unterlegten Diagonale von rechts oben nach links unten.
- *Gua* 65* ist aber das schönere Hexagramm, da *Yang* unten ist. Somit ist *Gua* 65* das „schönste" *Gua* der Wasserzeit.

- **Erdezeit: 17. Januar–3. Februar, 17. April–4. Mai, 21. Juli–7. August, 19. Oktober–6. November**
- Den Erdezeiten ist das Hexagramm 72* als „schönes" Hexagramm zugeordnet (Abb. 9.7).
- Hexagramm 72 erfüllt die Kriterien eines „schönen" *Gua*.
- *Yang* ist unten, *Yin* ist oben, und die einzelnen *Yao* balancieren sich.

Die Hexagramm-Wertigkeitstabelle der schönsten Hexagramme der jeweiligen Jahreszeit/Elementezeit ist in Abb. 9.8 dargestellt.

In Tab. 9.1 findet sich die Konversion der Meridiane in die schönsten Hexagramme der jeweils herrschenden Jahreszeit/Elementezeit in tabellarischer Form

9

Hexagramm	Balancetrigramme				Balance-linien	Vier glücksverheißende Termini				Punkte
Hexagramme Nr., Name Strichcode	Yin Yang	Yang Yin	Yin Yin	Yang Yang	1, 2, 3	yuan erhaben	heng Gelingen	li fördernd	zhen Beharrlichkeit	
	2	1	0	0		1	1	1	1	
T18*/11 Tai Friede	2				3		1			6
T36*/63 JiJi n.d. Vollendung		1			3	1	1	1		7
T45*/42 Yi Mehrung	2				3			2		7
T54*/32 Heng Dauer		1			3	1	2	1		8
T65*/59 Huan Auflösung	2				1	1	2	1		7
T72*/31 Xian Entwicklung	2				3	1	1	1		8

Abb. 9.8 *BaGua*-Balance nach den 5 Jahreszeiten/Elementezeiten, Meridian-System-Matrix der schönsten jahreszeitlichen Hexagramme

◨ **Tab. 9.1** Konversion der Meridian-Hexagramme in die schönsten Hexagramme der jeweils herrschenden Jahreszeit/Elementezeit

1	Erdezeit T 72*/31	Wasserzeit T 65*/59	Metallzeit T 18*/11	Feuerzeit T 36*/63	Holzzeit T45*/42	Holzzeit T 54*/32
Lu	10,8,5	9	11,7,5	11,10,5	11,10,9	8,7,5
Di	1, 3, 5	1,2,4,5,11	2,3,4	3,4,5	4,5,11	1,2,3
Ma	44,43,42	36	45,41,34	45,44,43	45,44,36	43,42,41
Mi	1,5,9	1,2,3,4,5	2,4,9	4,5,9	3,4,5	1,2,6
He	9,8,7	9,5,3	7,5,4	8,7,5	8,5,3	9,7,4
Dü	4,5,8	2,3,5	1,2,8	1,5,8	1,3,5	2,4,8
Bl	67,66,40	67,65,64	64,60,40	66,64,40	66,65,64	67,60,40
Ni	3,4,7	2,7,10	1,2,3	1,3,7	1,7,10	2,3,4
Pc	9,8,7	9,6,3	7,6,5	8,7,6	8,6,3	9,7,5
3E	4,6,10	2,3,6	1,2,10	1,6,10	1,3,6	2,4,10
Gb	44,43,34	44,41,40	40,38,34	43,40,34	43,41,40	44,38,34
Le	3,4,5	2,5,8	1,2,3	1,3,5	1,5,8	2,3,4

9.4 *BaGua*-Balance nach den 5 Jahreszeiten, schematisches Vorgehen

1. Schritt   Diagnose: Welcher Meridian ist bzw. welche Meridiane sind betroffen?

2. Schritt   Welches sind die balancierenden Meridiane?

- Wenn nur ein Meridian betroffen ist, so kann im Sinne einer „lokalen" Balance vorgegangen werden. In diesem Fall wird ein balancierender Meridian bzw. sein Hexagramm ermittelt. Dieser balancierende Meridian kann auch – nach System 6 – der betroffene Meridian selbst sein.
- Sind mehrere Meridiane betroffen, so wird – wenn möglich – ein Muster identifiziert. Durch Nadelung an den Meridianen des Musters ergibt sich eine „globale" Balance. Das Muster konstituiert sich aus betroffenen und balancierenden Meridianen.

3. Schritt   Welche Punkte sind zu stechen?

- Die zu stechenden Punkte werden ermittelt, indem das Ausgangs-Hexagramm bzw. die Ausgangs-Hexagramme in ein Ziel-Hexagramm konvertiert werden.
- Das Ausgangs-Hexagramm ist das Hexagramm eines balancierenden Meridians. Dabei ist zu beachten, dass in einem Muster die betroffenen Meridiane – nach System 6 – gleichzeitig auch balancierende Meridiane sind.
- Das Ziel-Hexagramm ist ein möglichst „schönes" Hexagramm der gerade aktuellen Behandlungszeit (Jahreszeit, Elementezeit).

9.5 *BaGua*-Balance nach den 5 Jahreszeiten/Elementzeiten, Behandlungsbeispiele

Die Strategie „*BaGua*-Balance nach den 5 Jahreszeiten/Elementzeiten" kann angewendet werden, wenn nur 1 Meridian betroffen ist, oder wenn mehrere Meridiane betroffen sind, oder auch wenn ein Muster zu identifizieren ist. Nur wenn an den Meridianen eines Musters genadelt wird, resultiert eine globale Balance.

Wenn mehrere Meridiane und/oder ein größerer Bereich betroffen sind, kann eines der 12 möglichen Muster ausgewählt werden, um eine globale Balance zu erreichen. Die Konversion erfolgt dann an den Meridianen des Musters. Jeder Meridian des ausgewählten Musters fungiert als Ausgangshexagramm, das in ein Zielhexagramm umgewandelt werden muss, welches der aktuellen Elementezeit entspricht.

9.5.1 Symptome im Bereich des Bl-Meridians

Bei Beschwerden, die nur den Blasenmeridian betreffen, kann dieser Meridian als alleinig betroffener Meridian therapiert werden. Dazu wird einer der Meridiane ausgewählt, die den Blasenmeridian balancieren, wobei dessen Hexagramm das Ausgangshexagramm darstellt. Dieses ist nun in ein Zielhexagramm umzuwandeln,

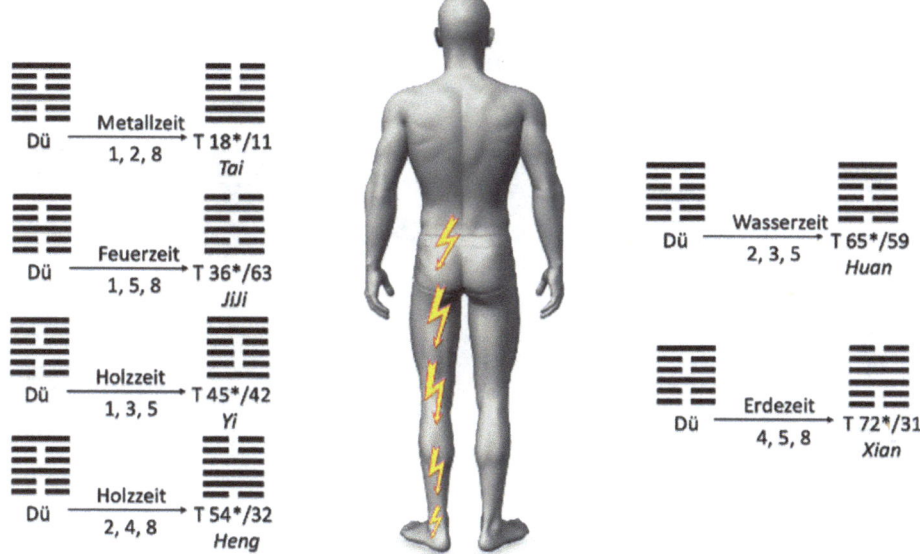

das der aktuellen Elementezeit entspricht. In ◘ Abb. 9.9 ist der Dü-Meridiane als balancierender Meridian für alle Jahreszeiten/Elementzeiten ausgewählt. Anstelle des Dü-Meridians kann aber jeder der in der Meridian-System-Matrix aufscheinenden – den Bl-Meridian balancierenden – Meridiane zur Balancierung gewählt werden, wobei der betroffene Bl-Meridian nach System 6 ebenfalls ein balancierender Meridian ist. Bei Nadelung am Dü-Meridian ergeben sich zur Balance des Bl-Meridians folgende Punkte: in der Metallzeit 1,2,8, in der Feuerzeit 1,5,8, in der Holzzeit 1,3,5 oder 2,4,8, in der Wasserzeit 2,3,5, in der Erdezeit 4,5,8

Die resultierenden Punkte sind auch in ◘ Tab. 9.1 zu finden.

9.5.2   Symptome im Bereich des Gb-Meridians

Bei Beschwerden, die nur den Gallenblasenmeridian betreffen, kann dieser Meridian als alleinig betroffener Meridian therapiert werden. Dazu wird einer der Meridiane ausgewählt, die den Gallenblasenmeridian balancieren, wobei dessen Hexagramm das Ausgangshexagramm darstellt. Auch der betroffene Gb-Meridian ist – nach System 6 – als balancierender Meridian anzusehen. Das Ausgangshexagramm ist nun in ein Zielhexagramm umzuwandeln, das der aktuellen Elementezeit entspricht. In ◘ Abb. 9.10 ist der 3E-Meridian als balancierender Meridian für alle Jahreszeiten/Elementzeiten dargestellt. Bei Nadelung am 3E-Meridian zur Balance des Gb-Meridians ergeben sich folgende Punkte: in der Metallzeit 1,2,10, in der Feuerzeit 1,6,10, in der Holzzeit 1,3,6 oder 2,4,10, in der Wasserzeit 2,3,6, in der Erdezeit 4,6,10.

Die resultierenden Punkte sind auch in ◘ Tab. 9.1 zu finden.

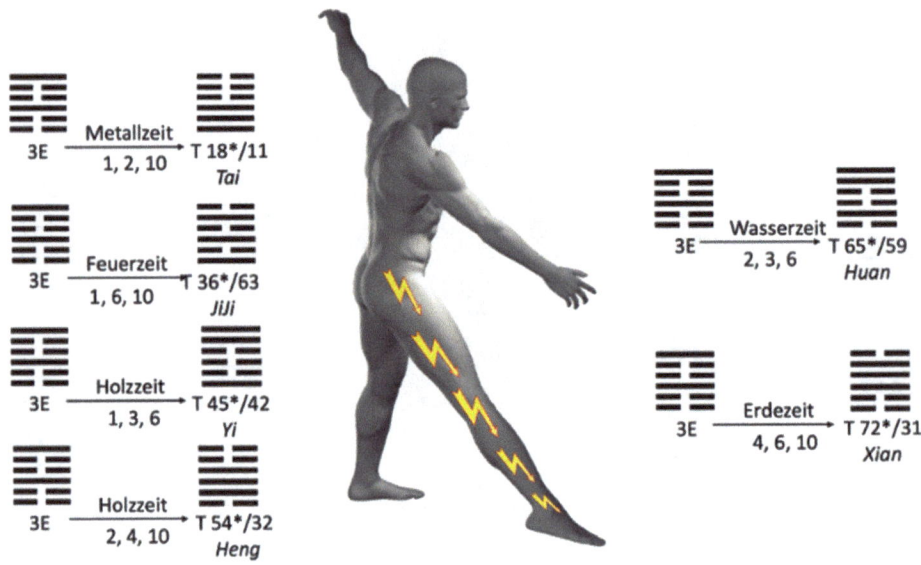

◘ Abb. 9.10   Schmerzen am Gb-Meridians, Konversion des balancierenden 3E-Meridians in das Hexagramm der aktuellen Jahreszeit

9.5.3   Betroffene Meridiane Lunge und Dickdarm

Es sind die Meridiane von Lunge und Dickdarm betroffen, entsprechend einer radikulären oder pseudoradikulären Schmerzausstrahlung im Bereich von C6/C7. In ◘ Abb. 9.11 ist der Le-Meridian als balancierender Meridian gewählt, da er beide betroffenen Meridiane balanciert. Er ist das Ausgangshexagramm, welches in das Zielhexagramm – das Hexagramm der gerade aktuellen Jahreszeit – konvertiert wird. Bei Nadelung am Le-Meridian zur Balance der Meridiane von Di und Lu ergeben sich folgende Punkte: in der Metallzeit 1,2,3, in der Feuerzeit 1,3,5, in der Holzzeit 1,5,8 oder 2,3,4, in der Wasserzeit 2,5,8, in der Erdezeit 3,4,5.

Die resultierenden Punkte sind auch in ◘ Tab. 9.1 zu finden.

9.5.4   *TaiYin-YangMing*-Muster, Therapie in der Feuerzeit

Eine 31-jährige weibliche Patientin kommt am 12. Mai, Feuerzeit. Die Symptome treten jedes Jahr im Mai auf und werden durch eine Allergie verursacht, die sich an Augen, Nase, Nasennebenhöhlen, Rachen und Kehlkopf äußert. Die Therapie erfolgt an den Meridianen des *Tai Yin-Yang Ming*-Musters.

Die Konversion der Meridiane des *Tai Yin-Yang Ming*-Musters in das schönste Hexagramm der Feuerzeit – das Hexagramm T36*/63 *JiJi* – führt zu folgenden Punkten (◘ Abb. 9.12):

Lu 11,10,5   Mi 4,5,9   Di 3,4,5   Ma 45,44,43

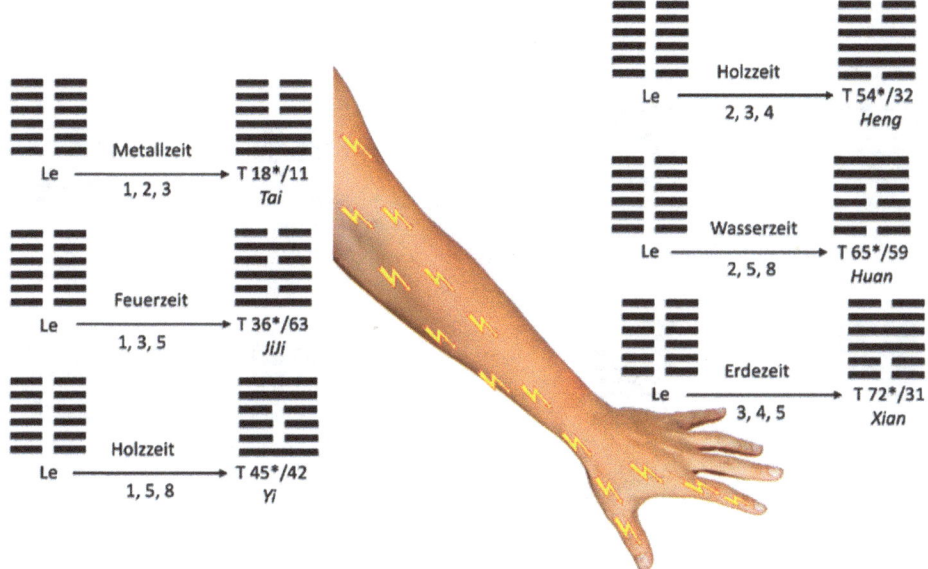

◘ **Abb. 9.11** radikulärer Schmerz C6/C7, betroffene Meridiane Lunge und Dickdarm, balancierender Meridian Leber, jahreszeitliche Balance. (Mod. nach istock_657099774)

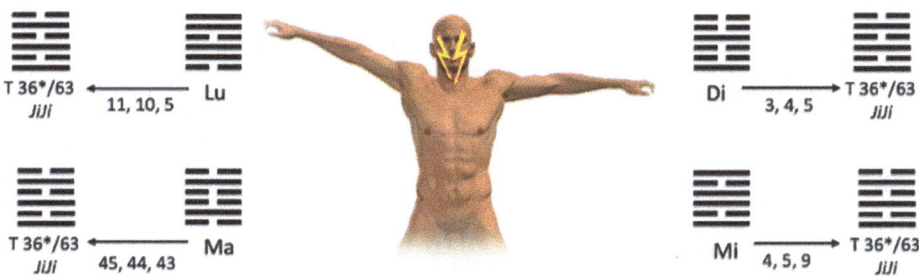

◘ **Abb. 9.12** Pollinose, *Tai Yin-Yang Ming*-Muster, Feuerzeit

9.5.5 *JueYin-YangMing*-Muster, Therapie in der Metallzeit

Ein 25-jähriger männlicher Patient präsentiert sich am 20. September, Metallzeit. Symptome: Allergie mit Manifestation an Auge, Nase, Nasennebenhöhlen, Rachen und Kehlkopf. Zusätzlich Stressbelastung und hoher Blutdruck. Die Therapie erfolgt an den Meridianen des *Jue Yin-Yang Ming*-Musters.

Die Konversion der Meridiane des *Jue Yin-Yang Ming*-Musters in das schönste Hexagramm der Metallzeit – T18*/11 *Tai* – führt zu folgenden Punkten (◘ Abb. 9.13):

Pc 5,6,7   Le 1,2,3   Di 2,3,4   Ma 45,43,41

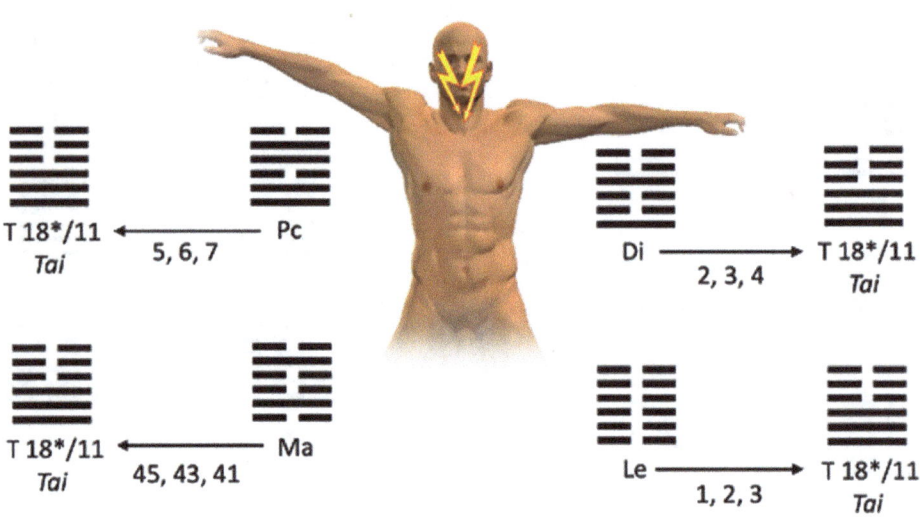

■ **Abb. 9.13**   Pollinose, Hypertonie, Stressbelastung, *Jue Yin-Yang Ming*-Muster, Metallzeit

9.5.6   *JueYin-ShaoYang*-Muster, Therapie in der Holzzeit

Eine 52-jährige weibliche Patientin kommt am 28. März, Jahreszeit: Holz. Symptome: wiederkehrende Schmerzen an der linken Körperseite. Beginn der Symptome nach einem Fahrradunfall vor 8 Jahren mit Fraktur von 2 Wirbeln der unteren Brustwirbelsäule. Die Wirbelbrüche wurden operativ behandelt, dennoch entwickelte sich eine Skoliose. Die Therapie erfolgt an den Meridianen des *Jue Yin-Shao Yang*-Musters. In der Holzzeit finden sich 2 besonders schöne Meridiane, T45*/42 *Yi* und T54*/32 *Heng*.

Die Meridianhexagramm von 3E und Pc werden in das Hexagramm T45*/42 *Yi,* die Meridianhexagramme von Le und Gb in das Hexagramm T54*32 *Heng* konvertiert. Es ergeben sich folgende Punkte (■ Abb. 9.14):

Pc 8,6,3	Le 2,3,4	3E 1,3,6	Gb 44,38,34

9.5.7   Lu/Le-*TaiYang*-Muster, Therapie in der Holzzeit

■ **Eine ausführliche Fallanalyse**

Ein 45-jähriger Physiotherapeut klagt über Schmerzen an der Dorsalseite der linken Schulter. Die Beschwerden traten erstmals vor etwa 2 Jahren bei Ausübung seiner beruflichen Tätigkeit auf. Bei der Massage eines Patienten verspürte er einen plötzlichen Schmerz im Bereich des linken Schulterblattes. Nach anfänglicher spontaner Besserung kam es jedoch immer wieder zu Schmerzen in diesem Bereich, entsprechend dem Versorgungsgebiet des Hand-*Tai Yang*-Dü-Meridians.

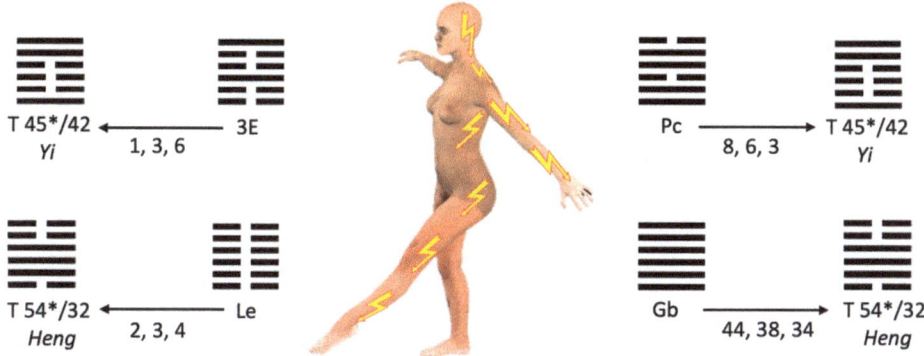

○ Abb. 9.14   Schmerzen lateral am Körper, *Jue Yin-Shao Yang*-Muster, Holzzeit

Zusätzlich klagt der Patient über Schmerzen an der Rückseite des linken Beins, entsprechend dem Verlauf des Blasenmeridians.

Die klinische Untersuchung zeigt eine schmerzhaft eingeschränkte Retroversion im linken Schultergelenk, druckschmerzhafte Areale um die Punkte Dü 9, 10 und 12 sowie einen eingeschränkten Lasègue-Test links.

Die **Diagnose** ergibt sich aus den von Schmerzen betroffenen Arealen bzw. aus den in diesen Bereichen verlaufenden Meridianen. Diese sind die *Tai Yang*-Meridiane (Meridiane von Dü und Blase). Es handelt sich also um ein *Tai Yang*-Syndrom.

Zur **Therapie** des *Tai Yang*-Syndroms eignen sich prinzipiell 3 Strategien.
1. Ein Vorgehen entsprechend **„Spiegelung und Abbild"**. Diese Strategie scheidet aus, da aufgrund des doch sehr ausgedehnten Schmerzgebiets eine zu große Anzahl von Nadeln notwendig wäre. Anzustreben ist eine globale Balance.
2. Nach der Strategie **„*BaGua*-Balance durch Meridiankonversion"** vorzugehen, wäre eine gute Entscheidung.
3. Die beste Wahl ist jedoch ein Vorgehen nach der Strategie **„*BaGua*-Balance nach den 5 Jahreszeiten"**. Dies deshalb, weil die Symptomatik eindeutig mit einem zeitlich konkret definierten Ereignis in Zusammenhang zu bringen ist.

▪▪ Abwägung der therapeutischen Alternativen

Die Entscheidung für das **Lu/Le-*Tai Yang*-Muster** (○ Abb. 9.15) erklärt sich letztendlich dadurch, dass der Schmerz im Bereich der Schulterrückseite mit Bewegung, also mit einer dynamisch-muskulären Komponente, in Verbindung zu bringen ist. Das spricht für die Beteiligung der Leber (die Leber ist in der TCM zuständig für die Dynamik der Muskulatur; die TCM-Definition von Schmerz lautet: Schmerz ist Stagnation von *Qi,* und/oder Stase von *Xue*/Blut). Hier ist der bewegende Effekt von Punkten des Le-Meridians erforderlich.

Gegen das *Tai Yin-Tai Yang*-Muster spricht die Tatsache, dass der beschriebene Patient eine ausgezeichnet entwickelte und trainierte Muskulatur, auch im vom

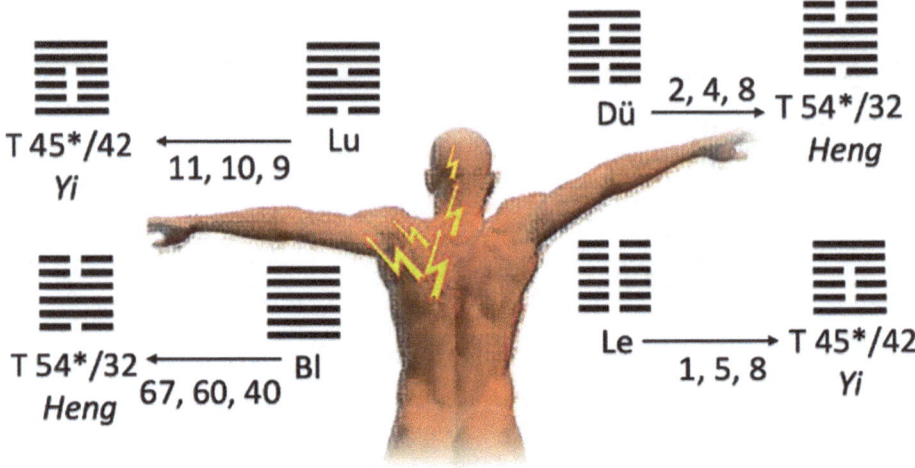

◘ Abb. 9.15   Schmerzen dorsal am Körper, Lu/Le-*Tai Yang*-Muster, Holzzeit

Schmerz betroffenen Schulterblattbereich, aufweist. Wäre die Muskulatur in diesem Bereich atroph, könnte man sich für das *Tai Yin-Tai Yang*-Muster entscheiden (in der TCM ist der Funktionskreis Milz zuständig für den Ernährungszustand der Muskulatur).

Denkbar ist jedoch auch, die Symptomatik als **Shao Yin-Tai Yang-Muster** zu interpretieren. Die Beteiligung des Ni-Meridians an diesem Muster, und somit eine eventuell im Vordergrund stehende nervale Schmerzkomponente, ist zu überlegen. Gegen das *Shao Yin-Tai Yang*-Muster spricht allerdings, dass es sich bei diesem Patienten um einen kräftigen Fülle-Typ handelt.

Dennoch wäre ein alternatives Vorgehen – Lu/Le-*Tai Yang*-Muster alternierend mit *Shao Yin-Tai Yang*-Muster – dann zu überlegen, wenn es nach 3-maliger Nadelung des Lu/Le-*Tai Yang*-Musters zu keiner wesentlichen Besserung kommt.

Da der Patient jedoch schon nach der 2. Therapiesitzung mit dem Lu/Le-*Tai Yang*-Muster über eine wesentliche Besserung seiner Symptomatik berichtet, wird diese Strategie bei den nachfolgenden Sitzungen beibehalten. Es wird 2-mal pro Woche genadelt (insgesamt 10 Sitzungen), mit ausgezeichnetem Erfolg.

Die Therapie erfolgt in der Holzzeit. Die Meridian-IDs von Lunge und Leber werden in das *Gua* T45*/42 *Yi* und die Meridian-IDs von Dünndarm und Blase in das *Gua* T54*/32 *Heng* umgewandelt. Auch ein umgekehrtes Vorgehen (Lunge und Leber in *Gua* T54*/32 *Heng*, Dünndarm und Blase in *Gua* T45*/42 *Yi*) oder ein von Sitzung zu Sitzung alternierendes Vorgehen, ist möglich.

Es ergeben sich folgende Punkte (◘ Abb. 9.15):

Lu 11,10,9   Le 1,5,8   Dü 2,4,8   Bl 67,60,40

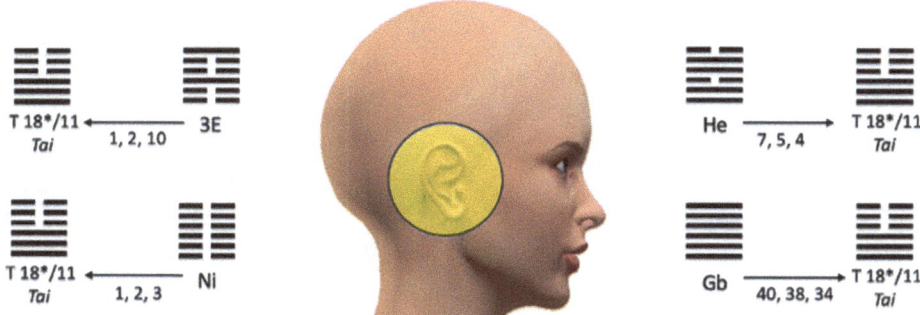

■ **Abb. 9.16**   Tinnitus, CFS, Osteoporose, *Shao Yin-Shao Yang*-Muster, Metallzeit

9.5.8 *ShaoYin-ShaoYang*-Muster

Eine 65-jährige Patientin kommt am 29. September, Metallzeit. Sie berichtet über ein chronisches Müdigkeitssyndrom, Schwindel und beidseitigen Tinnitus im Anschluss an eine Coronavirus-Infektion vor 2 Jahren. Außerdem ist eine Osteoporose bekannt.

Die Symptomatik wird interpretiert als Dysbalance in der Herz-Nieren-Achse. Die Therapie erfolgt an den Meridianen des *Shao Yin-Shao Yang*-Musters.

Die Konversion der Meridiane des *Shao Yin-Shao Yang*-Musters in das schönste Hexagramm der Metallzeit – T18*/11 *Tai* – führt zu folgenden Punkten (■ Abb. 9.16):

He 7,5,4   Ni 1,2,3   3E 1,2,10   Gb 40,38,34

9.5.9 *Tu/Huo*-Muster

Patient: 34a, männlich, 23.April, Erdezeit. Symptome: Wiederkehrende Phasen von schleimig-eitrigem Durchfall, Bauchschmerzen. Westliche Diagnose: *Colitis ulcerosa*. Die Symptome traten nach einer von Gewalt geprägten Kindheit auf. Die Therapie erfolgt an den Meridianen des *Tu/Huo*-Musters.

Die Konversion der Meridiane des *Tu/Huo*-Musters in das schönste Hexagramm der Erdezeit – T72*/31 *Xian* – führt zu folgenden Punkten (■ Abb. 9.17):

Mi 1,5,9   Ma 44,43,42   Pc 9,8,7   3E 4,6,10

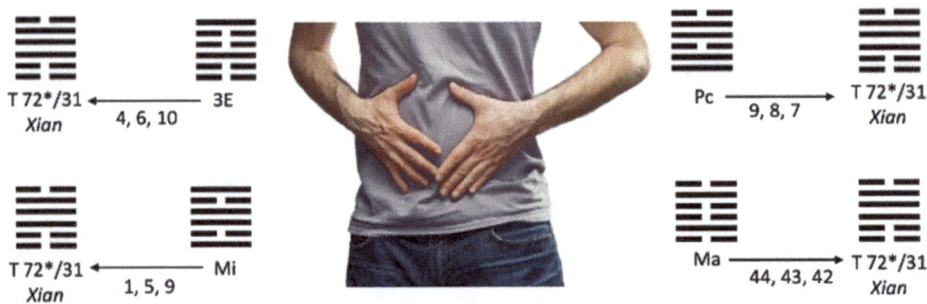

Abb. 9.17   Colitis ulcerosa, *Tu*/*Huo*-Muster, Erdezeit.   (Mod. nach istock_175497396)

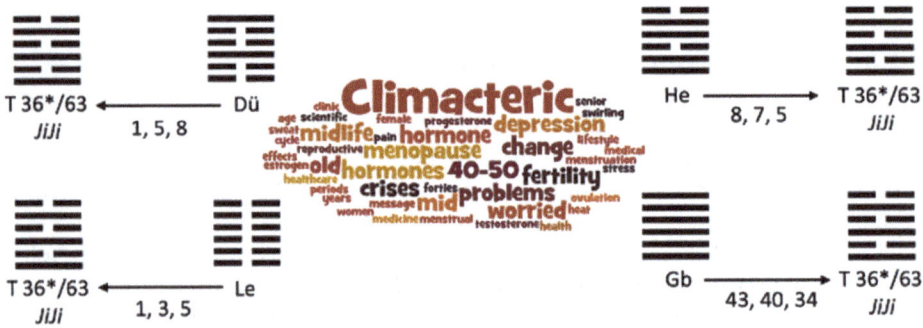

Abb.   9.18 Klimakterisches   Syndrom,   *Huo*/*Mu*-Muster,   Feuerzeit.   (Mod.   nach   is-
tock_663997538)

9.5.10 *Huo/Mu*-Muster

Patientin: 59a, weiblich, 2. Juli, Feuerzeit. Klimakterisches Syndrom, Hitze-
wallungen, Schweißausbrüche, Schlafstörungen, Nervosität, Angstzustände. Beginn der Symptome vor einigen Jahren nach einer gynäkologischen Operation mit
Entfernung der Eierstöcke und der Gebärmutter. Die Therapie erfolgt an den Meridianen des *Huo*/*Mu*-Musters.

Die Konversion der Meridiane des *Huo*/*Mu*-Musters in das schönste Hexagramm der Feuerzeit – T36*/63 *JiJi* – führt zu folgenden Punkten (■ Abb. 9.18):

He 8,7,5	Dü 1,5,8	Le 1,3,5	Gb 43,40,34

9.5.11 *Shui/Jin*-Muster

Patient 47a, männlich, 15. November, Wasserzeit. Symptome: Bluthochdruck,
Ödeme, oft wenig Urin. In der westlichen Medizin diagnostizierte chronische Niereninsuffizienz. Progressiv pathologische Nierenwerte im Labor. Auftreten der

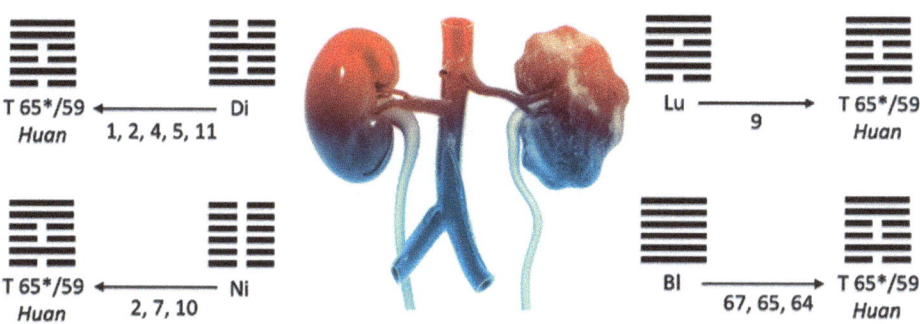

■ **Abb. 9.19** chronische Niereninsuffizienz, *Shui/Jin*-Muster, Wasserzeit. (Mod. nach is-tock_1327585531)

Symptome vor einigen Jahren nach eitriger Angina. Die Therapie erfolgt an den Meridianen des *Shui/Jin*-Musters.

Die Konversion der Meridiane des *Shui/Jin*-Musters in das schönste Hexagramm der Wasserzeit – T65*/59 *Huan* – führt zu folgenden Punkten (■ Abb. 9.19):

Ni 2,7,10   Bl 67,65,64   Lu 9   Di 1,2,4,5,11

Weiterführende Literatur

Maciocia G (2008) Grundlagen der chinesischen Medizin. Elsevier, München
Twicken D (2012) I Ching acupuncture – the balance method. Singing Dragon, London
Wilhelm R (2011) I Ging: das Buch der Wandlungen. Anaconda, Köln

Serviceteil

Stichwortverzeichnis

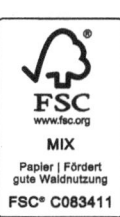

Zeitfracht Medien GmbH
Ferdinand-Jühlke-Straße 7
99095 Erfurt, Deutschland
produktsicherheit@kolibri360.de